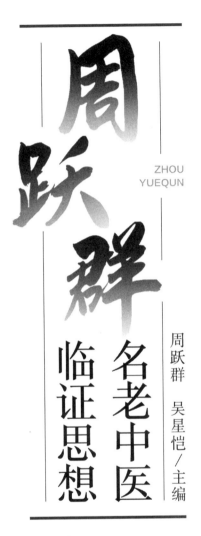

周跃群

ZHOU
YUEQUN

名老中医
临证思想

周跃群　吴星恺／主编

辽宁人民出版社

©周跃群　吴星恺　2021

图书在版编目（CIP）数据

周跃群名老中医临证思想 / 周跃群，吴星恺主编 . — 沈阳：
辽宁人民出版社，2021.12
ISBN 978-7-205-10362-0

Ⅰ . ①周… Ⅱ . ①周… ②吴… Ⅲ . ①中医临床 – 经验 –
中国 – 现代 Ⅳ . ① R249.7

中国版本图书馆 CIP 数据核字 (2021) 第 258117 号

出版发行：辽宁人民出版社
　　　　　地址：沈阳市和平区十一纬路 25 号　邮编：110003
　　　　　电话：024-23284321（邮　购）　024-23284324（发行部）
　　　　　传真：024-23284191（发行部）　024-23284304（办公室）
　　　　　http：//www.lnpph.com.cn
印　　　刷：辽宁新华印务有限公司
幅面尺寸：170mm×240mm
印　　张：22
字　　数：248 千字
出版时间：2021 年 12 月第 1 版
印刷时间：2021 年 12 月第 1 次印刷
责任编辑：祁雪芬
装帧设计：留白文化
责任校对：郑　佳
书　　号：ISBN 978-7-205-10362-0
定　　价：88.00 元

编 委 会

　　中医药学凝聚着深邃的哲学智慧和中华民族几千年的健康养生理念及实践经验，是中国古代科学的瑰宝，也是打开中华文明宝库的钥匙。在人民健康的道路上，中医药起到了重要的作用。党和国家高度重视中医药事业发展，出台了一系列支持中医药发展的政策文件，逐步形成了相对完善的中医药政策体系。党的十八大以来，以习近平同志为核心的党中央站在党和国家发展全局的高度，提出了一系列治国理政新理念新思想新战略，强调把发展中医药事业作为维护人民健康、推进健康中国建设、促进经济社会发展的重要内容，纳入"五位一体"总体布局和"四个全面"战略布局之中，全面谋划、系统部署，为推动中医药振兴发展提供了理论指导和行动指南。习近平总书记在党的十九大报告中强调"坚持中西医并重，传承发展中医药事业"，为新时代中医药发展指明了方向。

　　周跃群，男，1940年生，主任中医师，国家级名老中医，享受国务院政府特殊津贴，第二届、四届、五届全国继承中医药学术经验指导老师，周跃群全国名中医专家传承工作室指导老师。周跃群教授于1962年毕业于辽宁省本溪市中医学校，师从辽宁省名中医赵从周老师，历任中国中医药学会内科脑病专业委员会副主任委员、中国中医药学会养生专业委员会副主任委员、辽宁省中西医结合学会活血化瘀专业委员会主任委员。周跃群教授的"中西医结合对脑血瘀症诊断与治疗研究"于1990年获辽宁省科技进步三等奖；"新药大川芎口服液开发研究"于1996年获辽宁省科技进步三等奖。研究发明三个新中药：1.益心复脉颗粒；2.消栓通口服液；3.大川芎口服液。

周教授率众弟子将其临床经验整理成《周跃群名老中医临证思想》一书，因写作时间仓促，书中不足之处难免，请读者多指教。

周跃群全国名老中医传承工作室

2021年7月

〔目录〕

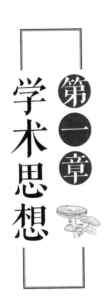

第一章 学术思想

　　周跃群教授，1962 年中医专业学习毕业后，师从于本溪市中医院赵从周名老中医。周教授继承了赵从周先生的光荣传统，不仅自身严遵古训，而且教诲我们这些学生要急患者之所急，痛患者之所痛，力求做到"患者至上""以患者为中心"。周教授不仅"言传"，更是以高尚的品德、崇高的思想境界、全心全意为患者服务的心落实了"身教"，激励和鞭策着一代又一代的学生们。周教授高尚的医德，精湛的技术，老骥伏枥、不用扬鞭自奋蹄的精神，永远激励着我们这些后代们。

　　在学术和科研方面，周教授认为：要坚持以中医理论为出发点，立足于提高临床疗效，加强中医基础理论的研究，进一步发展辨证论治、理法方药的诊治规律，以取得临床方面的创新、发展，加强中医文献的整理研究，从中发掘和提高理论水平。周教授继承了赵从周老师的学术思想，"正气存内、邪不可干"治病求本，求"虚"之本，"虚"是致病的根本，但把"虚"的范围扩展了，周教授的"虚"包括了气虚、阴虚、血虚。气是生理功能活动的动力，血是饮食经过脾胃运化生成的，循环全身，周流不息，以维持人体的正常生理活动和功能，气和血是不可分割的，中医认为"气为血之帅，血为气之母"，气行则血行，气滞则血瘀，由此可见气与血，一阴一阳互相配合，进行循环流动。周教授治病的理念也是在这个学术思想的基础上产生的，提出了"养真固本益寿"法。"养真固本"中的"真"，周教授认为是指"真气"。《素问·上古天真论》记载："恬淡虚无，真气从之，精神内守，病安从来。"《素问·离合真邪论》记载："真气者，经气也。"现代的理解，真气是由先天的元气与后天水谷之精气结合而化生，是能够在经络中被传输转运输布的能量，真气是维持全身组织、器官生理功能的基本物质及动力。中医又认为气血是不可分割的，因此周教授的"养真"就是"养气、养阴、养血"，真气还具有与邪气相对，抵制、清除邪气的功效。真气得养、生命之本得以坚固，人的身体自然会延年益寿，这就是"养真固本益寿"法的来源。周教授从医六十余载，以这种方法为根本，在临床上主要以滋补肾精、益气养血固本为主，适当配以疏肝活血之法治疗了多种疾病，如眩晕（高血压、脑供血不足）、中风（脑梗死）、胸痹（冠心病、陈旧心梗）、心悸（心律失常、心肌炎）、黄疸（肝炎、肝硬化）、腹水（肝硬化）、胃脘痛（胃炎、胃溃疡、胃肠神经官能症）、痹病（类风湿关节炎、痛风性关节炎、骨关节炎、干燥症）等，均取得非常好的疗效，受到患者一致好评，复诊率非常高，能达到 70%~80%。

　　周教授热衷学习中医，努力钻研中医书籍，勤奋背诵中医经典，去粗取精，让其医学水平不断提升，把传统中医与现代中医理论融会贯通，强化、巩固自身的中医理论知识，其学术理论源自于《黄帝内经》《伤寒论》《温病条辨》《名老中医之路》等经典书籍，不同的名医医案又让他在临证上有了深刻的体会。学习经典书籍，从中不断探索，孜孜不倦，勤求古训，求学时期经常参加名中医的课堂，亦拜师于名老中医，汲取医家的临床经验，建立良好的中医基础。

一、《内经》对周跃群教授的影响

　　《素问·灵兰秘典论》篇曰："肺者，相傅之官，治节出焉。肝者，将军之官，谋虑出焉。胆者，中正之官，决断出焉。脾胃者，仓廪之官，五味出焉。大肠者，传道之官，变化出焉。"周跃群教授认为脾胃、肝胆、肺肠等脏腑的生理作用，顺应脏腑的特性进行调节，对治则治法相当重要。脾胃属土，一阴一阳居于中焦，脾为阴属里，胃为腑在表，脾胃通过经络相互络属关系而构成表里关系，脾气喜升，胃气宜降，脾喜燥恶湿，脾胃为气机升降的枢纽，正常的人体按照左升右降的规律而运行，周跃群教授认为此规律充分体现了脾胃气机升降出入有序的重要性。

　　周跃群教授对脏腑生理的解说从《内经》而来，《素问·五藏别论》篇第十一："六腑者，传化物而不藏，故实而不能满也。所以然者，水谷入口则胃实而肠虚，食下则肠实而胃虚。"《素问·玉机真脏论篇》第十九："五藏者，皆禀气于胃，胃者，五脏之本也。"《灵枢·师传》第二十九："六腑者，胃为之海，""胃者，五脏六腑之海也，水谷皆入于胃，五脏六腑皆禀气于胃。"指脾胃运化水谷，化生气血精微，输布致各脏腑，是人体赖以生存的根本。《素问·灵兰秘典论》篇："大肠者，传道之官，变化出焉。小肠者，受盛之官，化物出焉。"大肠接受小肠输送的食物残渣后再经吸收变成糟粕。小肠承接胃所腐熟的水谷，吸收精微物质，通过脾转至周身，将糟粕中的水液归于膀胱，滓秽经大肠排出。《素问·六节脏象论》第九："肝者，罢极之本，魂之居也，其华在爪，其充在筋，以生血气。"肝藏血主筋，是耐受疲劳的根本，人体能正常运动依赖于筋，肝的正常运作能有效地控制机体的运动。周跃群教授对慢性肝病的诊疗思想来源于《素问·五脏生成论》第八："故人卧则血归于肝，肝受血而能视。"血归于肝是肝病的康复原则，慢性肝病的治疗跟肝血有密切关系，肝血充足能维持人体的正常血量，保持身体的运动，眼能视物，足能行走，手掌能握，手指能摄。

二、《名老中医之路》对周跃群教授的影响

《名老中医之路》分为三册，为周跃群教授于求学时期经常订阅的中医刊物，内容是由百多位名老中医本人或其门生子女撰写，包括任应秋、刘渡舟、朱良春等多位中医泰斗，书中收录了名老中医及国医大师的学医、拜师、读书、治学、行医、传承、弘扬、创新之路，书中记录名老中医的家庭成长背景、文化背景、学术思想、医案实例、验方效方、临床心得、成功的方法等，周跃群教授从书中体会到当时名老中医学医的道路既艰辛又刻苦，他们的医风医德为周跃群教授求学道路上树立了良好的榜样。名老中医饱读经典，

文化渊博，为求学医，勤奋上进，多做临床，从实践中逐步取得经验的心路历程让周教授明白其成功之路实属不易，博览群书、学习各家所长、背诵中医经典、通晓医理、熟悉药性、勤于临证对成为一位中医具有重要作用，书中名老中医的经历激发周跃群教授用心学习，进一步深刻领悟中医的精髓。

三、周跃群教授成才之路

周跃群教授认为读经典、跟名师、多临证是中医成才之道，他自幼已感受到中医药的魅力，立志成为中医，经过系统中医药学习后，他认为有知识才能谈学问，所以开始勤于熟读和背诵精研经典书籍《黄帝内经》《伤寒论》《温病条辨》以及中医近代书籍《名老中医之路》、名医医案等书，从中领悟治学之道，阅读四大经典的书籍增进其中医基础的知识、掌握正确的四诊八纲辨证方法、理法方药的运用等；熟读《名老中医之路》等书籍能丰富现代的中药基础及临床医学知识，熟识中国历史名医家和他们的学医经历及学术经验；阅读名医医案能从其博大精深的临床医案中发掘知识并获取能提升水平的内容，阅读中医书籍，默而识之，不限于死记硬背书中内容，而在于将内容分类归纳后再融会贯通，对前人记载的知识与经验进行思考，再转化成对临床有意义的总结，渊博自身的中医学术文化，从古人及医家的经验中学习让他的医学水平不断提升，也有助于提高自己中医思考的能力训练，善思明辨，把古代与现代中医理论融合为己所用，强化中医基础及临床知识的要领，建立扎实的医学理论基础，为日后执业临床与科研工作做了充分的准备。周教授不但从书中汲取前人经验，还从老师与患者的身上学习。通过拜师学习、跟师临床、参加不同的中医医家课堂学习不同的医学知识；在跟师临床的过程中，学习老师的辨治方法及学术思想，在参与临床实践时从患者身上验证其疗效，积累临床经验。在学医的道路上，周教授经常参加医学研讨会等学习项目，先后跟随多位名中医及中医大家临床学习，虚心向中医老师请教，总结、归纳、分析、提炼医家的学术精髓。周跃群教授学贯中西，有深厚的中医学根基，同时有丰富的西医学知识，两者互补长短，为研究中医建立良好的基础，衷中参西，择善而从，发展中医的现代化模式。周跃群教授致力于追求更高的领域，不断探索，与现代医学汇通，敢于革新，专注于科研工作，开展不同层面的中医临床研究、医学实验的研究、中医文献的研究及中医基础的研究等，希望透过其研究结果来验证中医药的疗效，能指导临床诊疗和总结临床经验，他认为科研工作有助于中医的创新，亦能够提高临床的疗效，在推进中医药的发展担当重要的角色，使传统中医与现代化中医接轨，为建立其学术经验以及治疗方向树立深厚的根基。周教授收集及整理自己临床门诊的病历，不断地自我总结，有助于提高学术水平，周教授认为中医与临床关系密不可分，所以他勤于临床，从实践中积累临床经验，切切实实的临床实践才能把医学理论知识发挥出来，学以致用，他医理精通，医术精湛，诊证疗疾融合中西，每收良效。周教授勤于临床，诊证时专业严谨，对患者细心耐心，每次诊证必定望、闻、问、切四诊认真诊察，病历记录详细，一丝不苟，有责任感，态度和蔼可亲，不论患者贫富，一视同仁，尽己所能治疗每一位求诊者，全心全意认真有礼对待每位患者，不仅治病，更重视治人，即使门诊及病房工作繁忙，仍不厌其烦逐一为患者解释病情，能治好患者使他获得最大的满足感。求诊人数众多，即使经常看诊到很晚亦耐心对待每位患者。周跃群教授作风踏实纯朴，实事求是，为人谦厚，从不夸夸其谈。周教授对中医教育不遗余力，多年来培养了多名中医人才。他认为中医的培训必须严谨认真，才能培养出良好医德、医术、医风的中医人。周教授对学生循循善诱，耐心悉心地临证点评，教导学生医学知识都是倾囊相授，诲人不倦，时常分享其学术思想及临证心得。周跃群教授一直勤奋用功，持之以恒，是我们青年中医人的榜样。

周跃群教授多年来熟读经典，向名医学习，不断临床实践，总结自己对疾病的独特认识，提出了"无虚不治病""有病必有瘀"之观点。

一、"无虚不致病"观点来源

中医药学源远流长，而临床疗效是硬道理，是中医可持续发展的生命源泉。周跃群教授从医六十余载，他在中医学领域辛勤耕耘，不断地超越自我，取得了广博而精深的临床经验。周教授勤求古训、博采众方、创立新说，在精研经典的基础上，结合临床实践经验，提出了自己对疾病认识的独到看法，周教授强调临床以虚证和血瘀证认识临床常见病，治疗强调补虚和活血化瘀方法为主，从中医发病学观点认为虚是致病的主要因素，提出了"无虚不致病"的学术观点。

（一）正气存内，邪不可干

《灵枢·百病始生》记载："两虚相得，乃客其形。""两虚"指的是外界异常之气候（虚邪风）与正气虚弱之机体。"两虚相得，乃客其形"解释了外感病的发病机制，关系到邪气和正气两个方面，即致病因素的存在加之人体正气的虚弱，是外邪得以入侵人体形成疾患的基本原因，疾病的发生与否，以及病情的轻重与否，均决定于外来邪气与人体正气力量的对比。人体正气有抗邪、逐邪的功能，正气旺盛，卫外致密，病邪难以入侵；正气虚弱，卫外不固，邪气乘虚而入。《灵枢·百病始生》所云"风雨寒热，不得虚，邪不能独伤人"，指出若正气不虚，能抗御邪气（致病因素），则邪气虽然存在，亦不能为害致病，即所谓"正气存内，邪不可干"。此乃中医发病学的基本观点。

（二）整体观念

临床上治疗的是"病"，但中医着眼点是落实到"人"身上。在很多情况下，中医更多关注的是人，而不是具体的疾病。举个简单的例子，对于慢性支气管炎的患者，痰多且没有发生感染的时候，西医可使用一些化痰剂来稀释痰液，促进痰的排出，中医则着眼于痰产生的根源，不仅要化痰排痰，还要减少痰的生成。一个慢性咳嗽的患者，西医如果找不到具体的病因，就无法有针对性地治疗。中医认为，人是有自我调解功能的，只要把人的生理功能调顺畅了，很多疾病就能得到缓解。一个慢性咳嗽的患者，如果有虚，我们把虚给他补上来，再看邪气实不实，如果邪气实，就把过多的邪气给祛除出去，人体阴阳气血调和，咳嗽也就自然得到缓解了。很多人一到秋冬季，咳嗽、哮喘、过敏性鼻炎等就会发作，直到春季才能缓解。这一方面是邪气的问题，另一方面是自身体质的问题。外因通过内因起作用，之所以发病，关键还是人体自身正气比较虚弱，这就是《黄帝内经》为何强调"邪之所凑，其气必虚；正气存内，邪不可干"。中医更注重治疗的是人，而不仅仅是病。中医治疗原则是扶正祛邪，始终着眼于人体正气与邪气的斗争。临床上秋冬季慢性咳嗽患者很多，周教授用扶正祛邪的治疗方法取得了很好的疗效，常用的药有：党参、茯苓、白术、甘草、干姜、前胡、陈皮、杏仁、枇杷叶等。

（三）养阴派

丹溪学派以养阴为宗旨，强调保存阴气对人体健康的重要意义，它侧重在阐述阴虚火旺之证，论治多以补阴为主。丹溪学派虽以养阴为特色，但在临床上擅长于治疗气、血、痰、郁等杂病，故后人有"杂病用丹溪"之说。治杂病又兼采前人学术之精华，提出"攻击宜详审、正气须保护"的观点，使治病方法更趋周密、完备。"阳有余阴不足"是丹溪学派对人体阴阳的基本观点。丹溪学派认为在正常生理状态下，人体就存在着"阳常有余，阴常不足""气常有余，血常不足"的情况。这是运用"天人相应"的理论，通过观察，分析天、地、日、月、阴、阳的状况及人的生命发生发展的过程得出的结论。以天地、日月而论，天与日为阳，地与月为阴。由于天大于地，"人受天地之气以生，天之阳气为气，地之阴气为血，故气常有余，血常不足"。由于日明于月，"人身之阴气，其消长视月之盈缺"。故见阳常有余，阴常不足。

叶天士重视脾胃，提倡养胃阴的观点，是对李东垣脾胃学说的发展。《临证指南医案》中的许多观点，如"脾宜升则健，胃宜降则和""太阴阴土，得阳则运，阳明阳土，得阴自安""脾喜刚燥，胃喜柔润"等，构成了叶氏胃阴学说的主要内容。无论从理论或实践上来看，胃阴学说都具有相当的创新性。综合《临证指南医案》中有关医案可以看出，叶天士以不饥不纳或少纳、音低气馁、口干舌干、大便秘结为胃阴不足的主要指证，以清养悦胃、甘凉濡润、酸甘济阴、甘缓益胃为养胃阴的主体方法，以北沙参、麦冬、玉竹、石斛、生扁豆、粳米、甘草等为养胃阴的基本药物，形成了一种理法方药一线贯穿的完整理论。《临证指南医案》所载的养胃阴之方（麦冬、生扁豆、玉竹、生甘草、桑叶、大沙参），被后世命名为叶氏养胃汤，现已成为治疗各种阴虚型胃病的基本方。周教授认为养阴派是阴虚的理论基础。

（四）温补派

温补学派强调脾胃和肾命门阳气对生命的主宰作用，在辨证论治方面，立足于先后天，或侧重脾，或侧重肾，而善用甘温之味。薛己为温补派之先驱，他脾肾并重，以擅用补中益气丸、地黄丸著称后世，其后如孙一奎、赵献可、张介宾等皆承其余绪。薛己根据《内经》"治病必求其本"的指导思想，在临证治病时重视以治本为原则。薛己治疗重视求本，包括两个方面：一是指辨证施治的原则，薛氏认为临床辨证必须抓住疾病的本质，他指出："凡医生治病，治标不治本，是不明正理也。"因此，无论对外感、内伤之证，都必须掌握疾病发生之本源。如他对前人"痛无补法"之说，认为并非尽然，不能胶柱鼓瑟，对腹痛而见面色黄中带青、左关弦长、右关弦紧之证，辨明为土衰木旺之证，断然用益气汤加半夏、木香而愈。二是指调治脾胃为治病之关键，他说"经云：治病必求其本。本于四时五脏之根也。"薛氏重视脾胃的作用，认为脾胃为五脏之根蒂，人身之本源，脾胃一虚则诸症蜂起，因此，薛氏治病尤强调以胃气为本，其后黄履素在《折肱漫录》中曾谓："治病必以脾胃为本，东垣、立斋之书，养生家当奉为蓍蔡也。如治脾无效，则求之于肾。"《四库全书总目·医家类》也高度评价薛氏这一治疗特点，指出"薛己治病在于务求本源。是甚为确切之语"。薛氏的脾胃之说渊源于《内经》，并深受李东垣《脾胃论》的影响，他认为"《内经》千言万语，旨在说明人有胃气则生，以及四时皆以胃气为本"。继承了《内经》这一观点，薛氏对脾胃在人体生命活动中的作用殊为重视。人体之所以有生机和活力，全赖脾胃的滋养与健运，因而他认识到"人以脾胃为本，纳五谷精液，其清者入营，浊者入卫，阴阳得此是谓橐籥，故阳则发于四肢，阴则行五脏，土旺四时，善载乎万物，人得土以养百骸，身失土以枯四肢"。脾胃在诸脏腑之中具有重要的地位，人体诸脏所以能发挥其正常生理功能，皆是因为接受了脾胃所生化之水谷精气，因此，薛氏指出："胃为五脏本源，人身之根蒂。""脾胃气实，则肺得其所养，肺气既盛，水自生焉，水升则火降，水火既济而天地交泰，若脾胃一虚则其他四脏俱无生气。"

薛氏的学术思想中，对于肾命门的认识，也是比较突出的一个方面。他指出："两尺各有阴阳，水火互相生化，当于二脏中分各阴阳虚实，求其属而平之。若左尺脉虚弱而细数者，是左肾之真阴不足也，用六味丸；右尺脉迟轻或沉细而数欲绝者，是命门之相火不足也，用八味丸……"因而薛氏常以六味、八味调治肾命阴阳、水火。

据《薛氏医案》所载，薛己生平所治病证，以内伤杂病为多，他经过毕生丰富的临床经验指出："大凡杂病属内因，乃形气，病气俱不足，当补不当泻。"认为杂病以虚为多见，在治疗杂病虚证方面颇具特点，为后世所宗。周教授认为温补派是气虚、阳虚的理论基础。

综合以上论述，"正气存内，邪不可干"，"中医更多关注的是人，而不是具体的疾病"，周教授在几十年的临床观察中发现，前来就诊的患者中虚证的患者占大多数，亦有初期为实证，但随着疾病的发展，后期转化为虚证的也很多，再有本虚标实的也占一定的比例，故而周教授提出"无虚不致病"观点。

二、虚证的辨证论治

（一）内生五气均有虚证

内生五气，是指内风、内寒、内湿、内燥、内火，是在疾病过程中由于人体气、血、津、液和脏腑生理功能的异常，从而产生类似风、寒、湿、燥、火外邪致病的病理现象。内生五气均有虚证。

1. 内风

内风主要是肝经病变的一类证候表现，如《素问·至真要大论》云："诸风掉眩，皆属于肝。"肝为风木之脏，主藏血，主筋。肝病则风从内生，称为"肝风内动"。内风的病理属性当分虚、实两端。属虚者为阴虚血少，筋脉失养，或水不涵本，以致虚风内动；属实者为肝阳化风，或热极生风。但虚实每多兼夹，因阳亢与阴虚可以互为因果，引动内风。临床常见的有阴虚风动：症见颜面潮红，精神疲倦，手足心热，肌肉瞤动，口干舌燥。舌红，少苔，脉大无力。由于阴血不足，筋脉失养，虚风内动所致。治以滋阴养血，柔肝息风为主，周教授常用生地、熟地、白芍、当归养血滋阴柔肝；木瓜、甘草酸甘化阴；龙骨、牡蛎平肝潜阳息风。

2. 内寒

内寒是机体阳气不足、寒从内生的一种表现，由脾肾阳虚而生，属虚证，故又称为"虚寒"。其中尤其以肾阳虚衰为主，故《素问·至真要大论》说："诸寒收引，皆属于肾。"脾主运化水谷精微，其运化功能的发挥，主要依赖肾阳的温煦。若肾阳亏虚，命门之火衰微，则"釜底无薪"，脾阳亦不能健运，表现为脾肾阳虚的证候。症见面色苍白，腰膝酸冷，或呕恶频作，脘腹冷痛，畏寒喜暖，或五更泄泻，小便清长。舌淡胖，边有齿痕，脉沉细无力。由于脾肾阳虚、阴寒凝结所致。治以温补脾肾为主。周教授常用党参、干姜补益脾气，温运脾阳；附子温肾散寒；白术燥湿健脾。伴呕吐者加生姜、大枣；伴五更泄泻者加补骨脂、肉豆蔻。

3. 内湿

内湿系指内生之湿，与脾有密切关系，故有"脾虚生湿"之说。内湿的形成多因素体肥胖，痰湿过盛，或因饮食失节，恣食生冷，过食肥甘，纵饮酗酒，或饥饱不节，内伤脾胃，以致脾的运化、输布津液的功能障碍，聚而成湿，且可随病因及体质的不同，而有寒化、热化之分。故《素问·至真要大论》说："诸湿肿满，皆属于脾。"临床常见的有脾虚湿困：症见面色萎黄不华，神疲乏力，脘腹胀满，纳谷欠香，多食则胀，大便溏薄，肢体困重。舌质淡胖，或边有齿痕，舌苔白腻，脉濡细。由于脾虚不运，湿邪内停所致。治以健脾化湿为主。周教授常用党参、白术、甘草补气健脾；茯苓、薏苡仁运脾渗湿；陈皮、半夏燥湿运脾，理气和胃；木香、砂仁化湿行气。

4.内燥

内燥是津液耗伤的一种表现，多由热盛津伤，或汗、吐、下后伤亡津液，或失血过多，或久病精血内夺等原因引起。主要病机是津液耗伤，阴血亏耗，病变可涉及肺、胃、肝、肾。临床常见的有肝肾阴亏：症见口干咽燥，头晕目眩，或耳鸣耳聋，或五心烦热，或腰脊酸软，盗汗遗精，或骨蒸潮热。舌红少苔，脉沉细而数。由于肝肾不足，阴虚内热所致。治以滋补肝肾，养阴润燥为主。周教授常用熟地、枸杞子、山萸肉养阴益肾；麦冬、玄参滋养阴液；女贞子、桑椹、知母养阴润燥生津。

5.内火

内火多由情志抑郁，劳欲过度，导致脏腑阴阳失调，内热炽盛而引起。内火有虚实之分，如《素问·调经论》说："阴虚生内热……阳盛生外热。"虚火多为肺肾阴虚火旺，表现阴虚特点。但火旺每易伤阴，与阴虚有互为因果的关系。临床常见的虚火症见：五心烦热，潮热骨蒸，颧红，盗汗，口干咽燥，头晕目涩，腰膝酸软，干咳痰少，形体消瘦。舌红少苔，脉细数。由于肺肾阴虚，虚火内灼所致。治以滋阴降火为主。周教授常用百合、沙参、麦冬滋养肺阴；生地、玄参、枸杞子、山茱萸滋肝肾之阴；地骨皮、丹皮清热降火。

（二）五脏均有虚证

1.肝

肝脏疾病，可分为虚证和实证两大类。肝有储藏血液和调节血量的功能。肝藏血，有利于维持人体阴阳的平衡，使肝气冲和条达，勿使过亢而升腾。且肝对人体血量的调节起着重要作用。《素问·五脏生成》云："人卧则血藏。"王冰解释说："肝藏血，心行之，人动则血行于诸筋，人静则血归于肝脏。"若肝的藏血功能失常，就会出现血虚证候。临床常见的有肝血不足：症见头痛眩晕，面部烘热，两目干涩，雀目夜盲，肢麻肉瞤，虚烦不寐，口干。舌红少苔、脉细弦。治以养血柔肝为主。周教授常用当归、白芍、枸杞子、首乌补养肝血；生熟地、女贞子、桑椹以滋养肝肾之阴。

2.心

心居胸中，为五脏六腑之大主，人体生命活动的中心。《素问·痿论》云："心主身之血脉。"心是血液运行的动力，脉为血液循行的隧道，营血行于道之中，全赖心气心阳的推动，使之周流全身，濡养机体。《素问·灵兰秘典论》云："心者，君主之官也，神明出焉。"说明心是人体生命活动的中心，主宰人的精神意识和思维活动。在正常情况下，心的气血旺盛，则精力充沛，思维敏捷；若心有病变时，则可导致精神神志异常，同时也可引起其他脏腑功能活动的紊乱。

心病的辨证应分虚实。虚证有阳虚（包括气虚）和阴虚（包括血虚）两类，亦可阴阳两虚并见。周教授强调临床上应注意心之气血阴阳虚弱的侧重，心气虚与心阳虚的区别：在其发生和发展过程中，两证虽有区别，仍亦有一定的联系。如心气虚日久，可发展为心阳虚，而心阳虚必兼有心气虚的表现。故心气虚病轻而势缓，心阳虚则病重而势急。心血虚与心阴虚的区别：心阴虚可包括心血虚，心血虚进一步发展耗伤心阴，可成为心阴虚。心血虚一般无热象，常与脾虚证并见，故又称为心脾两虚。心阴虚大多兼有热象，每影响肝肾之阴，而出现阴虚内热证。故心阴虚比心血虚病情深重，累及脏腑较多。

（1）心气虚：症见心悸气短，动则为甚，自汗，面色淡白，神疲乏力，胸部闷痛。舌淡红，苔薄白，脉细弱。治以益气养心为主。周教授常用黄芪、党参、茯苓、炙甘草补益心气；当归、丹参、红花、川芎活血通脉；酸枣仁、柏子仁、五味子、茯神养心宁神；陈皮调中健脾。

（2）心阳虚：症见心悸而有空虚感，惕然而动，喘促阵发，面浮肢肿，形寒肢冷，或心痛暴作，脉来结代。治以温补心阳为主。周教授常用附子、肉桂温补心阳；党参、黄芪、白术、炙甘草补益心气，以宁心神。

（3）心血虚：症见心悸怔忡，静卧亦不减轻，健忘，失眠多梦，面色淡白无华，头昏目眩，神疲乏力。舌质淡红，脉细弱或结代。治以养血宁心为主。周教授常用当归、白芍、熟地补血养心；党参、黄芪、白术益气生血；远志、酸枣仁养心安神。

（4）心阴虚：症见心悸心烦，失眠多梦，惊惕不安，口干舌燥，手足心热，潮热盗汗。舌红少苔乏津，脉细数。治以滋养心阴为主。周教授常用天冬、麦冬、玉竹滋养心阴；玄参、生地滋肾养心；丹参、当归补血养心；远志、柏子仁养心宁神；酸枣仁、五味子敛心气，宁心神。若心火偏旺，心烦不麻，口舌生疮者，加黄连、山栀子清心热；伴肾阴虚，腰酸耳鸣，咽燥者，加首乌、枸杞子、女贞子、桑椹滋养肾阴以济心阴。

3.脾

脾为后天之本，气血津液生化之源，其特性是喜燥恶湿。脾病运化不健，则湿蕴不化，故病多与湿有关。脾主运化：所谓"运化"，是指脾有转输和消化吸收的功能。其具体可分为运化水谷和运化水湿两个方面。"运化水谷"指对饮食物的消化和吸收。饮食入胃必须依赖脾的运化，将水谷精微转化为气血津液，转输供养全身。如《素问·厥论》说："脾为胃行其津液者也。"若脾失健运，则消化吸收功能失调，出现食欲不振、腹胀便溏、形体消瘦、倦怠无力等症。

"运化水湿"又称运化水液，指脾将水谷中多余的水分转输到肺肾，通过肺肾的气化功能，化为汗和尿而排泄于体外。若脾之运化失司，就会导致水液内停，形成湿、痰、饮等病理产物，甚至发生浮肿。脾亦主升清："升"指上升，是气运动的特点；"清"是水谷精微和营养物质。所谓"升清"，是指能将水谷精微营养物质吸收后上输心肺，濡养脏腑经脉、四肢百骸。若脾虚不能升清，水谷精微失于输化，则气血乏源，产生头昏、神疲、乏力、腹胀、便溏，甚至发生内脏下垂、脱肛等症。脾还具有统血功能：脾有统摄血液的功能，能使血行脉道之中。《难经·二十四难》云："脾裹血，温五脏。"就是指脾主统血的功能。若脾气虚弱，统摄失常，可以导致出血，如便血、血尿、紫癜等。脾病辨证有虚、实、寒、热的不同。脾虚证主要有脾气虚、脾阳虚，脾与湿的关系非常密切，脾虚可以生湿，湿盛可以导致脾虚，而为本虚标实之证。

（1）脾阳虚：症见面色苍白，畏寒肢凉，腹胀有冷感，或泛吐清水，胃纳不佳，或纳后不易消化，喜热饮，大便溏薄，小便清长。舌淡苔白，脉沉细。治以温中健脾为主。周教授常用干姜温中祛寒；党参补脾益气；白术、茯苓健脾渗湿；甘草益气和中，调和诸药。若形寒肢冷，腹部冷痛者，加制附子、肉桂振奋脾阳；肿甚尿少，加桂枝、泽泻、车前子通阳利水消肿。

（2）脾气虚：症见面色萎黄，少气懒言，纳少便溏，久泻脱肛，四肢乏力，肌肉瘦瘦，脘腹坠胀，或齿衄、吐血、便血，妇女月经过多，白带清稀，小便淋沥不尽，或尿混浊如米泔水。舌质淡，脉濡弱。治以补中益气健脾为主。周教授常用黄芪、党参、甘草补气培中；白术健脾；当归养血；陈皮理气；升麻、柴胡升举清阳。脾不统血而致出血，皮肤有紫癜者，加熟地、首乌、龙眼肉、仙鹤草养血止血。

4. 肺

肺居胸中，其位最高，对其他脏腑有覆盖、保护作用，所谓"肺为五脏华盖"。肺叶娇，其性清虚而喜煦润，喜润恶燥，易受内外之邪侵袭而致病，故又称"娇脏"。肺主一身之气：为生气之源，与人体元气的生成密切相关。元气、真气是肺吸入的清气与谷气相并而成的"宗气"，再结合肾中之精气组成，其气贯血脉而充养全身。肺为宗气出入之所，气机升降之枢，吸入清气，呼出浊气。肺气不利，升降失司，则可出现咳嗽、气喘、鼻塞流涕、嗅觉不利等症。肺主一身之表，调节卫气，输布阳气于体表皮毛，煦泽肌肤以卫外。若肺卫调节失常，卫外功能减退，可出现自汗，易于感冒，或皮肤憔悴、干槁等。肺能通调水道："肺为水之上源。"肺气宣发、肃降则能布散津液，下输肾与膀胱。如通调失常，水液停滞，可发为痰饮、浮肿等症。肺主治节：肺气能辅佐心脏，治理调节血脉的营运，百脉皆朝会于肺。若肺气不利，治节失常，气病及血，心气虚弱，血脉不利，血瘀水停，可见咯血、发绀、心悸、肢肿等症。肺系疾病的证亦有虚实之分。虚证主要有阴虚、气虚、气阴两虚。

（1）肺气虚：症见咳嗽气短，痰涎清稀，倦怠懒言，声低气怯，面色㿠白，自汗畏风。舌淡苔白，脉细弱。治以补肺益气、止咳化痰为主。周教授常用黄芪、党参补气益肺，五味子收敛耗散之气，前胡、款冬花、紫菀止咳化痰。

（2）肺阴虚：症见呛咳气逆，痰少质黏，痰中带血，口干咽痛，午后颧红，潮热盗汗，心烦少寐，手足心热。舌红少苔，脉细数。治以滋养肺阴为主。周教授常用沙参、麦冬、百合润肺生津；天花粉、玉竹滋养肺胃，生津止渴；川贝母、桔梗清肺化痰。若阴虚火旺者，配青蒿、地骨皮养阴清热。

5.肾

肾为先天之本，肾阴、肾阳是其他脏腑阴阳的根本，为生命活动之根。人之生长、发育、生殖、衰老，均关系到肾，因此肾病多属于虚。《素问·上古天真论》云："肾者主水，受五脏六腑之精而藏之。"肾所藏的精气是脏腑阴阳之本，它包括"先天之精"和"后天之精"。肾的精气有肾阴、肾阳之分。肾阴又称真阴、元阴；肾阳又称真阳、元阳，亦称"命门之火"。两者相互为用，是维持脏腑功能活动的物质基础和动力。若肾的精气衰减，常表现为阴虚或阳虚之证。肾主水，人体水液的代谢与肺、脾、肾、三焦、膀胱等脏腑密切相关，但肾为水脏，主津液，是调节水液代谢的主要脏器，其调节功能赖肾阴、肾阳的相互作用。如阴阳偏胜偏衰，关门不利，开合失常，则发生小便异常，尿少，浮肿，或多尿、遗尿等症。肾主骨，生髓，充脑。肾的精气充养骨骼，生髓，上通于脑，故称脑为髓海。肾的精气充盈，则骨骼轻劲有力，思维敏捷。若肾精不足，则骨髓空虚，在小儿则囟门迟闭，骨软行迟；在老人则骨质脆弱，易于骨折。若髓海失养，可发生胫酸眩冒、目无所见、懈怠安卧等症状。肾还主纳气，《类证治裁·喘证》云："肺为气之主，肾为气之根，肺主出气，肾主纳气。"故呼吸虽然属肺所司，但肾有助肺纳气的功能，肺吸入的清气，必须下纳于肾，使呼吸均匀，以保证体内外清浊气体的正常交换。若肾的纳气功能减退，摄纳无权，即见动则气喘，呼多吸少。肾为先天之本，藏真阴而寓元阳，故肾病有虚证和本虚标实证之分。虚证有肾气虚、肾阳虚、肾阴虚。本虚标实则有肾虚水泛、阴虚火旺。

（1）肾气虚：症见腰膝酸软，耳鸣重听，眩晕健忘，小便频数或失禁，遗精，女子带下稀白，面色㿠白，气短乏力。舌质淡胖，苔薄白，脉细弱。治以补肾益气为主。周教授常用党参、山药、杜仲补益肾气；枸杞子、当归、山茱萸滋养肾阴；淫羊藿、仙茅补益肾阳。腰酸明显，加川断、桑寄生补肾强腰。

（2）肾阳虚：症见腰膝酸冷，尿少，肢体浮肿，或夜尿频多色清，畏寒肢冷，面色㿠白，头昏耳鸣，阳痿滑精，黎明腹泻，便溏。舌淡胖，苔白润，脉沉细。治以温补肾阳为主。周教授常用附子、肉桂温补命门真火；淫羊藿、仙茅补肾助阳；女贞子、山茱萸、山药滋养肾阴，本阴阳互根之旨，补阳而不伤阴；泽泻、丹皮、茯苓利水泄浊。

（3）肾阴虚：症见形体羸瘦，头昏健忘，失眠，梦遗，耳鸣耳聋，腰腿酸软，男子精少，女子经闭，低热虚烦。舌红少苔，脉细数。治以滋养肾阴为主。周教授常用女贞子、桑椹、枸杞子、熟地、山茱萸补养肾阴；泽泻泄肾火；丹皮清肝热，配小量菟丝子、巴戟天、淫羊藿、仙茅助阳生阴。

（4）肾虚水泛：症见全身浮肿，下肢尤甚，脐腹胀满，小便短少，或咳嗽气喘，痰多清稀，心悸目眩，畏寒肢冷。舌淡苔白，脉沉滑。治以温肾利水为主。周教授常用附子、细辛温通肾阳，祛寒散邪；白术、茯苓健脾燥湿利水；泽泻、车前子渗湿利水；浮肿消退后，减利水药，以温补肾阳治其本。

（5）肾虚火旺：症见潮热盗汗，五心烦热，虚烦少寐，头晕目眩，颧红唇赤，腰膝酸痛，口干咽燥，尿赤便秘。舌红苔少，脉细数。治以滋阴降火为主。周教授常用黄柏、知母苦寒坚阴，清泄相火；女贞子、桑椹、熟地、山茱萸、枸杞子填补肾阴；龟甲滋阴潜阳，益肾壮骨。

周教授主张治肾虚要阴阳分治。治疗肾阴虚时，宜用甘凉益肾之品，使虚火降而阴自复，即王冰所说的"壮水之主，以制阳光"。治肾阳虚时，宜用甘温助阳之品，使沉寒散而阳纲振，也就是"益火之源，以消阴翳"之意。又要注意阴阳兼顾：肾之阴阳为元阴元阳，偏虚之时常易互相影响，出现阴损及阳，阳损及阴，阴阳两虚，精气两伤，治疗时当统筹兼顾，阴阳并补。

（三）六腑亦有虚证

1. 胆

胆附于肝，其经脉属胆络肝，两者相为表里。它的主要生理功能是主决断，贮藏和传送胆汁，泄注于胃肠，协助水谷的消化。胆病表现为少寐，易惊胆怯，或胁痛、黄疸等症。胆病有胆虚证：症见胆怯易惊，精神恍惚，眩晕呕吐，口苦，胸闷，痰多。舌苔白滑，脉弦或细滑，治疗以清胆化痰、镇惊安神为主，周教授常用党参益气安神；半夏、陈皮燥湿化痰，理气和胃；石菖蒲、远志化痰宁心；龙骨、牡蛎镇惊安神；竹茹清热化痰，除烦止呕。周教授强调胆虚注意心胆同治，胆虚每多兼有心虚，而为心虚胆怯，可见胆怯不寐、心悸不安等症，治疗宜同时补益心气。

2. 胃

胃居中焦，在上腹部。整个胃体所在部位称为胃脘，胃和脾同属于土，然胃为阳土，脾为阴土，构成表里关系。胃的主要功能是主受纳，腐熟水谷。其性宜降，喜润恶燥。若胃失和降，胃气上逆，则见恶心、呕吐、呃逆、嗳气等，胃病亦有虚证。

（1）胃气虚寒：症见胃脘隐痛，饥饿时明显，食后减轻，喜温喜按，多食则不易消化，泛吐清水，大便溏软。舌淡苔白，脉细软无力。治以温胃建中为主，周教授常用黄芪补中益气；桂枝、白芍、甘草温中补虚；生姜、大枣健脾和胃；海螵蛸、吴茱萸温胃制酸；陈皮、半夏、茯苓温胃化饮。

（2）胃阴不足：胃脘疼痛，嘈杂似饥，或不思饮食，稍食即胀，干呕恶心，口干咽燥，大便干结，形体消瘦。舌淡红少苔，脉细数。治以滋养胃阴为主。周教授常用北沙参、麦冬、石斛、玉竹、天花粉、芦根滋养胃阴，生津止渴；白芍、甘草酸甘敛阴。

3. 小肠、大肠

肠分为小肠和大肠，小肠上接幽门，与胃相连，下达阑门，接于大肠，其经脉与心经相互络属，故与心为表里。小肠的功能，一为受盛、化物，二为分清泌浊。若小肠功能失调，可引起腹胀、腹痛、呕吐、便溏等症。大肠包括回肠和广肠。回肠上接阑门，下接广肠，广肠下端为魄门（肛门）。其经脉与肺经相互络属，故与肺为表里。大肠的功能是传导糟粕，排出体外。若大肠有病，传导失司，可表现为腹泻或便秘。由于小肠、大肠和胃一样，同属于饮食消化、吸收、排泄器官的组成部分，故其生理、病理关系密切，且多与脾胃有关。肠病的虚证以虚寒为主。

（1）虚寒滑脱：症见久泻久痢，滑脱不禁，延久不已，甚则脱肛，小腹隐痛，肠鸣，喜按喜温，四肢不温，倦怠乏力，治以涩肠固脱为主，周教授常用党参、白术、甘草益气健脾；肉桂、肉豆蔻温脾，补骨脂固涩止泻；当归、白芍和血止痛；木香调畅气机。

（2）津枯肠燥：症见大便秘结干燥，难以排出，数日一行，或口臭、咽燥、头昏、腹胀。舌红少津，苔黄燥，脉细，治以润肠通便为主，周教授常用当归、生地滋阴养血，用火麻仁、郁李仁、桃仁润肠通便。

4.膀胱

膀胱位于小腹，其经脉络肾，与肾相通，互为表里。其主要生理功能为贮藏尿液和排出小便，而这些功能有赖肾的气化作用，故膀胱病变每与肾脏密切相关。《素问·灵兰秘典论》云："膀胱者，州都之官，津液藏焉，气化则能出矣。"若膀胱有病，气化功能失常，可导致尿量、尿次、排尿和尿液的色、质发生变化。膀胱病证亦有虚实，虚证常见寒象，每与肾虚并见，治宜温肾固摄。常见的有膀胱虚寒，症见小便频数清长，或不禁，尿有余沥，遗尿，尿浊，甚或小便不爽，排出无力。舌润苔白，脉沉细。治以温肾固摄为主，周教授常用补骨脂、覆盆子、金樱子、菟丝子补肾固涩止遗；益智仁化气固肾。膀胱虚寒证，多与肾阳不足、气化失职有关，治疗则以温肾化气为法，可加巴戟天、仙茅温补肾阳。

5.三焦

三焦指上、中、下三焦，上焦病证主要指温热之邪侵袭手太阴肺和手厥阴心包所表现的证；中焦病证是指温热之邪侵犯中焦脾胃，从燥化或从湿化所表现的证；下焦病证是指温热之邪犯及下焦，以劫夺肝肾之阴为主所表现的阴虚证。

下焦虚证，症见身热，手足心热甚于手足背，颧红，口舌干燥，神倦，耳聋，舌红少苔，脉虚大。温热病邪，久居中焦，燥热消灼下焦阴液，而致肝肾受累，故多为肝肾阴伤之证。温病后期，邪热深入下焦，损及肝肾之阴。肾阴亏耗，虚热内生，故见身热，手足心热甚于手足背，颧红；肝肾阴精既耗，神失充养，故神倦；耳失充养，故耳聋；口舌干燥，舌红少苔，脉虚大，为阴虚内热之象。治以滋补肝肾、滋阴降火为主。周教授常用女贞子、桑椹、熟地、山茱萸、白芍、枸杞子滋补肝肾，用石膏、知母、芦根滋阴降火。

（四）脏腑兼证

人体各脏腑之间在生理上具有相互资生、相互制约的关系。当某一脏或某一腑发生病变时，不仅表现本脏腑的证候，而且在一定条件下，可影响其他脏器发生病变而出现证候。凡同时见到两个以上脏器的病证，即为脏腑兼证。临床上五脏六腑各有虚证，也常见脏腑兼证。除了前面提到的内寒中的脾肾阳虚，内燥中的肝肾阴虚，内火中的肺肾阴虚，临床上常见的还有心脾两虚、心肾不交、心肾阳虚、心肝血虚、心肺气虚、脾肺气虚。

1. 心脾两虚

心脾两虚证，是心血不足，脾气虚弱所表现的证候。多由病久失调，或劳倦思虑，或慢性出血，导致心脾两虚。症见心悸怔忡，失眠多梦，眩昏健忘，面色萎黄，食欲不振，腹胀便溏，或妇女月经量少色淡，舌质淡嫩，脉细弱。治以补益心脾为主，周教授常用当归、熟地、白芍补血养心；党参、茯苓、黄芪、白术益气补血；远志、酸枣仁养心安神；木香、香附理气醒脾。血虚阴伤，心悸，虚烦不寐，舌红口干，可加生地、麦冬、五味子。

2. 心肾不交

心肾不交证，是心肾水火既济失调所表现的证候，多由久病伤阴，或房事不节，或思虑太过所致，情志郁而化火，肾水不足，心火失济，心阳偏亢，心肾不交。症见心烦不寐，心悸不安，头晕耳鸣，健忘，腰酸遗精，五心烦热，咽干口燥，舌红，脉细数。治以交通心肾为主，周教授常用黄连、山栀子、知母清泄心火；生地、玄参、麦冬、枸杞子滋阴以清热；茯神、磁石、龙骨、牡蛎镇心安神。

3. 心肝血虚

心肝血虚证，是心肝两脏血液亏虚所表现的证候。多由久病体虚，或思虑过度暗耗阴血所致。症见心悸健忘，失眠多梦，眩晕耳鸣，面白无华，两目干涩，视物模糊，爪甲不荣，肢体麻木，震颤、拘挛，妇女月经量少，色淡，甚则闭经。舌淡苔白，脉细弱。治以养血柔肝、养心安神为主，周教授常用当归、白芍、枸杞子、何首乌补养肝血，党参、黄芪益气生血，酸枣仁、柏子仁、龙眼肉养心安神。

4. 心肾阳虚

心肾阳虚证，是心肾两脏阳气虚衰，阴寒内盛所表现的证候，多由久病不愈，或劳倦内伤所致。症见心悸怔忡，畏寒肢厥，或蒙眬欲睡，或小便不利，肢面浮肿，下肢为甚；或唇甲淡暗青紫，舌淡暗，苔白滑，脉沉细微。治以温补心肾阳气为主，周教授常用附子、肉桂温补心阳及温补命门真火；淫羊藿、仙茅补肾助阳；女贞子、山茱萸、桑椹滋养肾阴。周教授在治疗中非常注重阴阳平衡。

5. 心肺气虚

心肺气虚证，是心肺两脏气虚所表现的证候。多由久病咳喘，耗伤心肺之气，或禀赋不足、年高体弱等因素引起。症见心悸咳喘，气短乏力，动则尤甚，胸闷，痰液清稀，面色㿠白，头晕神疲，自汗声怯，舌淡苔白，脉沉弱。治以补肺益气养心为主，周教授常用黄芪、党参、炙甘草补肺气、益心气；五味子收敛耗散之气；前胡、款冬花止咳化痰；酸枣仁、茯神养心安神。

6. 脾肺气虚

脾肺气虚证，是脾肺两脏气虚所表现的证候。多由久病咳喘，肺虚及脾，或饮食不节、劳倦伤脾，不能输精于肺所致。症见咳嗽日久，气短，痰多稀白，面色㿠白，倦怠无力，食少腹胀，大便溏泄，甚则面浮足肿。舌淡苔白，脉弱。治以补肺健脾益气为主，周教授常用党参、白术、山药、白扁豆、甘草健脾补肺；茯苓、薏苡仁健脾利湿；陈皮、半夏、木香健脾行气化湿。

在治疗疾病方面周老强调人体是以五脏为中心，配合六腑，通过经络系统，联合五体、五官、九窍、四肢百骸而组成的有机联系整体，局部病变往往是整体的病理反映。因此，立法选方，要注意局部，更须重视整体，应通过整体调节以促进局部病变的恢复，使阴阳达到相对平衡，此即调节整体平衡原则。调节整体平衡可从调整阴阳入手。《素问·至真要大论》曰："谨察阴阳所在而调之，以平为期。"这里的"以平为期"，就是通过调整阴阳，以达到恢复整体平衡的方法。

三、周教授常用的补虚药

（一）补气药

1. 党参

党参，性平，味甘，归脾、肺经。功效：益气健脾，生津润肺。《本草正义》记载："党参力能补脾养胃，润肺生津，健运中气，本与人参不甚相远。其尤可贵者，则健脾运而不燥，滋胃阴而不湿，润肺而不犯寒凉，养血而不偏滋腻，鼓舞清阳，振动中气，而无刚燥之弊。"《本草从新》记载："补中益气，和脾胃，除烦渴。中气微弱，用以调补，甚为平安。"《本草纲目拾遗》记载："治肺虚，能益肺气。"

现代药理研究：党参多糖可显著降低大鼠胃液、胃酸分泌和胃蛋白酶活性，有抗胃肠炎、促进小肠生理功能作用；党参有调节免疫作用，对巨噬细胞的吞噬活性有明显的增强作用；党参可明显提高小鼠心肌糖原、琥珀酸脱氢酶的含量，改善心肌能量代谢，能通过减少心肌供血的灌注阻力、维持灌注压力，从而改善心肌缺血；党参可预防血脂升高，还有减轻化疗毒副作用的功效。

本品甘，平，不燥不腻，主归脾、肺二经，以补脾、肺之气为主要作用。周教授常用其配方治疗脾虚倦怠，食少便溏等胃肠炎、胃溃疡等疾病；也用其治疗肺气亏虚的咳嗽虚喘等呼吸系统疾病；本品还有益脾胃、化精微、生阴血之功效，周教授常用其配方治疗气阴两虚的面色萎黄、体弱乏力、头晕心悸、胸闷胸痛等，相当于西医冠心病、心律失常等病；本品对热伤气津之气短口渴有益气润肺生津之功，周教授亦常用其配方治疗气津两伤证。周教授常用党参 20~35g。

2. 黄芪

黄芪，性微温，味甘，归脾、肺经。功效：补气升阳，固表止汗，利水消肿，生津养血，行滞通痹，托毒生肌。中国最早的《神农本草经》把黄耆（芪）列为"上品"。《药性歌括四百味》云："黄芪入药，为强壮剂，具有益正气、壮脾胃、排脓止痛、活血医危的功效。对表虚自汗、气虚内伤、精神萎靡、四肢无力、脾虚泄泻、体虚多汗、气虚脱肛、子宫脱垂、浮肿及痈疽等疾病疗效显著。"《本草汇言》记载："补肺健脾，实卫敛汗、驱风运毒之药也。"《本草备要》记载："生用固表，无汗能发，有汗能止，温分肉，实腠理，泻阴火，解肌热；炙用补中益元气，温三焦，壮脾胃，排脓内托，疮痈圣药。"

现代药理研究：黄芪有增强免疫功能，黄芪多糖注射可使小鼠脾脏明显增重，黄芪腔注射能明显防治环磷酰胺所致大鼠外周白细胞数和骨巨核细胞数的降低，感冒患者用黄芪治疗可见外周血白细胞对病毒诱生干扰素的能力显著提高，黄芪可促进B淋巴细胞增殖，产生免疫球蛋白；黄芪注射液对气虚心衰病人有显著的强心作用，能明显提高其心输出量，黄芪皂苷有正性肌力的作用，增加左室射血分数；黄芪有显著的心肌保护作用；黄芪还有降压和扩张外周血管作用；黄芪还能增强机体抵抗力，抑制胃癌细胞增生。

本品甘，微温，主脾胃，为补中益气、升阳举陷之要药，周教授常用其配方治疗脾气虚弱、体虚乏力、呼吸短促、面色无华，食少便溏者；也用于治疗泡沫尿、蛋白尿，浮肿、腹水等慢性肾病；本品尚可补气以摄血，周教授常用其配方治疗脾虚不能统血所致各种失血证；本品补气健脾益肺，又能利水消肿，标本兼治，为治气虚浮肿之要药，周教授常用其配方治疗脾虚水湿失运，浮肿尿少者；本品能补益肺气以司呼吸,周老常用其配方治疗肺气虚弱、咳喘日久、气短神疲者，还用其治疗表虚自汗而易感风邪者和治疗因气虚而血滞、筋脉失养的中风后遗症。经常服用黄芪，由于提高了免疫功能，可以明显减少和减轻感冒和感染。周教授常用黄芪20~30g，最大量50~60g。

3. 甘草

甘草，性平，味甘，归心、肺、脾、胃。功效：补脾益气，祛痰止咳，缓急止痛，清热解毒，调和诸药。《名医别录》记载："温中下气，烦满短气，伤脏咳嗽。"《本草正》记载："（甘草）得中和之性，有调补之功，故毒药得之解其毒，刚药得之和其性，表药得之助其外，下药得之缓其速。助参、芪成气虚之功，人所知也。"《药品化义》记载："生用凉而泻火，主散表邪，消痈肿，利咽喉，解百药毒，除胃积热，去尿管痛，此甘凉除热之力也。炙用温而补中，主脾虚滑泻，胃虚口渴，寒热咳嗽，气短困倦，劳役虚损，此甘温助脾之功也。"

现代药理研究：甘草对汽油、农药、药物、蛇毒细菌毒素（白喉毒素、破伤风毒素）、酒精、食物及其体内代谢产物所致的中毒都有一定的解毒作用；甘草流浸膏能缓解胃肠平滑肌痉挛，抑制组胺所引起的胃酸分泌，并能吸附胃酸，降低胃酸浓度和胃蛋白酶的活性，对胃肠黏膜有收敛保护作用；甘草能明显减轻四氯化碳所致大鼠肝脏的损害，促进肝细胞再生，使肝细胞内蓄积的肝糖原以及核糖核酸含量大部分恢复和接近正常，并有降谷丙转氨酶的作用；甘草还具有肾上腺皮质激素样作用，甘草能显著增强和延长可的松的作用；甘草还具有免疫调节、抗炎、抗变态反应、抗过敏作用，甘草次酸对大鼠棉球肉芽肿、甲醛性浮肿、结核菌素反应、皮下肉芽囊性炎症有一定的抑制作用；甘草还具有镇咳、祛痰、利尿、抗凝血、降脂、镇痛和抗癌作用。

本品甘，平，蜜炙用善于补益心脾之气，鼓动血脉而有益气复脉之功，周教授用其配方治疗心气不足所致的心动悸，脉结代者；本品炙用补脾和胃，因其作用缓和，宜作为辅助药使用，周教授常用其配方治疗脾胃虚弱所致的倦怠乏力、食少便溏；又因本品甘润平和，既能止咳祛痰，又能益气润肺，还略具平喘作用，故无论外感内伤，寒热虚实，新病久咳，有痰无痰，周教授均用其配方使用；本品味甘能缓急，还善于缓急止痛，周教授常用其配方治疗脾虚肝旺的脘腹挛急作痛和阴血不足、筋脉失养所致的四肢挛急作痛；本品味纯甘，得中和之性，调和药性，每为要药，故有"国老"之美誉，固周教授在临床上治疗很多疾病均用其配方使用，以调和诸药。周教授常用甘草量10~25g。

（二）补血药

1.熟地黄

熟地黄，性微温，味甘，归肝、肾经。功效：补血滋阴，益精填髓。《珍珠囊》记载："主补血气，滋肾水，益真阴。"《本草纲目》记载："填骨髓，长肌肉，生精血，补五脏内伤不足，通血脉，利耳目，黑须发，男子五劳七伤，女子伤中胞漏，经候不调，胎产百病。"《药品化义》记载："熟地，藉酒蒸熟，味苦化甘，性凉变温，专入肝脏补血。因肝苦急，用甘缓之，兼主温胆，能益心血，更补肾水……安五脏，和血脉，润肌肤，养心神，宁魂魄，滋补真阴，封填骨髓，为圣药也。"

现代药理研究：地黄能对抗连续服用地塞米松后血浆皮质浓度的下降，并能防止肾上腺皮质萎缩；地黄煎剂灌胃能显著降低大白鼠肾上腺维生素C的含量，可见地黄具有对抗地塞米松对垂体—肾上腺皮质系统的抑制作用，并能促进肾上腺皮质激素的合成；地黄有较强的增强骨髓造血功能的作用，并对中枢神经系统有明显镇静作用；地黄还有抗溃疡、调节免疫、抗肿瘤、抗衰老及保肾作用。

本品性温，味甘，滋润，补阴益精以生血，为养血补虚之要药。周教授用其配方治疗心肝血虚所致面色萎黄、心悸失眠、目眩耳鸣等症；本品质润入肾，善滋补肾阴，填精益髓，凡真阴不足，精亏虚者皆可用之，古人谓之"大补五真阴"，周教授常用其配方治疗肾阴亏虚所致的腰膝酸软、头晕目眩、耳聋耳鸣等症，还用其治疗肝肾阴虚所致的两目昏花，或眼睛干涩，迎风流泪，骨蒸潮热，盗汗梦遗，须发早白等症。周教授常用熟地黄量10~20g。

2. 白芍

白芍，性微寒，味苦、酸，归肝、脾经。功效：养血调经，柔肝止痛，平抑肝阳，敛阴止汗。《神农本草经》记载："主邪气腹痛……止痛，利小便，益气。"《本草求真》记载："赤芍药与白芍药主治略同。但白则有敛阴益营之力，赤则只有散邪行血之意；白则能于土中泻木，赤则能于血中活滞。"

现代药理研究：芍药及芍药苷具有镇静作用，大鼠脑室内注入芍药苷能明显延长环己巴比妥钠引起的睡眠时间，白芍醇提取物亦可延长戊巴比妥钠引起的睡眠时间；白芍醇提物灌胃对小鼠状网内皮系统吞噬功能和腹腔巨噬细胞吞噬功能有显著增强作用；白芍总苷对小鼠免疫应答具有调节作用；白芍水溶物和水不溶物、石油醚洗脱物、氯仿洗脱物和乙酸乙酯洗脱物均可显著增加小鼠心肌对 Rb 的摄取量，提示白芍有增加心肌营养血流量的作用；白芍醇提取物体外能抑制 ADP、胶原、花生四烯酸诱导的家兔血小板聚集；还具有抗炎和预防消化道溃疡作用。

本品主归肝经，既能平抑肝阳，柔肝止痛，又能养血敛阴，兼有调经止痛之功效，能奏标本兼顾之效，实为平肝常用之品。周教授常用其配方治疗肝血亏虚所致的面色萎黄、眩晕心悸、月经不调、痛经、胁肋、脘腹挛急作痛、四肢挛急作痛；本品味酸，能敛阴和营，有止汗之功，周教授用其配方治疗外感风寒，营卫不和之汗出恶风，阴虚盗汗等。周教授常用白芍量10~15g，大剂量15~30g。

3. 制何首乌

制何首乌，性平，味甘、苦，归心、肝、大肠经。功效：补肝肾，益精血，乌须发，强筋骨，化浊降脂。《本草纲目》记载："此物气温味苦涩，苦补肾，温补肝，涩能收敛精气，所以能养血益肝，固精益肾，健筋骨，乌髭发，为滋补良药。不寒不燥，功在地黄、天门冬诸药之上。"《本草求真》记载："熟地、首乌，虽俱补阴，然地黄蒸虽至黑，则专入肾而滋天一真水矣，其兼补肝肾者，因滋肾而旁及也。首乌入通于肝，为阴中之阳药，故专入肝经，以为益血祛风之用，其兼补肾者，亦因补肝而旁及也。"

现代药理研究：何首乌提取液可使骨髓造血干细胞（CFU-S）明显增加，并使骨髓红系祖细胞（BFU-E，CFU-E）比值升高；具有抗衰老作用，何首乌粉可明显延长生存时间；何首乌能使老年小鼠或青年小鼠脑和肝中蛋白质含量明显增加，提高老年机体DNA修复能力；同时还具有降血脂与抗动脉粥样硬化作用；何首乌还能减轻家兔动脉粥样硬化斑块形成；何首乌还有增加肝糖原作用及抗肝脂蓄积作用，对小鼠T淋巴细胞及B淋巴细胞免疫功能均有增强作用，并有抗菌作用。

制何首乌善补肝肾，益精血，乌须发，强筋骨，并具有不寒、不燥、不腻、宜于久服的特点，实为滋补良药。周教授常用其配方治疗血虚萎黄，失眠健忘，须发早白，腰膝无力，耳鸣重听，头昏眼花等；

单用制何首乌泡酒常服，即有养血益精，延缓衰老之效。周教授常用量5~10g。

（二）补阳药

1.淫羊藿

淫羊藿，性温，味辛、甘，归肾、肝经。功效：补肾阳，强筋骨，祛风湿。《神农本草经》记载："主阴萎绝伤，茎中痛，利小便，益气力，强志。"《名医别录》记载："坚筋骨，治瘰疬，赤痈；下部有疮，洗，出虫。"《本草备要》记载："补命门，益精气，坚筋骨，利小便。"

现代药理研究：淫羊藿能增强下丘脑垂体—性腺轴及肾上腺皮质轴、胸腺轴等内分泌系统的分泌功能，淫羊藿提取液能影响"阳痿"模型小鼠DNA合成；淫羊藿煎剂及水煎乙醇浸出液给兔、猫、大鼠静注，均呈降压作用；淫羊藿醇提物大剂量具有免疫抑制作用，小剂量有促进作用，具有双向调节作用；还具有抗肿瘤、抗衰老及抗炎、抗病原微生物作用。

本品辛、甘，温，燥烈，长于补肾壮阳，为壮阳起痿之良药。单用有效，亦可与其他补肾壮阳药同用。周教授常用其配方治疗肾阳虚衰所致阳痿不举、腰膝无力、遗精、妇女宫冷不孕等；本品辛温而散，可强筋骨，祛风湿，周教授亦用其配方治疗风湿痹痛、麻木拘挛等。周教授常用量5~10g。

2.巴戟天

巴戟天，性微温，味甘、辛；功效：补肾阳，强筋骨，祛风湿。《神农本草经》记载："主大风邪气，阳痿不起，强筋骨，安五脏，补中，增志，益气。"《本草求真》记载："为补肾要剂，强阳益精……又能祛风除湿。"《本草备要》记载："补肾益精，治五劳七伤，辛温散风湿，治风湿脚气浮肿。"

现代药理研究：巴戟天有类皮质激素样作用，可减轻肾炎和全身性红斑狼疮患者长期使用类固醇的副作用，并使类固醇易于停药；巴戟天中铁元素含量高达 595.75μg/g，而铁元素参与血红蛋白、肌红蛋白、细胞色素及多种酶系的合成和三羧酸循环，并在肝、肾等脏器的细胞线粒体内大量蓄积，具有较强的刺激生血作用；对粒系细胞的生长有促进作用，能增加幼年小鼠血中白细胞数；巴戟天低聚糖类成分有促进细胞免疫的作用以及抗抑郁、抗菌、抗病毒作用。

本品温补肝肾，甘润不燥，周教授常用其配方治疗阳痿不举、五劳七伤、命门火衰所致阳痿不育、遗精滑泄及妇女宫寒所致月经不调、赤白带下、少腹冷痛等症；又因本品既能温补肝肾，强筋骨，又能祛风湿，止痹痛，周教授常用其配方治疗风冷腰胯疼痛，行步不利，腰膝冷痛，活动不利等。周教授常用量5~10g。

3. 仙茅

仙茅，性热，味辛，归肾、肝、脾经。功效：补肾阳，强筋骨，祛寒湿。《开宝本草》记载："主心腹冷气不能食，腰脚冷风挛痹不能行，丈夫虚劳，老人失溺，男子益阳道。"《本草纲目》记载："仙茅性热，补三焦命门之药，惟阳软精寒，禀赋素怯者宜之。若体壮相火炽盛者，服之反能动火。"《本草正义》记载："仙茅乃补阳温肾之专药，故亦兼能祛寒湿，与巴戟天、淫羊藿相类，而猛烈又过之。"

现代药理研究：仙茅水提取物有兴奋性功能作用，仙茅可延长实验动物的平均存活时间，仙茅醇浸剂可明显提高小鼠腹腔巨噬细胞吞噬百分数和吞噬指数；仙茅对免疫有增强作用；仙茅水提液还具有扩张冠状动脉、增加心排出量等作用；还具有抗癌、抗衰老及镇静作用。

本品辛，热，性猛，尤善补命门之火而兴阳道，周教授常用其配方治疗命门火衰、阳痿早泄、精冷不育、下元不固、遗尿尿频及脾肾阳虚所致的脘腹冷痛、肠鸣泄泻等；又因本品辛热燥烈，善温补肝肾，兼有祛寒湿、强筋骨之功，周教授常用其配方治疗肝肾不足兼有寒湿痹阻的腰膝冷痛、活动不利及肝肾不足所致的眼目昏花、须发早白等。本品有毒，周教授常用量 3~5g。

4. 杜仲

杜仲，性温，味甘，归肝、肾经。功效：补肝肾，强筋骨，安胎。《神农本草经》记载："主腰脊痛，补中，益精气，坚筋骨，强志，除阴下痒湿，小便余沥。久服轻身耐老。"《名医别录》记载："治脚中酸痛，不欲践地。"《本草汇言》记载："凡下焦之虚，非杜仲不补；下焦之湿，非杜仲不利；足胫之酸，非杜仲不去；腰膝之痛，非杜仲不除。"

现代药理研究：杜仲能增强动物肾上腺皮质功能，具有抗炎、抗病毒作用；杜仲煎剂及乙醇提取物均有降压作用；杜仲中所含的枫叶珊瑚苷、京尼平苷有抗肿瘤活性；杜仲制剂对啮齿类动物的细胞免疫和体液免疫显示双向调节作用，并能增强肾上腺皮质功能；还具有抗衰老、扩张血管、降糖、降脂、抗炎及利尿作用。

本品补肝益肾，有强筋骨、壮腰膝之功，周教授常用其配方治疗肝肾不足所致的腰膝酸痛、筋骨痿软及风湿日久所致的腰痛冷重，肾虚所致的阳痿、精冷不固、小便频数、妇女经期腰痛等；又因本品补肝益肾，调理冲任，有固经安胎之功，周教授常用其配方治疗肝肾亏虚、冲任不固所致的胎动不安等。周教授常用量 10~15g。

（四）补阴药

1.麦冬

麦冬，性微寒，味甘、微苦。功效：养阴生津，润肺清心。《神农本草经》记载："主心腹结气，伤中伤饱，胃络脉绝，羸瘦补气。"《本草汇言》记载："清心润肺之药。主心气不足，惊悸怔忡，健忘恍惚，精神失守；或肺热肺燥，咳声连发，肺痿叶焦，短气虚喘，火伏肺中，咯血咳血；或虚劳客热，津液干少；或脾胃燥涸，虚秘便难。"《本草正义》记载："其味大甘，膏脂浓郁，故专补胃阴，滋津液，本是甘药补益之上品。凡胃火偏盛，阴液渐枯，及热病伤阴，病后虚羸，津液未复，或炎暑燥津，短气倦息，秋燥逼人，肺胃液耗等症，麦冬寒润，补阴解渴，皆为必用之药。"

现代药理研究：麦冬注射液对失血性休克大鼠有改善左心室功能与抗休克作用，能逆转失血大鼠心脏功能的抑制，改善循环而使血压回升；麦冬煎剂和水提物且能抑制离体蛙心和兔心的心肌收缩力，减慢心率，麦冬总皂苷及总氨基酸小剂量均可使离体豚鼠心脏的心肌收缩力增强，冠脉流量增加；麦冬注射液对垂体后叶素引起的清醒与麻醉大鼠急性心肌缺血的初期 T 波增高及其后 T 波低平均有保护作用；对乌头碱（ACO）引起的心律失常具有防止发生的作用，麦冬注射液加用小剂量硫酸镁注射液可预防犬实验性急性心肌梗死后的心律失常发生，降低心肌耗氧量，增加心肌能量供给，限制心肌梗死范围；麦冬还具有抗缺氧作用；另外，麦冬多糖及氨基酸有一定的抗疲劳作用；麦冬多糖小剂量对正常小鼠血糖有明显降低作用，大剂量则可使四氧嘧啶糖尿病小鼠的血糖水平显著下降。

本品味甘柔润，长与滋养胃阴，生津止渴；性偏苦寒，兼清胃热，为治疗胃阴不足之佳品。周教授常用其配方治疗气逆呕吐，气阴不足所致内热消渴口干；本品甘寒质润之性又兼润肠通便之功，周教授常用其配方治疗热病津伤所致肠燥便秘；又因本品甘寒质润，又善于养肺阴，清肺热，润肺燥而止咳，周教授亦常用其配方治疗阴虚肺燥有热所致鼻燥咽干、干咳痰少、咳血、咽痛音哑等症。

本品甘，寒，入心经，能养心阴，清心热，并略具除烦安神作用，故周教授常用其配方治疗阴虚火旺、心肾不交所致的心烦失眠、惊悸神疲、梦遗健忘等症。周教授常用量 10~20g。

2. 枸杞子

枸杞子，性平，味甘，归肝、肾经。功效：滋补肝肾，益精明目。《本草正》记载："枸杞，味重而纯故能补阴，阴中有阳，故能补气。所以滋阴而不致阴衰，助阳而能使阳旺。虽谚云离家千里，勿食枸杞，不过谓其助阳耳，似亦未必然也。此物微助阳而无动性，故用之以助熟地最妙。其功则明耳目，添精固髓，健骨强筋，善补劳伤，尤止消渴，真阴虚而脐腹疼痛不止者，多用神效。"《本草纲目》记载："滋肾，润肺，明目。"《本草经疏》记载："为肝肾真阴不足，劳乏内热补益之要药……故服食家为益精明目之上品。"

现代药理研究：枸杞子可增强机体免疫功能，枸杞多糖能增加白细胞和嗜中性粒细胞数目，提高巨噬细胞吞噬功能，提高血清溶菌酶活力和淋巴细胞转化率，提高 IgA、IgG 含量；具有造血作用，枸杞煎剂对正常小鼠和环磷酰胺引起的白细胞受抑小鼠的造血功能都有促进作用；枸杞子还有抗肿瘤作用，减轻和预防化疗药的毒副作用，保护骨髓，改善肝肾功能和免疫功能低下状态；枸杞子有抗衰老作用，老年人服用枸杞子后，血液中一些反映机体功能状态的客观指标向年轻化逆转，脑力体力均明显增强；还具有保肝、降血糖、降低血压、抑制心脏作用。

本品甘，平，质润，功善滋补肝肾，能补能养，为平补肝肾、养血补精、明目之良药，单用本品熬服，或与补肝肾、益精补血之品配伍，效果更佳。周教授常用其配方治疗须发早白及肝肾阴虚所致的两目昏花，视物模糊，肾虚精少，阳痿遗精；本品药性平和，亦食亦药，又为延缓衰老及益精明目常用之食疗佳品。周教授常用量 10~20g。

3.女贞子

女贞子，性凉，味甘、苦；归肝、肾经。功效：滋补肝肾，清虚热，乌发明目。《本草蒙筌》记载："黑发黑须，强筋强力，多服补血祛风。"《本草正》记载："养阴气，平阴火，解烦热骨蒸，止虚汗，（治）消渴……亦清肝火，可以明目止泪。"

现代药理研究：女贞子有增强免疫功能的作用，女贞子对细胞免疫和体液免疫功能均有促进作用，能显著增强小鼠巨细胞的吞噬功能和淋巴细胞活性；女贞子对 I 型、III 型、IV 型变态反应均有明显的抑制作用；女贞子还对实验性炎症有明显的抑制作用，女贞子所含之齐墩果酸为广谱抗生素，对金黄色葡萄球菌、溶血性链球菌、大肠埃希菌、伤寒杆菌有抗菌作用；还具有降血压、降血脂和抗癌作用。

本品甘、苦而性凉，能补益肝肾之阴又清虚热。唯药性缓和，须缓慢取效。尤适用于肝肾阴虚、虚热内生之证。周教授常用其配方治疗头晕目眩、腰酸耳鸣、遗精等症；本品为一味清补退热之品，周教授常用其配方治疗阴虚发热、心烦等；又因本品兼能益阴明目，周教授亦常用其配方治疗肝肾阴虚、精血亏乏所致的视力减退、目暗不明、目微红羞明、眼珠作痛等。周教授常用量 10~25g。

4.桑椹

桑椹，性寒，味甘、酸；归肝、肾、心经；功效：滋阴补血、生津润燥。《新修本草》记载："主消渴。"《滇南本草》记载："益肾脏而固精，久服黑发明目。"

现代药理研究：桑椹有增强免疫作用，桑椹对正常小鼠和氢化可的松引起免疫低下的小鼠能显著增强其溶血素水平；桑椹水煎液对小鼠巨噬细胞百分率和吞噬指数有明显的提高作用，并有防止地塞米松抑制白细胞和吞噬细胞非特异性免疫功能的作用；桑椹还有降脂、升白和抗衰老作用。

本品甘，寒，质润，能补益肝肾之阴，兼能凉血退热，周教授常用其配方治疗肝肾阴虚所致的头晕耳鸣、目暗昏花、心悸失眠、须发早白等症；本品又能生津止渴，润肠通便，周教授亦常用其配方治疗津伤口渴、大肠津亏所致的大便秘结等。周教授常用量 10~25g。

第三节 血瘀致病理论

一、"血瘀致病"的观点来源

周教授认为在临床上，许多疾病的形成都与"虚"和"瘀"相关。认为"久虚必瘀，瘀久必虚"。前面我们已经论述了周教授的"无虚不致病"的观点，下面我们对周教授"血瘀致病"的观点和运用"活血化瘀"法治疗疾病的经验进行论述。

（一）血的概述

1. 血的概念

血，即血液，是行于脉中、循环流注于全身，具有营养和滋润作用的红色液态物质。《素问·调经论》说："人之所有者，血与气耳。"脉是血液运行的管道，故称为"血府"。血必须在脉中正常

周 跃 群

名老中医临证思想

四二

运行，才能发挥其生理功能。如因某种原因，血液在脉中运行迟缓涩滞，停积不行，则成瘀血。若因外伤等原因，血液逸出脉外而出血，则称为"离经之血"。离经之血若不能及时排出或消散，亦可成为瘀血，既丧失了血液的生理功能，又可导致新的病机变化。

2. 血的生成

水谷精微和肾精是血液化生的基础物质。在脾胃、心肺、肾等脏腑的共同作用下，化生为血液。《灵枢·决气》说："中焦受气取汁，变化而赤，是谓血。"中焦脾胃受纳、运化饮食水谷，吸收精微物质，即所谓"汁"，包含营气和津液，两者进入脉中，变化而成红色的血液。因此，由水谷之精化生的营气和津液是血液的主要构成成分。

《诸病源候论·虚劳精血出候》说："肾藏精，精者，血之所成也。"肾所藏的精是生成血液的原始物质。肾精化生血液，主要通过骨髓和肝脏的作用而实现。肾藏精，精生髓，髓充于骨，可化为血。《素问·生气通天论》说："骨髓坚固，气血皆从。"肾精输于肝，在肝的作用下，化以为血。《张氏医通·诸血门》说："气不耗，归精于肾而为精；精不泄，归精于肝而化清血。"精与血之间存在相互资生和相互转化的关系，肾精充足，可化为肝血以充实血液。

血液的化生是在肝、心、脾（胃）、肺、肾多个脏腑的共同作用下完成的，其中，脾胃的生理功能尤为重要。

脾胃为血液生化之源。脾胃运化的水谷精微所产生的营气和津液，是血液的主要构成成分。脾胃运化功能强健与否，饮食水谷充足与否，均直接影响着血液的化生。若脾胃功能虚弱或失调，水谷精微化生不足，则可致血液化生不足，形成血虚证。故临床治疗血虚，首先应调理脾胃。

肾藏精，精生髓，髓化血。肾精充足，则血液化生有源。若肾精不足，则可导致血液生成亏少。此外，肝藏血，精血同源，与血液的化生密切相关。《素问·六节藏象论》说："肝者……以生血气。"临床上治疗血虚证，可采用补益肝肾治法，促进血液化生。

脾胃运化的水谷精微，由脾气上输于心脉，在心气的作用下变化成红色血液。《素问·阴阳应象大论》明确提出"心生血"。

肺对于血液的生成也有着重要作用。《灵枢·营卫生会》说："此所受气者，泌糟粕，蒸津液，化其精微，上注于肺脉，乃化而为血。"水谷精微上注于肺脉，与肺吸入的清气相融合，化生血液。

总之血液的化生以水谷之精以及肾精为物质基础，主要依赖于脾胃运化的功能，并在肾肝、心肺等脏的配合作用下完成。

3. 血的运行

血液运行于脉中，循环不已，流布全身，其正常运行受多种因素影响，同时也是多个脏腑共同作用的结果。

血的运行有赖于气的推动、温煦和固摄作用。气的推动作用，是血液运行的动力，如《医学正传·气血》说："血非气不运。"气的温煦作用，对血液运行具有重要作用，故《正体类要·扑伤之证治验寒药之非》说："气血得温则行，得寒则凝。"气的固摄作用，使血液行于脉中而不逸出脉外。临床治疗血行失常，首当调气。故《温病条辨·治血论》说："故善治血者，不求之有形之血，而求之无形之气。"

血行脉中，脉为血府，脉道完好无损和通畅无阻，也是保证血液正常运行的重要因素。血的运行还与血液的清浊状态相关。若血液中痰浊较甚，或血液稠浊，可致血行不畅而瘀滞。

血液的正常运行，与心、肺、肝、脾等脏密切相关。心主血脉，心气是推动血液运行的动力，在血液循行中起着主导作用。心气充沛，则行血有力。肺朝百脉，主治节，能辅心行血。肺气宣发肃降，调节一身气机，通过气的升降出入运动而推动血液运行至全身。宗气贯心脉而行气血的功能，也体现了肺在血行中的推动作用。肝主疏泄，调畅气机，是保证血行正常的又一重要环节。肝贮藏血液、调节血量，可根据人体各部位的生理需要，在肝气疏泄功能的协调下，调节脉道中循环的血量，维持血液循环的正常运行。脾主统血，脾气健旺则能固摄血液在脉中运行，防止血逸脉外。同时，肝藏血的生理功能也可以防止血逸脉外，避免出血的发生。心气推动、肺气宣降、肝气疏泄是推动血液运行的重要因素，脾统血、肝藏血则是固摄血液运行的重要因素。心、肺、肝、脾等脏生理功能相互协调、密切配合，共同维持血液的正常运行。其中任何一脏的生理功能失调，都可以引起血行失常的病变。如心气不足，血运无力，可形成血瘀；肺气不足，宣降失司，也可导致血瘀；脾气虚弱，统摄无力，可产生多种出血病证；肝失疏泄，肝气上逆可致出血；肝气郁滞不畅则可致血瘀等。

（二）血瘀证

1.血瘀证的概念

血瘀证是指瘀血内阻，以疼痛、肿块、出血、瘀血色脉征为主要表现的证。

2.血瘀证的证候表现

血瘀证有疼痛、肿块、出血、瘀血色脉征等表现。其疼痛特点为痛如针刺、痛处拒按、固定不移、常在夜间痛甚。肿块在体表者，色呈青紫，在腹内者触之坚硬，推之不移。出血的特点是出血反复不止，色紫暗或夹有血块。瘀血色脉征主要有面色黧黑，或唇甲青紫，或肌肤甲错，或皮肤出现丝状红缕，或皮下紫斑，或腹露青筋，舌质紫暗、紫斑、紫点，或舌下络脉曲张，脉涩或结、代等。

根据瘀血阻滞部位的不同，临床常见的血瘀证有心脉痹阻证、瘀阻脑络证、胃肠血瘀证、肝经血瘀证、瘀阻胞宫证、瘀滞胸膈证、下焦瘀血证、瘀滞肌肤证、瘀滞脉络证、瘀滞筋骨证等。

血瘀与气滞可互为因果，或相兼为病，形成气滞血瘀证或血瘀气滞证。

3.血瘀证的证候分析

凡离经之血未能及时排出或消散，停留于某处；或血行不畅，壅遏于经脉，以及瘀积于脏腑组织器官之内，呈凝滞状态，失却生理功能者，均属瘀血。形成瘀血的原因很多，或外伤、跌仆及其他原因造成的体内出血，离经之血未及时排出或消散，蓄积而成；或气滞血行不畅，以致血脉瘀滞；或因寒血脉凝滞；或因热血液浓缩壅聚；或因湿浊、痰浊、砂石等实邪阻塞脉络，血运受阻；或气虚、阳虚推动无力，血行缓慢；或血脉空虚，血行迟缓等，终致本证的发生。气血运行受阻，不通则痛，故有刺痛、固定、拒按等特点；夜间阳气内藏，阴气用事，血行较缓，瘀阻更甚，故夜间痛甚；血液瘀积不散，凝结成块，滞留于体表则色呈青紫，滞留腹内则触之坚硬，推之不移；瘀血阻塞脉络，阻碍血液运行，终致血涌络破，血不得循经而外溢，排出体外者，则见出血；停聚体内者，凝结为瘀，又堵塞脉络，成为再次出血的原因，故由瘀血引发的出血，其特点是反复不止，色紫暗或夹有血块；血行障碍，气血不能濡养肌肤，则见皮肤干涩，肌肤甲错；血行瘀滞，则血色变紫、变黑，故见面色黧黑，唇甲青紫；脉络瘀阻，则见舌下络脉曲张，皮肤显现丝状红缕，皮下紫斑，腹露青筋；舌质紫暗，或见紫斑、紫点，脉涩或结、代，均为瘀血之证。

4."血瘀"与"瘀血"的区别

"血瘀"与"瘀血"的概念有所不同。血瘀是指人身血液运行不畅或血液瘀滞不通的病机变化，属于病机学概念；而瘀血是病理产物性病因而继发产生新的病变，属于病因学概念。瘀血是体内血液停积而形成的病理产物，属继发性病因，包括体内瘀积的离经之血，以及因血液运行不畅，停滞于经脉或脏腑组织内的血液。瘀血既是疾病过程中形成的病理产物，同时又是具有致病作用的"死血"。在中医文献中，瘀血又称"恶血""衃血""蓄血""败血""污血"等。瘀血是病理产物，是血瘀的结果。瘀血既成之后，又可成为病因，加重或引起血瘀。瘀血的原因很多，出血、气滞、气虚、血寒、血热、津亏、痰饮均可导致瘀血。

综上所述，血瘀证具有病变范围广泛、病理变化多样、临床表现错综复杂的特点，临床时只要善于抓住其基本的病理环节和临床特征，即能做出正确诊断。

二、血瘀证的辨证论治

（一）气与血瘀

1.气虚血瘀证

气虚血瘀证是指由于气虚运血无力而致血行瘀滞，以气虚和血瘀症状相兼为主要表现的证。《读医随笔·承制生化论》记载："气虚不足以推血，则血必有瘀。"

证候表现：面色淡白，倦怠乏力，少气懒言，胸胁或其他部位疼痛如刺，痛处固定不移、拒按，舌淡暗或淡紫或有紫斑、紫点，脉涩。

证候分析：多因素体气虚，或病久气虚，或年高脏气亏虚，气虚运血无力，以致血行不畅而瘀滞，进而导致气虚、血瘀互见。气虚致脏腑功能减退，故见倦怠乏力，少气懒言；气虚无力推动血行，血不上荣于面，而见面色淡白；血行迟缓，瘀阻脉络，故见面色暗滞；血行瘀阻，不通则痛，故疼痛如刺，痛处固定不移、拒按。本证临床多见心肝病变，故疼痛常见于胸胁。舌淡暗或淡紫或有紫斑、紫点，脉涩，为气虚血瘀之象。

治以益气活血为主。周教授常用黄芪、当归、党参或太子参、炙甘草、桃仁、红花、川芎、赤芍等。

2.气滞血瘀证

气滞血瘀证是指由于气滞导致血行瘀阻，或血瘀导致气行阻滞，出现以气滞和血瘀症状相兼为主要表现的证。《寿世保元》指出："盖气者，血之帅也，气行则血行，气滞则血止……"

证候表现：局部（胸胁、脘腹）胀闷走窜疼痛，甚或刺痛，疼痛固定、拒按；或有肿块坚硬，局部青紫肿胀；或有情志抑郁，急躁易怒；或有面色紫暗，皮肤青筋暴露；妇女可见经行不畅，经色紫暗或夹血块，经闭或痛经；舌质紫暗或有紫斑、紫点，脉弦或涩。

证候分析：多由于情志不遂，或因痰湿、阴寒内阻，或因跌挫损伤，使气机阻滞，气血运行不畅而致本证。气机不畅，则胀痛、窜痛；瘀血内停，则刺痛，疼痛固定、拒按；瘀血内阻，积滞成块，可见肿块坚硬，局部青紫肿胀；情志不遂，肝失条达之性，则见情志抑郁，急躁易怒；气血运行不畅，脉络阻滞，瘀血之色显见，则面色紫暗，皮肤青筋暴露；瘀血阻滞胞脉，血行不畅，则痛经，经色紫暗或夹血块；经血不行，则经行不畅，或闭经；舌质紫暗或有紫斑、紫点，脉弦或涩，均为气滞血瘀之象。

治以行气活血为主。周教授常用陈皮、柴胡、枳壳、香附、桔梗、桃仁、红花、川芎、赤芍、牛膝、延胡索、甘草等。

（二）寒凝血瘀

寒凝血瘀证是指寒邪客于血脉，凝滞气血，血行不畅所表现的证候。《素问·调经论》指出："寒独留则血凝泣，凝则脉不通。"

证候表现：手足或局部冷痛、肤色紫暗发凉，形寒肢冷，得温则减；或少腹拘急冷痛；或为痛经，或月经愆期，经色紫暗，夹有血块；舌淡紫，苔白润或滑，脉沉迟或弦紧或涩。

证候分析：多因寒邪侵犯血脉，或阴寒内盛，凝滞脉络，血行不畅而致本证。寒凝血脉，脉道收引，血行不畅，致手足络脉瘀滞，气血不达于局部，故手足或局部冷痛、肤色紫暗发凉；寒邪遏制阳气，阳气不达肌肤与四肢，失于温煦之职，故形寒肢冷，得温则减；寒滞肝脉，则少腹拘急冷痛；寒凝胞宫，经血受阻，故痛经，或月经愆期，经色紫暗，夹有血块；舌淡紫，苔白润或滑，脉沉迟、弦紧或涩，为阴寒内盛，血行不畅之证。

治以温经散寒、养血活血为主。周教授常用炮附子、干姜或炮姜、当归、蒲黄、川芎、桃仁、炙甘草、阿胶等。

（三）五脏与血瘀

1.心血瘀阻证

证候表现：心胸疼痛，如刺如绞，痛有定处，入夜为甚，甚则心痛彻背，背痛彻心，或痛引肩背，伴有胸闷，日久不愈，可因暴怒、劳累而加重，舌质紫暗，有瘀斑，苔薄，脉弦涩。

证机概要：血行瘀滞，胸阳痹阻，心脉不畅。

治以活血化瘀、通脉止痛为主。周教授常用川芎、丹参、桃仁、红花、赤芍活血化瘀，和营通脉；柴胡、桔梗、枳壳调畅气机，行气活血；当归、生地补养阴血；郁金理气止痛。

2.瘀阻肝络证

证候表现：胁肋刺痛，痛有定处，痛处拒按，入夜尤甚，胁肋下或见有癥块，舌质紫暗，脉沉涩。

证机概要：瘀血内阻，肝络痹阻。

治以活血祛瘀、通络止痛为主。周教授常用当归、川芎、桃仁、红花活血化瘀，消肿止痛；柴胡、枳壳疏肝调气，散瘀止痛；香附、川楝子、郁金善行血中之气，行气活血，使气行血畅；延胡索散瘀活血止痛；三七粉活血通络，祛瘀生新。

3.瘀血停胃证

证候表现：胃脘刺痛，痛有定处，按之痛甚，疼痛延久屡发，食后加剧，入夜尤甚，甚或出现黑便或呕血，舌质紫暗或有瘀斑，脉涩。

证机概要：瘀停胃络，脉络壅滞。

治以化瘀通络、理气和胃为主。周教授常用蒲黄、丹参化瘀定痛；木香、砂仁理气和胃而止痛。若胃痛甚者，加延胡索、郁金、枳壳以加强活血行气止痛之功。

4.瘀血腰痛

证候表现：腰痛如锥刺或如折，痛有定处，日轻夜重，痛势轻者俯仰不利，重者不能转侧，痛处拒按，或伴血尿，舌质紫暗，或有瘀斑，脉涩。

证机概要：瘀血阻滞经脉，气血不通。

治以活血化瘀、理气通络为主。周教授常用当归、川芎、桃仁、红花、赤芍活血祛瘀通络；柴胡、郁金理气通络；没药、水蛭破瘀通络；牛膝引药下行，祛瘀利腰。《素问·脉要精微论》记载："腰者，肾之府。"若病久肾虚，伴有形体消瘦、腰膝无力者，加杜仲、川断、桑寄生、熟地补肾强筋利腰。

三、周教授常用的活血药

（一）活血止痛药

1.川芎

川芎，性温，味辛；归肝、胆、心包经。功效：活血行气，祛风止痛。前人称为"血中气药"，并有"头痛不离川芎"之说。《本草汇言》记载川芎："上行头目，下调经水，中开郁结，血中气药。尝为当归所使，非第治血有功，而治气亦神验也。"《日华子本草》记载："治一切风，一切气，一切劳损，一切血，补五劳，壮筋骨，调众脉，破癥结宿血，养新血，长肉，鼻洪，吐血及溺血，痔瘘，脑痈发背，及排脓消瘀血。"《本草纲目》记载："能散肝经之风，治少阳、厥阴经头痛及血虚头痛之圣药也。"《脾胃论》记载："头痛必用川芎。如不愈，加各引经药，太阳羌活，阳明白芷，少阳柴胡，太阴苍术，厥阴吴茱萸，少阴细辛是也。"《本草新编》记载："川芎，血闭者能通，外感者能散，疗头风其神，此药可君可臣，又可为佐使，但不可单用，单用一味以补血则血动，反有散失之忧。"

现代药理研究：川芎具有扩管降压、强心扩冠、抗凝血和抗栓塞作用；川芎有明显改善家兔实验性微循环的作用；川芎总碱和川芎嗪能使麻醉犬血管阻力下降，能使脑、股动脉和下肢血流量增加，川芎浸液和生物碱对麻醉动物有显著而持久的降压作用，对肾性高血压亦有明显的降压作用；川芎及其提取物均具有扩张冠状动脉、增加冠脉流量、降低心肌耗氧量的作用；川芎嗪体外能抑制 ADP（血栓诱导剂）引起的血小板聚集，并有解聚作用，其所含阿魏酸有抗血栓作用，阿魏酸钠与阿司匹林联用可增强抗血小板聚集的作用；川芎还对支气管痉挛有解痉作用，临床对哮喘可作为配伍药使用。

因本品既能活血化瘀，又能行气开郁，并有止痛之功，周教授在临床上常用其治疗胸痹心痛病，配伍丹参、红花、延胡索等；用其治疗中风偏瘫，肢体麻木时，常配伍黄芪、当归、地龙等；用其治疗风寒湿痹，肢体关节疼痛，常配伍羌活、独活、千年健等。又因本品能"上行头目"，能祛风止痛，周教授用川芎作为引经药，不必重剂，每剂药川芎只用5g，行血，引药直达头病所，又无升散动血之弊，用其治疗头痛，常配伍羌活、白芷、延胡索、菊花等。川芎无毒，周教授本品常用量5~10g。

2. 延胡索

延胡索，性温，味辛、苦；归肝、脾经。功效：活血，行气，止痛。《本草纲目》记载："延胡索，能行血中气滞，气中血滞，故专治一身上下诸痛，用之中的，妙不可言。"《本草求真》记载："延胡索，不论是血是气，积而不散者，服此力能通达，以其性温，则于气血能行能畅，味辛则于气血能润能散，所以理一身上下诸痛，往往独行功多。"

现代药理研究：延胡索具有镇静止痛、抑制胃酸、增加冠脉流量和抗心律失常作用：延胡索总生物碱有显著的镇痛作用；延胡索乙素对动物有明显的镇静、安定、催眠作用；延胡索多种生物碱对大鼠实验性胃溃疡有显著的对抗作用，对胃酸分泌有抑制作用；延胡索生物碱有减慢心率的作用，能使麻醉犬心输出量和冠脉流量明显增加，延胡索生物碱还有抗心律失常和抑制心肌收缩力的作用，与拮抗钙有关。

因本品既能活血，又能行气，尤长于止痛，为止痛良药，周教授在临床上常用其治疗各种疼痛，治疗胸痹心痛病，常配伍丹参、川芎、瓜蒌等。治疗胃脘痛，若偏寒者，常配伍海螵蛸、高良姜、木香、香附等；治疗痛经、月经不调，常配伍香附、红花、当归等；治疗风湿痹痛，常配伍羌活、独活、桂枝等。延胡索无毒，周教授本品常用量10~20g。

3. 郁金

郁金，性寒，味辛、苦；归肝、心、胆经。功效：活血止痛，行气解郁，清心凉血，利胆退黄。《本草纲目》记载："治血气心腹痛，产后败血冲心欲死，失心癫狂。"《本草备要》记载："行气，解郁，泄血，破瘀，凉心热，散肝郁，治妇人经脉逆行。"《唐本草》记载："主血积，下气，生肌，止血，破恶血，血淋，尿血，金疮。"《本草从新》记载："能开肺金之郁。"

现代药理研究：郁金具有调节免疫、保肝利胆、调节血脂、解痉镇痛和催眠作用：用郁金挥发油给小鼠腹腔注射，对溶血素产生、空斑细胞形成之特异性体液免疫功能有明显的抑制作用，对淋巴细胞转换率、T细胞免疫功能也有明显的抑制作用；郁金提取物对Ⅰ型和Ⅳ型变态反应有抑制作用，能抗组胺释放，并且有抗炎作用；郁金挥发油大鼠腹腔注射，能使肝细胞损伤得到明显修复，并能抑制肝微粒体的脂质过氧化，对肝脏起到保护作用；郁金注射液能促进胆汁的生成和分泌，并有收缩胆囊，促进胆汁排出的作用；郁金挥发油注射液能使实验性高脂血症大鼠的血清胆固醇和P脂蛋白含量降低，使主动脉中胆固醇和甘油三脂含量降低，抑制主动脉内膜中粥样斑块形成和脂质的沉积；郁金挥发油口服对家兔输尿管痉挛有显著的解痉作用，有利于缓解输尿管痉挛性疼痛，郁金挥发油注射液有显著的镇痛作用；郁金还有较强的中枢抑制作用。

因本品既能活血祛瘀以止痛，又能疏肝行气以解郁，周教授在临床上常用其治疗胸胁刺痛，常配伍柴胡、香附、丹参等。治疗胸痹心痛，常配伍丹参、红花、瓜蒌等。治疗经行腹痛、乳房胀痛，常配伍柴胡、白芍、当归等。因本品能解郁开窍、清心热，周教授常用其治疗热病神昏，常配伍黄连、黄芩等。因本品能顺气降火而凉血止血，周教授常用其治疗气火上逆的吐血、衄血，常配伍生地黄、丹皮等。治疗热伤血络的尿血、血淋，常配伍小蓟、白茅根等。又因本品能清湿热利胆退黄，周教授亦常用其治疗黄疸尿赤、胆石症，常配伍茵陈、栀子、金钱草、海金沙等。郁金无毒，周教授本品常用量10~20g。

（二）活血调经药

1. 红花

红花，性温，味辛；归心、肝经。功效：活血通经，散瘀止痛。为治血瘀证之常用药。《本草汇言》记载："红花，破血、行血、和血、调血之药也。"《新修本草》记载："治口禁不语，血结，产后诸疾。"《本草正》记载："达痘疮血热难出，散斑疹血滞不消。"

现代药理研究：红花具有抗凝降脂、降低冠脉阻力、增加冠脉流量和增强免疫作用；红花有抑制家兔诱导的血小板聚集的作用和增强纤维蛋白溶解的作用，有显著降低血栓长度和重量的作用，因而红花具有抗凝血和抗血栓的作用；口服红花油可使实验性动脉粥样硬化之家兔的血清胆固醇、中性脂肪酸、β 脂蛋白显著降低，主动脉壁的总胆固醇、总脂量降低；红花水煎剂有降低冠脉阻力、增加冠脉流量和心肌营养性血流量的作用，有轻度兴奋心脏的作用；红花对细胞介导的免疫功能具有促进作用；红花还有雌激素样作用。

因本品能活血化瘀，通经止痛，周教授常用其治疗血瘀经闭、痛经，常配伍桃仁、当归、赤芍等。治疗胸痹心痛，常配伍川芎、丹参、瓜蒌等。治疗疮疡肿痛，常配伍金银花、连翘等。又因本品能活血通脉以化滞消斑，周教授亦常用其治疗斑疹色暗者，常配伍大青叶、紫草、当归等。

红花虽无毒，但古代中医曾反复强调红花剂量不宜过大。《药品化载》记载："红花……若多用三四钱，则过于辛温，使血走散……若止用七八分……大补血虚，此其调畅而和血也。若止用二三分，令血调和，此其滋养而生血也。"《本草经疏》记载："红蓝花本行血之药也，血晕解，留滞行，即止；过用能使血行不止而毙。"

这些都说明古人用红花是主张小剂量、反对大剂量使用的。这是古人从临床实践中总结出来的。周教授本品常用量 3~6g。

2. 桃仁

桃仁，性平，味苦、甘；归心、肝、大肠经。功效：活血祛瘀，润肠通便，止咳平喘。《珍珠囊》记载："治血结、血秘、血燥，润肠通便，破蓄血。"《本草经疏》记载："桃仁，性善破血，散而不收，而不补。"《神农本草经》记载："主瘀血，血闭癥瘕，邪气，杀小虫。"《名医别录》记载："止咳逆上气，消心下坚硬，除卒暴击血，通月水，止心腹痛。"

现代药理研究：桃仁具有抗凝血、抑制血小板聚集、改善血流动力学、抗炎抗过敏和通便镇咳作用：桃仁的醇提取物有抗凝血作用和弱的溶血作用，桃仁所含的三油酸甘油酯具有抗血凝活性，还有抑制血小板聚集的作用；桃仁能明显增加狗股动脉血流量，降低血管阻力，对离体兔耳血管能明显增加灌流液的流量，消除去甲肾上腺素的血管收缩作用，并能增加脑血流量，对肝脏表面的微循环也有改善作用；桃仁对炎症初期有较强的抗渗出力，其水提取物具有较强的抗大鼠实验性足跖肿胀的作用，桃仁水提物能抑制小鼠血清中的皮肤过敏抗体和脾溶血性细胞的产生，具有抗过敏性炎症的作用；桃仁含多量不吸收的脂肪油，能润滑肠黏膜而有润肠通便作用；桃仁所含之苦杏仁苷有中枢性镇咳作用。

因本品有良好的活血祛瘀作用，周教授在临床上常用其治疗血瘀经闭、痛经，常配伍当归、红花、川芎等。治疗癥瘕痞块，常配伍桂枝、丹皮、赤芍等。治跌打损伤，瘀肿疼痛，常配伍当归、红花等。因本品为种仁，富含油脂，有润肠通便之功，周教授常用其治疗肠燥便秘，常配伍当归、麻子仁等。又因本品能降肺气，有一定的止咳平喘作用，周教授常用其治疗咳嗽气喘，常与杏仁等同用。

桃仁无毒。在常规剂量内水煎服没有不适反应，桃仁用量过大，其所含之苦杏仁苷在体内可分解为氢氰酸，可引起氰中毒，呼吸抑制，严重者呼吸麻痹而死亡，因此桃仁不宜大剂量研吞使用；苦杏仁苷在煎煮过程中大多会被破坏，因此桃仁水煎后服用还是比较安全的。周教授本品常用量5~9g。

3.丹参

丹参，性微寒，味苦；入心、肝经。功效：活血祛瘀，通经止痛，凉血消痈，清心除烦。前人有"一味丹参散，功同四物汤"之说。《本草便读》记载："丹参，功同四物，能祛瘀生新，善疗风而散结，性平和而走血，味甘苦以调经，不过专通营分。丹参虽有参名，但补血之力不足，活血之力有余，为调理血分之首药。其所以疗风痹去结积者，亦血行风自灭。"《神农本草经》记载："主心腹邪气，肠鸣幽幽如走水，寒热积聚；破癥除瘕，止烦满，益气。"《滇南本草》记载："补心定志，安神宁心。治健忘怔忡征，惊悸不寐。"《云南中草药选》记载："活血散瘀，镇静止痛。治月经不调，痛经，风湿痹痛，子宫出血，吐血，乳腺炎，痈肿。"《本草纲目》记载："活血，通心包络。治疝痛。"

现代药理研究：丹参对心血管、肝、肺、肾都有保护作用，并有增强免疫作用。①对心血管作用：丹参注射液可使家兔离体心脏冠状动脉扩张，血流增加；还能使微动脉口径扩大，血流速度和流量均有改善；丹参对心肌缺血和重新灌流的心脏具有保护作用；丹参对缺血心肌的保护作用是多方面的综合作用，增加冠脉流量，改善微循环，促进侧支循环开放，抗血小板聚集，促进纤溶，降低血液黏滞度，调节血液体内重新分布，有利心脏的血供，提高缺氧耐受力，抗脂质过氧化，清除自由基等。丹参煎剂有降低麻醉兔和犬的血压的作用；丹参煎剂能使麻醉犬心率减慢，能明显减少异丙肾上腺素引起的心室纤颤发生率或防止发生；对冠心病患者心功能有明显的改善作用；丹参能显著降低家兔血清胆固醇、甘油三酯、高密度脂蛋白、低密度脂蛋白和主动脉壁胆固醇含量，减少主动脉粥样硬化病灶面积和降低主动脉内膜通透性。②对肝损伤的保护作用：丹参可明显减轻肝细胞的炎性坏死；降低转氨酶和肝内甘油三酯；能促进肝窦血流，改善肝脏微循环和营养供给。③对肺损伤的保护作用：丹参注射液能明显降低肺羟脯氨酸的含量，使肺纤维化病变明显减轻，对肺炎和肺纤维化有明显的防治作用；丹参能减轻油酸所致的肺组织的一些病变，如充血、出血、血栓形成、实变灶、梗死灶等，可减轻和防治呼吸窘迫征的病变和发生；丹参注射液能对抗家兔低氧性肺动脉压升高，降低肺血管阻力，改善缺氧动物动脉血的氧分压。④对肾的保护作用：丹参对实验性家兔肾热缺血后的近曲小管上皮具有保护作用，减少近曲小管上皮细胞坏死，使肾微绒毛和线粒体的缺血性损害减轻，并使其基本恢复正常；丹参注射液对实验性肾病的大鼠能降低尿蛋白总量，使肾空泡的病理改变明显减轻；丹参对大鼠早期肾损害能降低血清肌酐，增加肌酐清除率。⑤增强免疫抗过敏和抗炎作用：丹参能提高小鼠巨细胞的吞噬功能，提高大鼠血中淋巴细胞转化率，并有促进体液免疫的作用；丹参对腹腔肥大细胞脱颗粒有明显的抑制作用，能明显延长豚鼠药物性喘息的发作潜伏期，对离体豚鼠气管的痉挛有明显的解痉作用。

因本品功擅活血祛瘀，作用平和，活血而不伤正，故可广泛用于瘀血阻滞所致的多种病证。周教授在临床上常用其治疗月经不调、经闭、痛经以及产后瘀阻腹痛，常配伍当归、益母草、延胡索、川芎等。治疗胸痹心痛病，常配伍川芎、赤芍、郁金等。治疗腹痛常与延胡索、砂仁等配伍。因本品既能凉血泄热，又能活血消痈，周教授常用其治疗疮痈肿痛，常配伍金银花、连翘等。又因本品能凉血清心除烦，兼具养血安神之功，周教授亦常用其治疗血不养心的心悸怔忡、失眠健忘，常配伍生地黄、酸枣仁、柏子仁等。本品能改善肝微循环，减轻肝细胞坏死，周教授用其治疗肝炎、肝硬化常配伍叶下珠、车前子、茵陈等。丹参无毒，周教授本品常用量10~15g。

4. 益母草

益母草，性微寒，味苦、辛；归肝、心包、膀胱经。功效：活血调经，利尿消肿，清热解毒。为妇科经产要药，故有"益母"之称。《本草纲目》记载："活血、破血、调经、解毒。治胎漏产难，胎衣不下，血晕，血风，血痛，崩中漏下，尿血，泻血，疳、痢、痔疾，打仆内损瘀血，大便、小便不通。"《忠直堂经验方》记载："益母草熬膏，治疗经期不准，经行腹痛，产后恶露不尽。"《外台秘要》记载："益母草汁，治疗血尿。"

现代药理研究：益母草具有兴奋子宫、抗凝血、扩张血管、抗心肌缺血和利尿作用：益母草水浸膏和益母草碱对多种动物和人的离体和在体子宫均有明显的兴奋作用，煎剂对未孕、早孕、晚孕和产后动物离体子宫均具兴奋作用，使子宫收缩力加强，节律加快，可发生阵发性痉挛，甚至可致家兔流产；益母草水煎剂具有明显的抗血栓形成和溶栓作用，能使血栓形成时间延长，长度缩短，重量减轻，同时外周血小板计数减少，聚集功能减弱，血浆纤维蛋白原减少，凝血酶原时间延长；益母草能显著降低高黏血症家兔和人的全血黏度；益母草煎剂具有明显的扩张外周血管、降低血管阻力、增加血流量、改善微循环的作用；益母草煎剂对实验性心肌缺血和心肌梗死均有明显的防治作用；大鼠服益母草煎剂有利尿作用，可能与所含之钾盐有关。

因本品善于活血祛瘀调经，周教授在临床上常用其治疗月经不调、经闭、痛经以及产后瘀滞腹痛、恶露不尽等症，常配伍当归、川芎、丹参等。又因本品既能利水消肿，又能活血祛瘀，周教授常用其治疗水瘀互结的浮肿，常配伍猪苓、白茅根、泽兰等。因本品还具有清热解毒消肿之功，周教授亦常用其治疗疮疡肿毒，常配伍连翘、蒲公英等。益母草无毒，周教授本品常用量 20~30g。

（三）破血消癥药

1. 三棱

三棱，性平，味辛、苦；归肝、脾经。功效：破血行气，消积止痛。《日华子本草》记载："治妇人血脉不调，心腹痛，落胎，消恶血，补劳，通月经，治气胀，消仆损瘀血，产后腹痛，血晕并宿血不下。"《开宝本草》记载："主老癖癥瘕结块。"《本草品汇精要》记载："妊娠不可服。"

现代药理研究：三棱具有抗凝、抗炎和镇痛作用；三棱能使血浆纤溶活性增强，并有降低纤维蛋白原的趋势，还能使兔凝血时间延长，肝素耐量降低，并能明显降低全血黏稠度；三棱对于改善循环、促进散瘀可起到一定的作用；用三棱及其复方的注射液对小鼠作腹腔注射，对足肿胀性炎症有显著的抗炎和镇痛作用。

2.莪术

莪术，性温，味辛、苦；归肝、脾经。功效：行气破血，消积止痛。
《药品化义》记载："莪术味辛性烈，专攻气中之血，主破积消坚，
去积聚癖块，经闭血瘀，仆损疼痛。与三棱功用颇同，亦勿过服。"
《日华子本草》记载："治一切血气，开胃消食，通月经，消瘀血，
止仆损痛，下血及内损恶血等。"

现代药理研究：莪术具有升白、抗凝、抗血栓和抗癌作用：小鼠
注射莪术油和莪术醇，可明显对抗环磷酰胺所致的白细胞减少，促
进白细胞的回升，对大鼠 X 线照射所致的白细胞减少，也有明显的
保护作用；莪术具有抗凝和抗血栓作用，可使血栓形成时间延长，
长度缩短，重量减轻，血小板聚集功能减弱；在瘤体内注射莪术液，
癌细胞逐渐脱落，宫颈变得光滑；莪术的抗凝作用能使抗癌药物和
免疫活性细胞深入到瘤体内，从而直接和间接地参与抗癌治疗。

三棱的功效与主治与莪术基本相同，但也有区别，《医学衷中
参西录》记载："若细核二药之区别，化血之力三棱优于莪术，理气
之力莪术优于三棱。"三棱偏于破血，莪术偏于行气，两者常相须
为用。因这两味药既入血分以破血逐瘀，又入气分以行气止痛，故
周教授常用其治疗血瘀气滞所致的癥瘕积聚、经闭、胸痹心痛等，
常配伍红花、当归、丹参、川芎等。这两味药无毒，周教授常用量
是 5~10g。

（四）补血活血药

当归，性温，味甘、辛；归肝、心、脾经。功效：补血调经，
活血止痛，润肠通便。《本草纲目》记载："治头痛、心腹诸痛，润
肠胃、筋骨、皮肤。治痈疽，排脓止痛，和血补血。"及"头止血，

尾破血，身和血，全用一破一止也。"《本草正》记载："当归，其味甘而重，故专能补血，其气轻而辛，故又能行血。补中有动，行中有补，诚血中之气药，亦血中之圣药也。大约佐之以补则补，故能养荣养血，补气生精，安五脏，强形体，益神志，凡有形虚损之病，无所不宜。佐之以攻则通，故能祛痛通便，利筋骨，治拘挛、瘫痪、燥、涩等症。"

现代药理研究：当归具有抗心律失常、抗血小板聚集、降脂和保肝作用：当归醇提取物能对抗哇巴因中毒所致的心律失常，使之转为正常节律，并能减慢洋金花引起的大鼠心率加速的作用；当归浸膏有明显的扩张离体豚鼠冠脉的作用，增加冠脉血流量，降低耗氧量，减轻心肌损伤；当归注射液可明显降低大鼠实验性急性肺动脉高压，可显著减轻缺氧所致的动脉高压和右心室肥厚；当归粉对正常的和高脂血症大鼠均有降低血脂的作用，对实验性主动脉硬化有保护作用；当归具有抑制血小板聚集和抗血栓形成作用，所含阿魏酸能明显抑制 ADP 和胶原诱导的大鼠血小板聚集，降低血液黏滞性，对实验性血栓的形成有明显的抑制作用；当归还具有保护肝细胞和恢复肝功能、降低转氨酶的作用。

因本品既能补血又能活血，又调经止痛，诚为妇科良药。周教授在临床上常用本品治疗血虚血滞、气血不和、冲任失调之月经不调、经闭、痛经等，常配伍香附、延胡索、阿胶、益母草、桃仁、红花等。因本品辛行温通，兼能散寒止痛，具有补血不凝滞、活血不伤新血的特点，实为活血止痛之良药，周教授常用其治疗血虚、血瘀、血寒所致的诸痛证，治腹痛常配伍桂枝、延胡索、白芍、生姜等；治产后血瘀腹痛，常配伍桃仁、川芎、炮姜等；治跌打损伤，瘀血肿痛，常配伍丹参、乳香、没药等；治风湿痹痛，常配伍羌活、独活、桑寄生等。因本品既能活血消肿止痛，又能补血生肌，周教授常用其治疗疮疡初期，常配伍金银花、连翘等，治疗痈疽溃后不敛，气血亏虚，常配伍党参、黄芪、熟地黄等。又因本品能养血润肠通便，周教授常用其治疗老年体弱，精血不足，肠道失于润养的肠燥便秘，常配伍牛膝、肉苁蓉等。当归无毒，周教授常用量10~15g。

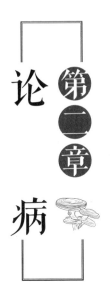

第二章 论病

冠心病

随着当今社会快速发展，人们生活水平不断提高，生活节奏越来越快，冠心病（冠状动脉粥样硬化性心脏病）的发病率也逐年上升，且成为死亡率最高的疾病之一。周跃群教授在临床工作近60年，有扎实的中医技能，丰富的临床经验，精通经典，博采众方，对冠心病的诊治形成了自己独到的见解，在张仲景"阳微阴弦"理论基础上创新发展，提出"无虚不致病""有病便有瘀"的病机理论辨治冠心病的学术思想，并将"养真固本、益气化瘀"法广泛应用于冠心病的治疗。

一、冠心病的中医溯源

冠心病是由于冠状动脉血管发生粥样硬化引起血管腔狭窄或闭

塞，造成心肌缺血、缺氧甚或坏死的心脏疾患。中医学认为冠心病属于"胸痹""心痛""真心痛"等范畴。胸痹的临床表现最早见于《黄帝内经》。如《灵枢·本藏》曰："肺大则多饮，善病胸痹、喉痹、逆气。"《灵枢·五邪》指出："邪在心，则心痛喜悲。"《素问·脏气法时论》则详细描述了胸痹的症状："心病者，胸中痛，胁支满，胁下痛，膺背肩胛间痛，两臂内痛。"《素问·刺热论》又曰："心热病者，先不乐数日，乃热，热争则卒心痛。"指出热邪内侵可致心痛。《灵枢·厥论》还把严重的胸痹心痛病称为"真心痛"，曰："真心痛，手足青至节，心痛甚，旦发夕死，夕发旦死。"

汉代张仲景在《金匮要略》中正式提出"胸痹"之病名，并做了详细的论述。《金匮要略·胸痹心痛短气病脉证治》曰："夫脉当取太过不及，阳微阴弦，即胸痹而痛，所以然者，责其极虚也。今虚知在上焦，所以胸痹心痛者，以其阴弦故也。"因此，把胸痹的病因病机总结为"阳微阴弦"，即胸中阳气不足，下焦阴寒内盛，并以"通阳化痰"为治法，创造了栝蒌薤白白酒汤、栝蒌薤白半夏汤和枳实薤白桂枝汤等经典方剂治疗该病。

宋金元时期关于胸痹的论述和治法也异常丰富。如《圣济总录》中有"胸痹门"一说："胸痹者，胸痹痛之类也……胸脊两乳间刺痛，甚则引背胛，或彻背臂。"还按病因将心痛病分为风、冷、悸、饮、注、食六大类。《太平圣惠方》中则记载了不少治疗该病的有效方剂，进一步完善了胸痹心痛病的内容。

明清时代，医家们对胸痹心痛病有了进一步的认识。朱丹溪认为"心痛即胃脘痛"。王肯堂则将心痛和胃脘痛的病位做了区别。李中梓也在《医宗必读》中指出："在心上为胸痛，在心下为胃脘痛。"

对心痛和胃脘痛做了明确鉴别。在治疗方面，后世医家提出"活血化瘀"之大法，如王肯堂重用桃仁、红花、失笑散等治疗死血心痛；王清任主张用血府逐瘀汤治胸痹心痛，至今仍被医家们作为活血化瘀之首选方广泛使用。

二、中医对冠心病病因病机的认识

（一）病因

《黄帝内经》提出胸痹心痛病的病因分"外感"和"内伤"两方面，其中以风寒之邪为常见，因本病多发于寒冷季节。《诸病源候论》对胸痹心痛病的病因做了较详细的论述，提出积冷、饮停可致心痛，心、脾、肾等脏腑受损亦可致心痛。明清时期，诸多医家把心痛的病因归纳为外邪、饮食、情志、内伤等因素。

1.寒邪侵袭

体虚则外邪易侵，寒邪内盛，寒主收引，既可抑遏阳气，所谓暴寒折阳，又可使血脉凝滞不通，发为本病。《素问·调经论》曰："寒气积于胸中而不泻，不得则温气去，寒独留，则血凝泣，凝则脉不通。"《素问·脉要精微论》则言："脉涩则心痛。"《医学正传·胃脘痛》："有真心痛者，大寒触犯心君。"素体阳虚，胸阳不足，阴寒之邪乘虚而入，寒凝气滞，痹阻心脉，而成胸痹。诚如《类证治裁·胸痹》曰："胸痹，胸中阳微不运，久则阴乘阳位，而为痹结也。"

2.饮食失节

《素问·五脏生成》篇指出"多食咸则脉凝泣而变色"。饮食不节，如过食肥甘厚腻，或嗜酒成癖，以致脾胃损伤，运化失健，滋生痰湿，痰阻脉络，则气滞血瘀，心脉闭阻，胸阳不振而成胸痹。如痰浊留恋日久，痰阻血瘀，亦成本病证。

3. 情志失调

忧思伤脾，脾气不运，气机不畅则津液不布，聚而成痰。烦恼郁怒，肝气不舒，肝失疏泄，气滞郁结，甚则气郁化火，炼津成痰。气滞痰阻，使血行不畅，脉络不利，而致气血瘀滞，或痰瘀交阻，胸阳不振，心脉闭阻，不通则痛，发为胸痹。

4. 体虚劳倦

劳倦内伤、年老体虚者，气血亏虚，胸阳不振，肾阳虚衰，鼓动无力，心阳不振，血脉失于濡养，气血瘀阻，发为胸痹；肾阴亏虚，则不能滋养五脏之阴，水不涵木，又不能上济于心，因而心肝火旺，心阴耗伤，心脉失于濡养，而致胸痹；心阴不足，心火燔炽，下汲肾水，又可进一步耗伤肾阴；心肾阳虚，阴寒痰饮乘于阳位，阻滞心脉。凡此均可在本虚的基础上形成标实，导致寒凝、血瘀、气滞、痰浊，而使胸阳失运，心脉阻滞，发生胸痹。

（二）病机

胸痹的病机早在《黄帝内经》中有所论述，如《素问·举痛论》曰："寒气入经而稽迟，泣而不行，客于脉外则血少，客于脉中则气不通，故卒然而痛。"张仲景则认为胸阳不振、下焦阴盛为胸痹之病机。隋代巢元方提出"饮邪内侵、脏腑损伤"之说，认为素体体虚，寒邪侵犯脏腑发为胸痹。明代《玉机微义》言："久病耗气血，可致心痛发作。"提出气血不足是心痛发作的重要因素。沈金鳌在《杂病源流犀烛·心病源流》中说七情除"喜之气能散外，余皆足令心气郁结而为痛也"，阐述了七情内伤导致心痛。综合上述医家的论述，我们可以总结胸痹的主要病机为气郁、寒凝、痰浊、血瘀等标实之病理因素交阻而致心脉痹阻，不通则痛；或气虚、气阴两虚及阳气虚衰等本虚而致胸阳失展，不荣则痛，故发为本病。病位在心，与肝、肺、脾、肾四脏功能的失调有密切关系。心主血脉，肺主治节，两者相互协调，气血运行自畅。心病不能推动血脉，肺气治节失司，则血行瘀滞；肝病疏泄失职，气郁血滞；脾失健运，聚生痰浊，气血乏源；肾阴亏损，心血失荣，肾阳虚衰，君火失用，均可引致心脉痹阻，胸阳失展而发胸痹。其病性有虚实两方面，常常有本虚标实，虚实夹杂。发作期以标实表现为主，血瘀、痰浊为突出，缓解期主要有心、脾、肾、气血阴阳之亏虚，其中又以心气虚、心阳虚最为常见。以上病因病机可同时并存，交互为患，病情进一步发展，瘀血闭阻心脉，可出现心胸猝然大痛，发为真心痛，甚则可"旦发夕死，夕发旦死"；若心气不足，鼓动无力，可表现为心动悸，脉结代，甚至脉微欲绝；若心肾阳衰，水邪泛滥，水饮凌心射肺，可出现心悸、咳喘、浮肿，或亡阳厥脱，最后导致阴阳离决，多为病情深重的表现。

三、中医对于冠心病的辨证论治

对于胸痹心痛病的治疗，古代不同医家各有特色。《黄帝内经》认为寒邪入侵阻滞心脉导致胸痛，故主张温通散寒为法治疗胸痹心痛，其中还记载了瘀血与津液相互夹杂致此病。《素问·阴阳应象大论篇》曰"心生血，血生脾"，而《灵枢·决气》亦谓中焦受气生血，强调从气血辨证治疗胸痹心痛。张仲景在《金匮要略》中详细阐述了胸痹心痛病的病机，并在辨证论治的理论基础上，主张以宣痹通阳、理气化痰为法，创造了"瓜蒌薤白剂"经典方剂，仲景还创立乌头赤石脂丸治疗寒证之"心痛彻背，背痛彻心"。《肘后备急方》

从其记载治疗方剂的配伍中可以看出其主张虚实辨证,当中有补气养血与祛邪来治疗胸痹心痛病。《时方歌括》以活血化瘀、行气止痛为大法,创丹参饮治疗心痛病。巢元方在其《诸病源候论》中明确阐述了瘀血化痰的病理过程,即在胸痹心痛治疗上应注意瘀血和痰瘀。《备急千金要方·胸痹》中"胸中逆气,心背痛……"采用前胡汤加减治疗,方中取半夏、前胡、茯苓燥湿健脾化痰,配芍药、当归活血养血。宋代陈无择明确提出"三因学说",认为心痛需根据内因、外因、不内外因治疗,他提倡病因辨证。《太平圣惠方》《圣济总录》认识到脏腑虚弱可致心痛,主张扶正祛邪兼顾的方式处方。王肯堂在《证治准绳》中提出可采用前胡、半夏、甘草合人参等药治疗胸痹患者;在治疗心痛方面,尤其重视疏肝解郁,凡治诸般心痛都离不开舒畅气机。明代张介宾治疗心痛强调补肝益肾,在益气养阴法中以"补肾气、益肾阴"而独树一帜。清代医家十分重视虚证心痛,对其认识尤为深刻,治疗上主张从虚出发。如清代喻嘉言在《医门法律》中指出"心痛者脉必伏……不胜其痛脉自伏也……而用地黄白术补之"。这里喻氏认为白术、生地健脾养阴治疗心痛,即益气养阴。王清任在《医林改错》中指出血瘀是胸痛的主要致病因素,因此他主张活血化瘀治疗瘀血阻心的胸痹心痛,代表方有血府逐瘀汤。方中桃仁、红花、赤芍、川芎等药成了后世治疗冠心病的常用活血药。

基于本病病机为本虚标实,虚实夹杂,发作期以标实为主,缓解期以本虚为主的特点。后世医家在前人研究基础上,归纳出胸痹心痛病的治疗原则应先治其标,后治其本,先从祛邪入手,然后再予扶正,必要时可根据虚实标本的主次,兼顾同治。标实当泻,针对气滞、血瘀、寒凝、痰浊而疏理气机，活血化瘀，辛温通阳，泄浊豁痰，尤重活血通脉治法；本虚宜补，权衡心脏阴阳气血之不足，有无兼见肺、肝、脾、肾等脏之亏虚，补气温阳，滋阴益肾，纠正脏腑之偏衰，尤其重视补益心气之不足。具体辨证分型如下。

（一）心脉瘀阻

疾病早期，常以心气虚为主，虚则鼓动乏力，使心脉不畅，可见心胸绞痛，痛如针刺，痛有定处。甚则心痛彻背，背痛彻心，或痛引肩背，伴喘促、咳嗽，气短，肢重，劳累可加重，舌质暗，或有瘀点，苔薄，脉弦或涩。治以活血化瘀、通脉止痛为法，以血府逐瘀汤加减为代表方。常用桃仁、红花、川芎、赤芍活血化瘀；柴胡、枳壳、香附、桔梗、陈皮行气活血；当归养血；降香、延胡索、郁金理气止痛。

若气滞较重，可加檀香、沉香、荜茇等药加强理气止痛之功；若寒凝甚，加细辛、肉桂、薤白散寒温通；瘀血重者，可予乳香、没药等活血理气之品；阳虚或气虚血瘀，可用人参养荣汤或参附汤合桃红四物汤益气温阳、活血化瘀；若心痛卒然发作，急予含服速效救心丸之类。

（二）肝郁气滞

五脏中，肝为心之母，子病及母，肝病疏泄失职，则气机郁滞，导致心脉不和，临床表现为心胸胀满、闷重，善太息，时憋气，胸前隐痛阵发，遇情志不遂时容易透发或加重，得嗳气或矢气则舒，舌苔薄，脉弦细。以疏肝理气、活血止痛为法，以柴胡疏肝散为代表方。方中柴胡疏肝理气，香附理气疏肝而止痛，川芎活血行气以止痛，陈皮、枳壳理气行滞，芍药、甘草养血柔肝，缓急止痛。

气滞血瘀明显，见胸闷心痛剧烈者，可用蒲黄、五灵脂以增强活血行瘀止痛之功；气郁日久化热，心烦易怒者，应疏肝清热，用丹栀逍遥散。

（三）痰浊阻滞

脾主运化水湿，脾失健运，水液在体内停滞，凝聚成痰；肝郁益甚乘脾，则见脾失健运，痰浊内生。痰瘀互结阻碍气机，气机痹阻，气滞胸中，胸阳失展。痰浊阻滞，可见胸闷如窒，心痛较微，痰多气短，形体肥胖，肢体沉重，倦怠乏力，遇阴雨天而易发作或加重，伴有纳呆便溏，咳吐涎沫，舌体胖，边有齿痕，苔白滑或白腻，脉滑。治以通阳泄浊，豁痰宣痹为法，代表方瓜蒌薤白半夏汤加减。本方通阳散结、行气豁痰，用于痰盛气滞，胸阳痹阻者。方中君以薤白滑利通阳，行气止痛；臣以瓜蒌实，润下通阴；胆南星、竹茹清化痰热；人参、茯苓、甘草健脾益气；佐以白酒熟谷之气，上行药性，助其通经活络而痹自开；半夏一味，和胃而通阴阳。

若痰浊郁而化热者，可用黄连温胆汤加郁金，以清化痰热而行气活血；如痰热郁而化火者，可加海蛤壳、海浮石、天竺黄、山栀、竹沥化痰火之胶结；大便干结加桃仁、大黄；痰浊与瘀血往往同时并见，因此通阳豁痰和活血化瘀法亦经常并用，但须根据两者的偏重而有所侧重。

（四）寒凝心脉

久病正气亏虚，或素体阳虚，心阳不足，推动乏力，又遇气候骤冷或突感风寒，阴寒之邪乘虚而入，寒邪凝滞心脉，胸阳不振，血行不畅，心脉痹阻不通而发为胸痹心痛。临床以卒然心痛如绞，心痛彻背，喘息不得平卧为辨证要点。多因气候骤冷或骤感风寒而发病或加重，伴胸闷气短，心悸，形寒肢冷，面色苍白，冷汗淋漓，苔薄白，脉沉紧或沉细。治法温经散寒，活血通痹，常用当归四逆汤或枳实薤白桂枝汤加减。方以桂枝、细辛温散寒邪，通阳止痛；当归、芍药养血活血；芍药、甘草缓急止痛；薤白、瓜蒌化痰通阳，行气开痹；通草通利血脉；枳实、厚朴理气通脉；大枣健脾益气。

疼痛较著者，可加延胡索、郁金活血理气定痛；若疼痛剧烈，心痛彻背，背痛彻心，痛无休止，伴身寒肢冷，气短喘息，脉沉紧或沉微者，为阴寒极盛，胸痹心痛重证，治以温阳逐寒止痛之法，予乌头赤石脂丸，加高良姜、细辛、荜茇等；若痛剧而四肢不温，冷汗自出，即刻舌下含服苏合香丸或麝香保心丸，芳香化浊，理气温通开窍。阳虚之人，虚寒内生，同气相召而易感寒邪，而寒邪又可进一步耗伤阳气，故寒凝心脉时临床常伴阳虚之象，宜配合温补阳气之剂，以温阳散寒，不可一味用辛散寒邪之法，以免耗伤阳气。

（五）气阴两虚

年迈体衰，肾气渐虚，肾阳虚衰不能鼓动五脏之阳，引起心气不足，或先天禀赋不足，素体虚弱，邪热犯心，心阴耗伤，或思虑过度，积劳虚损，耗伤气阴，气有亏损，运血无力，血脉瘀滞，则发心痛。临床常表现为胸部阵阵隐痛，时作时休，心悸气短，动则益甚，伴倦怠乏力，声息低微，面色㿠白，易汗出，舌质淡红，舌体胖且边有齿痕，苔薄白，脉虚细缓或结代。治以益气养阴、活血通脉为法，代表方生脉散合人参养荣汤加减。二者均能补益心气。生脉散偏于益心气，敛心阴，适用于心气不足，心阴亏耗者；人参养荣汤则气血双补，益气养血，宁心安神，适用于胸闷气短、头昏神疲等症。常用人参、黄芪大补元气，通利经脉；茯苓、白术、甘草皆为补气之品，血不足而补其气，此阳生则阴长之义；陈皮行气；熟地、当归、芍药补阴分之血，滋肾养肝；当归还能活血化瘀；远志能通肾气上达于心；肉桂温通心阳；麦冬、玉竹滋养心阴；五味子收敛心阴。兼有气滞血瘀者，可加香附、郁金、川芎以行气活血；若兼见痰浊痹阻心脉之象，酌情选用天竺黄、天南星、半夏、瓜蒌、浙贝等化痰散结之品，但由于脾为生痰之源，应适当配合扁豆、茯苓、白术等健脾祛湿化痰之药；兼见纳呆、失眠等心脾两虚者，可加茯神、远志、茯苓、半夏健脾和胃，柏子仁、酸枣仁收敛心气，养心安神。

（六）心肾阴虚

心肾阴虚型胸痹临床症状表现为胸闷且痛，心胸隐痛，心悸怔忡，潮热盗汗，虚烦不寐，气短乏力，腰膝酸软，头晕耳鸣，口干便秘，舌红少津，或有紫斑，苔薄或剥，脉细数或促代。病延日久，虚热内灼，心失所养，水不济火，长期气血运行失畅，瘀滞痹阻，故见胸闷且痛；不能充润营养五脏，而致心肾阴虚；心阴虚，故见心悸盗汗，虚烦不寐；肾阴虚，故见腰膝酸软，耳鸣；水不涵木，肝阳偏亢，故见头晕；舌红少津，或有紫斑，脉细数或促代，均为阴血亏虚，心脉瘀阻之证。治法当滋阴清火，养心安神。以天王补心丹加减为代表方剂。天王补心丹以滋阴清热、养血安神为主，治疗心肾两虚，阴亏血少者。常用药：生地、玄参、天冬、麦冬、丹参、当归滋阴养血而泻虚火；人参、炙甘草、茯苓以益助心气；柏子仁、酸枣仁、五味子、远志补心气、养心神，交通心肾；朱砂重镇安神；芍药、阿胶滋养心血而通心脉；桔梗载药上行，直达病所。

若阴不敛阳，虚火内扰心神，心烦不寐，舌尖红少津者，可用酸枣仁汤清热除烦安神；如不效者，再予黄连阿胶汤滋阴清火，宁心安神。若阴虚导致阴阳气血失和，心悸怔忡症状明显，脉结代者，用炙甘草汤益气滋阴、通阳复脉，方中重用生地滋阴养血，配以阿胶、麦冬、麻仁滋阴补血，以养心阴；人参、大枣益心气，补脾气，资脉之本源；桂枝、生姜以行心阳、通血脉；诸药同用，使阴血得充，阴阳调和，心脉通畅。若兼见风阳上扰，可加珍珠母、琥珀、磁石、石决明等重镇潜阳之品。若兼见头晕目眩，遗精盗汗，腰膝酸软，烦热，心悸不宁，口燥咽干，用左归饮以补益肾阴，填精益髓。

（七）心阳不振

心阳不振型胸痹临床主要表现为胸闷或心痛较著，气短，动则更甚，心悸怔忡，自汗，神倦怯寒，面色㿠白，四肢欠温或肿胀，舌质淡胖，苔白腻，脉沉细迟。阳气虚衰，胸阳不振，气机痹阻，血行瘀滞，故见胸闷气短，甚则胸痛彻背；心阳不振，故见心悸、汗出；肾阳虚衰，故见畏寒肢冷，腰酸，乏力；面色苍白，唇甲淡白或青紫，舌淡胖，脉沉细或沉迟，均为心阳虚衰，瘀血内阻之证。治疗以补益阳气、振奋心阳为原则，代表方为参附汤合右归饮加减。两方均能补益阳气，参附汤大补元气，温补心阳，右归饮则温肾助阳，补益精气。方中人参、附子大补元气，温补真阳；但纯用热药势必伤阴，故取六味丸中之山药、熟地、山茱萸滋阴，使阳有所附；肉桂振奋心阳；炙甘草益气复脉，补中和肾；淫羊藿、补骨脂温养肾气。两方共奏补益阳气、温振心阳之功。

若阳虚寒凝心脉，心痛较剧者，可酌加鹿角胶、吴茱萸、花椒、荜茇、高良姜、川乌、细辛、赤石脂；若阳虚寒凝而兼气滞血瘀者，可选用沉香、降香、薤白、延胡索、檀香、乳香、没药等偏于温性的理气活血药物；若心肾阳虚，可合肾气丸，方以附子、肉桂补水中之火，用六味地黄丸壮水之主，从阴引阳，合为温补心肾而消阴翳；若肾阳虚衰，不能制水，水饮凌心射肺，症见浮肿、喘促、心悸，用真武汤加黄芪、汉防己、车前子、猪苓温肾阳而化水饮；若阳虚欲脱厥逆者，用四逆加人参汤回阳救逆，温阳益气；或参附注射液40~60ml加入5%葡萄糖注射液250~500ml中静脉点滴，可增强疗效。

除以上药物治疗外，古代中医关于胸痹心痛病的预防和调摄也很重视，主要体现在情志、起居、饮食、气候等方面。情志异常可导致脏腑失调，气血紊乱，尤其与心病关系较为密切。《灵枢·口问》云："悲哀愁忧则心动"，后世进而认为"七情之由作心痛"，故防治本病必须高度重视精神调摄，避免过于激动或喜怒忧思无度，保持心情平静愉快。气候的寒暑晴雨变化对本病的发病亦有明显影响，《诸病源候论·心痛病诸候》记载："心痛者，风凉邪气乘于心也"，故本病慎起居，适寒温，居处必须保持安静、通风。饮食调摄方面，不宜过食肥甘，应戒烟，少饮酒，宜低盐饮食，多吃水果及富含纤维食物，保持大便通畅，饮食宜清淡，食勿过饱。发作期患者应立即卧床休息，缓解期要注意适当休息，坚持力所能及的活动，做到动中有静，保证充足的睡眠。

四、周跃群教授辨治冠心病的学术特点

（一）"阳微阴弦"的病机理论基础

《金匮要略》作为我国现存最早的一部将理、法、方、药融为一体的医学典籍，首创脏腑辨证思想，书中"胸痹心痛短气病脉证治篇"专门论述了心系疾病。仲景开篇以脉言病机："夫脉当取太过不及，阳微阴弦，即胸痹而痛，所以然者，责其极虚也，今阳虚

知在上焦，所以胸痹心痛者，以其阴弦故也。"此即是后世医家广泛推崇的"阳微阴弦"理论，认为胸中阳气不足，下焦阴寒内盛是胸痹的基本病机。仲景还创"栝蒌薤白剂"治疗胸痹："胸痹之病，喘息咳唾，胸背痛，短气，寸口脉沉而迟，关上小紧数，栝蒌薤白白酒汤主之""胸痹不得卧，心痛彻背者，栝蒌薤白半夏汤主之""胸痹心中痞，留气结在胸，胸满，胁下逆抢心，枳实薤白桂枝汤主之，人参汤亦主之"。

周教授非常重视经典，认为《金匮要略》对胸痹心痛病的认识极其深刻，并引用仲景"阳微阴弦"之说。"阳微"即阳气不足，篇名"短气"也是气不足之意，均可引申为"心气不足"。"气虚乃阳虚之始，阳虚乃气虚之渐"，心气不足日久损及心阳；心阴即指心阴血，然气血相关，气有所病，必及于血。所以"阳微阴弦"的基础是心气不足。气虚则水液停聚为痰，痰湿内阻；且气虚则行血无力，血滞成瘀。因此，对于冠心病的病因病机认识，周教授将经典理论与临床经验相结合，在"阳微阴弦"的理论基础上，以"虚"和"瘀"立论，气虚是本，痰瘀为标，提出"无虚不致病""有病便有瘀"的观点。

（二）以"虚"立论

《灵枢·百病始生》篇指出："两虚相得，乃客其形。两实相逢，众人肉坚。"证明了人体正气强弱是发病与否的关键，指出正气在发病中的主导作用。《黄帝内经》也指出"邪之所凑，其气必虚""正气存内，邪不可干"，均说明正气不足、抗病力下降是邪气侵袭人体的前提，正气的强弱是主导因素，在疾病的发生中起着决定作用。气虚则无力驱邪外出，导致五脏六腑机能减退，气血水液运行障碍，阴阳失调，水液停聚为痰，痰湿内阻；且气虚则行血无力，瘀血内闭，痰浊瘀血痹阻心脉，发为冠心病。

因此，周教授认为"虚"是致病的根本，"虚"包括了气虚、阴虚、血虚。气是生理功能活动的动力，血是饮食水谷经过脾胃运化生成的，循环全身，周流不息，以维持人体的正常生理活动和功能。气和血是不可分割的，中医认为"气为血之帅，血为气之母"，气行则血行，气滞则血瘀，由此可见气与血，一阴一阳互相配合，进行循环流动。周老认为冠心病为本虚标实之病，本虚为气虚、阴伤、阳衰，又以心气不足、心脉失养为主；标实为寒凝、血瘀、气滞、痰浊，主要为痰瘀痹阻胸阳，阻滞心脉。冠心病心气虚的主要表现是：胸闷心悸，气短乏力，声息低微，善太息，精神差，舌质胖嫩，边有齿痕，脉细或虚大。

治疗原则上，周教授提出了"养真固本"法。周教授认为"养真固本"中的"真"是指"真气"。《素问·上古天真论》："恬淡虚无，真气从之，精神内守，病安从来。"《素问·离合真邪论》："真气者，经气也。"真气是由先天的元气与后天水谷之精气结合而化生，能够在经络中被传输转运输布的能量，真气是维持全身组织、器官生理功能的基本物质及动力。中医又认为气血是不可分割的，因此周教授的"养真"就是"益气、养阴、养血"，真气还具有与邪气相对抗，抵制、清除邪气的作用。真气得养，生命之本得以坚固，人的身体自然会延年益寿，这就是"养真固本"法的来源。根据这一治疗原则，周教授研发"益心复脉汤"为治疗"虚"证冠心病基础方，选用人参、黄芪、党参、麦冬等药物益气温阳，丹参、川芎、当归活血化瘀。对于重症患者党参可加至35g，黄芪可加至60g，疗程一般1~2个月为宜。此外，周老还强调，气虚不仅仅限于心气虚，还要注意心脾相关。心和脾是相生的关系。脾胃为后天之本，气血生化之源。脾胃健运，水谷精微得以运化输布，上奉于心，化赤为血。气属阳、血属阴，脾胃健旺，则心之气血阴阳充足，心脾不病。反之，脾胃虚弱则生化乏源，心失所养。然情志内伤，无不从心而发。如惮于思虑，损耗心血，母病及子，可导致脾土运化失权。另外，脾弱失健，水湿不运，聚生痰湿，痰浊瘀血阻于脉络或壅滞胸中，从而形成心脉痹阻或胸阳不展的病理状态。故周教授明确指出，冠心病的治疗，不能仅限于心，而应着眼于五脏，从心脾下手。故临床上常在益心复脉汤基础上酌加半夏、茯苓、橘红等健脾化痰之药。疗效颇佳。

（三）提倡"久虚必有瘀"之说

现代流行病学研究表明，冠心病好发于中老年人。周教授认为，此时正值人体脏器亏虚，功能渐衰之际，故冠心病发病初期常表现为心气亏虚。但本病属于慢性进展性疾病，迁延日久必耗损元气，且久病必有虚，久虚入络必有瘀。因此，周教授认为，初病在气，久病入络是冠心病发展的规律，疾病日久缠延不去，反复发作，导致体内气血流行受阻，脉络中必有瘀凝。如《素问·痹论》指出："病久入深，营卫之行涩，经络时疏，故不通。"血瘀是指血液循行不畅的病理状态，因气滞而致血行受阻或气虚而血行迟缓。《素问·痹论》曰："心痹者，脉不通。"说明胸痹的病机在于瘀血阻络。阴津亏耗则血脉不充，血行艰涩。清代王清任《医林改错》言："元气既虚，必不能达于血管，血管无气，必停留成瘀。"周教授认为当心气不够充沛，鼓动乏力，血液在脉管内运行时则流速迟滞，积聚成瘀。心气虚则摄血无力，心血溢于脉外，离经成瘀，正如叶天士在《临证指南医案》中提到："百日久恙，血络必伤，初为气结在经，久则血伤入络。"《读医随笔》又云："病久气血推行不利，血络之中必有瘀凝……""气主煦之"，心气虚无以温煦血液，遇寒则凝，因之而凝滞更甚。血瘀作为有形实邪，阻碍脉络通畅，致脏腑失养，功能衰退，又将加重心气虚。《黄帝内经》云"津血同源"，津液与血液的运行输布有赖于气的正常。气虚或气滞，亦可导致津液血液运行不畅：津液运行不畅，停聚为痰；血液运行不畅，瘀滞则成瘀血。以上皆说明脏腑功能失调、气血阴阳亏虚引起代谢失常、气血运行不畅，最终导致血瘀。因此，周老提出"久虚必有瘀"的观点，认为血瘀是贯穿于冠心病发展过程的中心环节，治疗上以活血化瘀为法。

《黄帝内经》有云："涩则心痛。"这里指出了心脉瘀阻是导致心痛的原因，也间接指出了胸痹心痛病的治疗离不开活血化瘀。心主血脉，心脉痹阻不通，不通则痛，则可出现胸部刺痛，绞痛；心脉瘀阻，心失所养，故胸闷心悸。瘀血内阻日久，气机不畅，水液代谢紊乱，痰湿内积，最后痰湿瘀互结致病。周教授在临床上治疗胸痹心痛病特别重视活血化瘀法，遇到瘀血阻滞心脉的患者，出现胸前刺痛，胸闷，舌暗或舌下静脉迂曲等症状，常喜用经多年研究的宽胸化瘀汤以宽胸理气、化痰祛痰、通脉止痛。常用药物有：党参、黄芪、瓜蒌、薤白、陈皮、半夏、枳壳、茯苓、柴胡、丹参、三七、川芎、红花、桃仁等。意在以"补心气"则推动血行；"行气"以活血化瘀、止痛，血行通畅，则痰瘀可化解于无形。

（四）善抓主证，照顾兼证

周教授认为，在治疗复杂多变的疾病时，要善于突出重点，把握主证，只有这样才能准确了解病因、病机、病位及病性，掌握疾病的阴阳表里、寒热虚实，才能制定出正确的治疗方法。而在立法组方时，周教授又强调不应忽视兼证，因为患者表现出各种症状和体征是病变机体的整体反映。患者，尤其是一些老年患者，很可能同时患有几种疾病，表现出多种病证，各种病证之间不仅可以互相影响，而且在一定条件下还可能互相转化。主证的缓解有利于兼证的治疗；而兼证的减轻无疑也会促进主证的痊愈。故而，临证诊察时要分清主次，既要抓主证，又要照顾兼证。这种突出主证，照顾兼证的诊治方法是周教授诊治病证的重要思路和代表性思想。

诚然，在某些特定情况下，出于治疗的需要，周教授也会专攻主证，待主证缓解或得瘥后，再考虑主兼并治或兼证的治疗。如有些老年患者，同时患有冠心病、糖尿病、高脂血症、习惯性便秘等多种疾病，且刻下大便秘结，粪如羊屎，艰涩难下，已数日未解，腹胀腹痛。按照急则治其标的原则，当下诸证中主要的矛盾即是便秘，必须及时通便。此时周教授多专以通肠导滞为治，待便通后再图他治。

周教授在辨治复杂多变的病证过程中，每每能准确把握主证。他的经验可概括为3点：

（1）通过望闻问切，详细准确地了解患者的每一个具体病证和既往史，为准确判断主证，提供全面可靠的客观依据。

（2）依据四诊所得的主要症状，分析、辨识病患有几个病证。再依据中医标本缓急等治疗原则，确定亟需治疗的病证，即为主证。

（3）对于病情复杂、主证与兼证不断变化的患者，周教授不是拘泥于一时诊疗之判断，而是注重在动态中辨识主证。

（五）现代西医学研究对周跃群教授学术思想的影响

冠心病已成为心力衰竭最常见病因。心力衰竭作为所有心脏疾病的终末阶段，五年存活率和许多恶性肿瘤不相上下。因此，国内外众多研究者不断探究冠心病的病理机制，以期更好地预防冠心病的发生、发展。关于冠心病的病因和发病机理，目前尚未完全阐明，自脂肪浸润学说、冠状动脉自发性血栓形成学说、内皮功能异常学说、平滑肌克隆学说、炎症学说、微血管功能异常学说、免疫学说等，至近年多被提及的同型半胱氨酸血症多围绕"斑块"所展开，现普遍认同动脉粥样硬化作为一种慢性炎症疾病，在冠心病疾病过程中起到重要作用。而动脉粥样硬化是一种慢性、进展性疾病。

传统的观念认为冠脉狭窄程度越重，冠心病就越严重，最新研究统计发现：有70%~80%的患者心梗前冠脉狭窄小于50%~70%。说明冠脉狭窄并非是心血管事件的关键原因。近年来发现那些狭窄程度只有20%~30%的患者，反倒容易发生急性心肌梗死，于是提出了易损斑块的概念，这就使治疗冠心病的理念由"通血管"变为"稳斑块"。研究表明，心脏的3个大血管只要有10%能通畅就可维持心脏基本供血，因此，现代理念应该是稳定斑块，促进侧支循环建立，改善微循环，从而改善心肌细胞的供血，从根本上治疗心脏病。

周教授认为"斑块"的产生、发展即可等同于中医学中痰瘀等病理产物，冠心病是一种以动脉粥样硬化为基本病变，继而病情发展，引起管腔狭窄进而阻塞的缺血性心脏病，作为一种慢性、渐进发展性疾病，其病理过程须视为一个整体，中医治疗应探讨其发生、发展过程中的病机演变进行辨证论治，及早预防，多途径、多环节综合干预,稳定斑块,促进侧支循环建立,促进血管新生,即"中药搭桥",改善患者预后,避免放支架或搭桥等费用昂贵的手术和治疗风险。

近年来现代药理学对中药治疗冠心病也有不少新的研究进展。其中,对瓜蒌改善心血管系统的研究颇多,研究表明瓜蒌具有增加冠脉血流量、扩张微血管、保护缺血心肌、增加耐缺氧能力、抗凝血及降低血清胆固醇等多种活性。通过超声心动图检查和心功能测定,明确党参具有补益心气、增强左心室收缩功能的作用。

周教授十分重视现代药理学研究,在中医经典的基础上,参考现代药理前沿研究并根据患者临床表现的不同,酌情增减药味及药量,以期取得更好疗效。

五、验案举例

〈验案一〉

患者李某,女,61岁。2017年11月8日初诊。

主诉:反复心前区憋闷疼痛8年,加重半年。

现病史:患者自诉心绞痛多年,屡经医治,只能缓解一时,病根难除。3年前曾大痛一次,情况严重,入院治疗一个月。近半年来经常心绞痛发作,并伴有心悸、气短,动则气喘,时头痛头晕,心烦汗出,疲乏无力。

诊查:症见心前区阵阵刺痛,固定不移,痛引肩背,胸闷,气短,汗出,唇色紫暗,不能起床只能睡卧,食欲、睡眠欠佳,二便尚属正常。舌质暗红,苔薄白,脉细涩。心电图:左侧束支传导阻滞,ST段改变,偶发室性早搏。

中医诊断:胸痹——气虚血瘀。

西医诊断：冠心病——不稳定型心绞痛。

辨证：发病多年，气虚血瘀。首先分虚实，病理因素不外乎寒凝、痰浊、气滞、血瘀。该患者平素易心悸、气短，动则气喘，汗出心烦，疲乏无力，均属心气亏虚之表现，气虚则无力鼓动血脉，血失畅行，加之久病缠绵，脉络中必有瘀凝，瘀血内阻心脉，故发为胸痹，症见胸闷痛，固定不移，唇舌紫暗，脉细涩均为血瘀之象。

治法：治以益气活血，通脉止痛。

处方：黄芪30g，白术15g，党参15g，当归15g，

丹参15g，红花6g，瓜蒌15g，薤白15g，

陈皮15g，半夏15g，香附15g，五味子5g，

炙甘草5g。

7剂水煎服，每日1剂，分2次口服。

二诊：2017年11月15日。患者已能起床，且可出门散步15分钟，每日散步两三次，心绞痛发作次数明显减少，心悸气短见好，睡眠略有改善，仍觉心烦、乏力。药已中病，遵前法加药力。拟原方黄芪增至35g，加麦冬15g，继服7剂。

三诊：2017年11月22日。近几日来，心前区痛显著减轻，气短、乏力改善，劳累时气喘偶有发生，睡眠亦易成寐。但近日感冒，咳嗽、咽痛。先给予辛凉解表之银翘散3剂，嘱在感冒痊愈后再服原方药14剂。

四诊：2017年12月13日。自述服药加上早起活动，病情稳定，饮食睡眠均好，心前区基本不痛，心胸宽畅，乏力、气短亦大有改善。心电图检查：心肌受损现象消失。舌红润，苔薄黄，脉弦细。

验案分析：《素问·阴阳应象大论》谓："年四十，而阴气自半也，

起居衰矣。年五十，体重，耳目不聪明矣。年六十，阴萎，气大衰，九窍不利，下虚上实，涕泣自出矣。"本案患者老年女性，体质由盛转衰，加之社会因素、环境因素、家庭生活负担过重，复加外邪、内伤七情，更加损伤心气。心气不足，心气虚则血瘀于内，阻滞心脉，不通则痛。因此，周教授认为心气虚损、脉络郁滞是本案的主要病机，故用益气活血、通络止痛之法，标本兼顾，通补兼施。方中黄芪甘温大补元气，一则可益元气而补三焦，二则黄芪可补胸中大气，其三黄芪可调营卫，使气旺以促血行。《难经》云："损其心者，调其营卫。"白术配黄芪，加强补气助运作用；当归甘辛而温，养血和营，还能活血止痛；丹参、红花、香附活血通脉，畅达气血，通痹止痛；陈皮、半夏理气化痰以行瘀；瓜蒌理气宽胸，薤白温通滑利，通阳散结，二药相配宽胸通络；五味子甘温，归心经，具有宁心益气，养阴敛汗之功。周老临床多年发现，五味子量不宜过多，一般2~6g，多则容易出现胃烧灼、反酸、恶心呕吐等不适。炙甘草调和诸药。全方共奏益气活血、化瘀通脉之功。现代药理学研究也显示黄芪、当归能增加机体免疫功能，扩张冠状动脉，增加冠状动脉血流量，镇静止痛；当归、丹参有扩张冠状动脉，改善心肌缺血低氧，扩张血管，抑制血小板聚集和抗血栓形成，改善微循环的功效。

多年未愈之疾，7剂之后好转，但因病程过久，必须坚持服药，续予原方巩固，服药1个月后，心绞痛基本消失。本案也体现了周教授"无虚不致病""有病便有瘀"的病机理论及"养真固本、益气化瘀"法治疗冠心病的学术思想。

<验案二>

患者高某，女，68岁，2014年10月25日初诊。

主诉：冠心病病史 10 年，装起搏器后 3 个月，胸闷痛再发 3 天。

现病史：患者既往患有冠心病病史 10 年余，时常头晕、心慌、胸闷，今年 5 月曾出现晕厥，经住院检查诊断"窦性停搏、偶发房早、短阵房速"，7 月装起搏器，后头晕、心慌好转。

症见：3 天前自觉胸闷不适，左手臂僵硬，活动受限，连及颈部，剑突下疼痛，二便可，纳可，寐差，口干，左足浮肿。复查心电图提示"双侧起搏心律偶发，不完全右束支传导阻滞"。B 超显示"胆囊萎缩"。舌质偏暗，舌苔中后部薄黄腻，前部少苔，脉细。

既往史：有胃下垂病史。

中医诊断：胸痹——气阴两虚。

西医诊断：冠心病——心律失常。

辨证：气阴两伤，心脉痹阻，气血失调。患者年迈体衰，虚劳久病，必损伤心气，引起心气不足，故见舌苔前部少苔；而口干、舌苔中后部薄黄腻提示邪热犯心，心阴耗伤，或思虑过度，积劳虚损，耗伤气阴；气有亏损，运血无力，血脉瘀滞，则发心痛，故可有手臂僵硬、舌质暗等表现。患者既往胃下垂病史也是素体禀赋不足、气血无生、气虚下陷的表现。

治法：益气养阴，活血消瘀，行气和血。

处方：太子参 15g，麦冬 15g，女贞子 10g，旱莲草 10g，
　　　丹参 15g，川芎 15g，当归 10g，片姜黄 10g，
　　　路路通 10g，九香虫 5g，鸡血藤 15g，炒枳壳 10g，
　　　瓜蒌 10g，酸枣仁 20g。
　　　14 剂水煎服，每日 1 剂，分 2 次口服。

二诊：2014 年 11 月 8 日。患者胸闷肩背痛，下肢肿略减，脘痞，

寐差，右上肢浮肿，大便日行 5 次，不尽，舌质暗红，苔薄黄腻，脉象细滑。

处方：太子参 15g，麦冬 15g，女贞子 10g，旱莲草 10g，

丹参 15g，川芎 15g，当归 10g，片姜黄 10g，

路路通 10g，九香虫 5g，鸡血藤 15g，炒枳壳 10g，

酸枣仁 20g，泽兰 15g，娑罗子 10g。

14 剂水煎服。

患者服药后未再复诊，直至 2015 年 11 月 7 日来诊。自诉上诊服药后病情基本稳定，胸闷痛明显缓解，手臂僵硬、肢体肿胀消失，因路途不便，故未复诊。最近失眠 2 月，严重则彻夜不睡，头昏头痛，胸部闷痛连背，心烦。舌质暗红，苔黄薄腻，脉象细滑。

辨证：气阴两伤，痰瘀阻络，心神失养。

处方：太子参 15g，麦冬 15g，五味子 5g，炙甘草 5g，

丹参 15g，酸枣仁 20g，知母 10g，合欢皮 15g，

黄连 3g，生地黄 15g，川芎 10g，夜交藤 25g，

珍珠母 30g，莲子心 3g。

14 剂水煎服。

服上药后，患者来电告知：睡眠大有好转，头痛、心烦诸症消失，虽有时劳累，但不曾发生胸闷胸痛。

验案分析：古人论胸痹心痛，多为阳虚。周教授认为阳虚者固有之，阴虚者亦可见。患者临床表现无明显气损阴伤症状，周教授审慎查舌，质偏暗是心脉瘀阻，心营不畅，瘀血较重；舌苔中后部薄黄腻为气虚湿邪内蕴；口干、前部少苔为阴伤之象，属本虚标实之证。周教授提出"养真固本"之法治疗胸痹。方中用生脉散去人参、

五味子，入甘苦性平之太子参益气养阴；女贞子、旱莲草滋阴补肝肾，药性平和，滋而不腻；丹参合鸡血藤、川芎缓消心脉瘀积；当归养血活血，行中有补，为血中之气药；合用九香虫、瓜蒌、葛根宽胸理气兼活血通瘀；片姜黄破血行气，除经络之陈瘀，"菀陈则除之"，现代医学研究表明片姜黄有镇痛作用；血水同病，入路路通利水通络，祛邪以助扶正；枳壳行气理脾；心主神志，心病则心神不宁，故加一味酸枣仁安神，全方扶正祛邪、气血形神兼顾。二诊出现上肢浮肿，大便次数增多，故原方去有润肠通便作用之瓜蒌，加泽兰利水消肿，以实大便，娑罗子甘温，理气宽胸止痛，现代药理学研究其能对抗组胺引起的皮肤血管通透性增加，有减轻肿胀、抗炎、降低胆固醇的作用。守方进退治疗后症减，于1年后复诊，因失眠伤神后症状复作，予前法加减，重用滋阴清热安神之品，调神以养心。患者有明确心律不齐、窦性停搏后安装起搏器植入病史，胸闷胸痛症状、冠心病心律失常诊断明确，辨病清晰。从患者冠心病基本病理动脉粥样硬化的角度出发，运用"现代检测指标的中医病因病机思维"，结合病机辨证，辨证为气损阴伤，痰瘀阻络，心神失养，采用益气养阴、活血安神法治疗。

通过这个案例，再一次印证了周教授临床上对于病情复杂、虚实夹杂、主证与兼证不断变化的患者，注重在动态中辨识主证，强调活学活用，要根据实际具体情况加以化裁。

第二节
淋证

　　淋证是指因饮食劳倦、湿热侵袭而致的以肾虚、膀胱湿热、气化失司为主要病机，以小便频急、滴沥不尽、尿道涩痛、小腹拘急、痛引腰腹为主要临床表现的一类病证，在临床上是常见病和多发病，在西医中，依据该病的临床表现，但凡具有尿路感染、尿路结石、膀胱炎、乳糜尿、血尿、尿道综合征等淋证特征者，均可参照淋证治疗原则进行治疗。其中，泌尿系感染最为常见，在感染性疾病中仅次于呼吸道感染而居第 2 位。泌尿系感染可发生于所有人群，多见于女性，尤其是育龄期妇女。国内普查，女性泌尿系感染的发病率为 2.05%，60 岁以上女性的发病率更是高达 10%~20%。周教授认为中医药在淋证的治疗上有着其独特的天然优势，因为在西医上，总将此类病种以炎症概而论治，抗炎的是否及时，直接影响淋证的治疗效果，因为早期常广泛应用抗生素以消除或预防炎症，此种治疗手段较为单一，再加之抗生素的临床使用欠规范、药物的肾毒性、细菌产生耐药性等原因，泌尿系感染的发病率及复发率并未随着抗生素研发的飞速发展而降低。而有的患者感染已经控制，仍有明显尿频、尿痛等症状，病情缠绵难愈且慢性多发，使简单的病情复杂化、治疗困难化，给患者造成极大痛苦，所以患者就会寻求中医采用中药进行治疗。但是现在许多中医医生在对于淋证的治疗上缺少辨证论治，又基于西医抗炎的理论，盲目采用清热利湿解毒之法，以大苦大寒之药治疗，如此日久，势必耗伤阳气，伤一分阳气就是伤一分正气。所以周教授基于自己的多年临床经验，认为临床辨治淋证患者首先需要准确评定疾病分期，根据疾病不同阶段、邪正盛衰之侧重，采取扶助肾气、祛邪解毒、利尿通淋之法，切忌大剂量、长时间使用苦寒清利之品而图短期效果，再结合其"养真固本化瘀"的学术思想，提出了"淋证当以疏补兼施"的治疗理念，在此，将详细论述其治疗思路以供参考。

一、淋证的中医溯源

中医淋证之名，始记于《黄帝内经》，《素问·六元正纪大论》云："阳明司天之政……初之气……小便黄赤，甚则淋"，此外还有"淋溲""淋满"等名称的记载，《素问·六元正纪大论》称"淋闷"。汉代张仲景在《金匮要略·消渴小便不利淋病脉证并治》中对淋证的症状有详细的描述，也对本病的病因病位有了初步的认识。"淋之为病，小便如粟状，小腹弦急，痛引脐中"，说明淋证是以小便欲出不出、淋沥不断为主的病证。《金匮要略·五脏风寒积聚病脉证并治》中称其为"淋秘","热下焦者,则尿血,亦令淋秘不通",并将其病机归为"热在下焦"。巢元方在《诸病源候论·诸淋病候》中明确提出了淋证的病位在肾和膀胱,并论述了二者之间的关系,阐发了此病发生的机制。他说:"诸淋者,由肾虚而膀胱热故也"。"肾与膀胱互为表里,俱主水,水入小肠而下于胞,行于阴而为溲便也。肾气通于阴。阴,津液下行之道也。膀胱,津液之府,热则津液内溢,水道不通"。"肾虚则小便数,膀胱热则水下涩。数而且涩,则淋沥不宣,故谓之淋"。这种以肾虚为本、膀胱热为标的本虚标实的淋证病机分析,更进一步阐明了本病的原因,具有重大的理论及实践意义,被后世医家所推崇,成为临床上诊治淋证的主要病机理论。

金元时期《丹溪心法·淋篇》中又有言:"淋有五,皆属乎热。"强调肾不足而膀胱生热,湿热蕴结下焦,湿热阻碍气化不利为此病之主要病因。张景岳在《景岳全书·淋浊》中认同"淋之初病,则无不由乎热剧"的同时,又提出:淋证初起,虽多因于热,但由于治疗及病情变化各异,又可转为寒、虚等不同证型,提出"久服寒凉","淋久不止"有"中气下陷和命门不固之证",从而倡导"凡热者宜清,涩者宜利,下陷者宜升提,虚者宜补,阳气不固者宜温补命门"的治疗原则。在《中藏经》中,又认识到淋证是属于一种全身性的病证,故其中记载"五脏不通,六腑不和,三焦痞涩,营卫耗失",从此说明淋证之发病并不只局限于肾与膀胱,亦可由他脏病变转化而致,提示了我们不要只着眼于局部,要整体辨治;《中藏经》中还提到,根据临床的表现不同,首开淋证之分型,提出冷、热、气、劳、膏、砂、虚、实8种类型,并对砂淋做了简单的描述,如:"砂淋者,腹脐中隐痛,小便难,其痛不可忍,须臾,从小便中下如砂石之类。"

《诸病源候论》中根据淋证病机将淋证分为气、热、石、膏、劳五淋。北宋姚僧坦在《集验方》中提出"五淋"一名，谓："五淋者，石淋、气淋、膏淋、劳淋、热淋也。"五淋之名，亦被后世多相沿用，如《济生方·淋利论治》说："淋之为病，种凡有五，气、石、血、膏、劳是也。"但这两种五淋所指内容稍有不同，区别在于前者有热淋，后者有血淋。究其原因，《诸病源候论·诸淋病候》中认为，"血淋者，是热淋之甚也。"即二者同属一类，仅程度不同的缘故。但从临床实际看来，热淋和血淋的病机和治则方药却不尽相同。后从金元到明清时期，诸医家对于淋证的认识日趋完备，对于诸淋证的名称也再无歧义，现多沿用石淋、热淋、劳淋、膏淋、气淋、血淋 6 种。

二、中医对淋证之病因病机的认识

淋证的主要病机在中医内科学认为本病的病因病机大致分为以下几类。

（一）膀胱湿热

多食辛热肥甘之品，或嗜酒过度，酿成湿热，下注膀胱，或下阴不洁，湿热秽浊毒邪侵入膀胱，酿成湿热，或肝胆湿热下注皆可使湿热蕴结下焦，膀胱气化不利，发为热淋；若灼伤脉络，迫血妄行，小便涩痛有血，血随尿出，则发为血淋；若湿热久蕴，尿液受其煎熬，日积月累，尿中杂质结为砂石则发为石淋；若湿热蕴结于下，以致气化不利，无以分清泌浊，脂液随小便而去，小便如脂如膏，则为膏淋。

（二）肝郁气滞

恼怒伤肝，气滞不宣，气郁化火，或气火郁于下焦，影响膀胱的气化，则少腹作胀，小便艰涩而痛，余沥不尽，而发为气淋，此属气淋之实证；中气下陷所致气淋，是气淋的虚证。所以《医宗必读》指出："气淋有虚实之分。"

（三）脾肾亏虚

久淋不愈，湿热耗伤正气，或年老、久病体弱，或劳累过度，房事不节，皆可致脾肾亏虚。脾虚而中气不足，气虚下陷，肾虚则下元不固，因而小便淋沥不已。如遇劳即发者，则为劳淋；若肾虚而下元不固，肾失固摄，不能制约脂液，脂液下注，随尿而出，则发为膏淋；若肾虚而阴虚火旺，火热灼伤脉络，血随尿出，尿中夹血，则发为血淋。

以上大体为现代分类，周教授思想大致赞同，其认为本病起初大多由于嗜酒或过食肥甘厚味、辛辣刺激之品，内里酿湿生热，下注于膀胱而成，"诸淋者，由肾虚而膀胱热故也。"淋证的病位在肾与膀胱，且与肝脾有关。其病机主要是肾虚，膀胱湿热，气化失司。肾与膀胱相表里，肾气的盛衰，直接影响膀胱的气化与开合。淋证日久不愈，热伤阴，湿伤阳，易致肾虚；肾虚日久，湿热秽浊邪毒容易侵入膀胱，引起淋证的反复发作；或初起因以清利湿热之法治之，日久易损伤正气，待正气（即阳气）耗损严重，湿气无从温化，既而湿从寒化，转为寒湿而导致本病缠绵难愈。因此，肾虚与膀胱湿热在淋证的发生、发展及病机转化中具有重要的意义。所以周教授认为治疗淋证时不要只主要治疗膀胱与肾，还不应忘记兼顾肺、脾、肝三脏。

脾肾虚损为"淋"之本。肾脏与淋证的关系不言而喻,肾主水,肾气亏虚,水液代谢障碍,不能正常转输于膀胱,停于胞中,气虚不摄,则下元不固,不能制约水,使小便频数,发为淋证。肾为先天之本,脾胃又为后天之本,生化之源,其与水谷的运化吸收有着密切关系。《素问·经脉别论》曰:"饮入于胃,游溢精气,上输于脾,脾气散精,上归于肺,通调水道,下输膀胱,水精四布,五经并行。"此段经文论述了人体正常水液代谢的过程,指出脾胃正常的生理功能对人体整体健康的重要性,并揭示了脾虚失其正常运化导致升清降浊功能失常是造成清浊不分的主要原因之一。在正常生理情况下,水谷入胃,脾为胃行其津液,并借助肺之调节营养周身,尚赖肾之温煦,三焦之气化,使气血津液各归其所,或变为汗,或变为溺,或化为浊气而排出体外。肺、脾、肾三脏在调节体内水液代谢方面起着决定性作用。若肺、脾、肾三脏健旺无病,水饮得输,津液得布,不留不聚就无湿可言。周教授认为,在此三脏中,湿的生成重点又与脾相关。脾主运化而恶湿,"运化"者,有营运、运输、转化的意思。《素问·太阴阳明论》又说:"今脾病不能为胃行其津液,四肢不得禀水谷之气,气日以衰,脉道不利,筋骨肌肉,皆无气以生……"运化包涵了消化饮食变为水谷精微、气血精液,运行并营养全身,以及将废物排出体外这样一个复杂的生理过程。而现代人们的生活方式对脾胃的运化功能有很大影响。近年来,人们生活水平日渐提高,饮食逐渐丰富。然而长期进食滋腻厚味、醇酒冷饮,壅塞脾胃,可使脾胃负担长期过重。所"饮食自倍,肠胃乃伤",如此日久可致脾胃功能失调,不能自复,造成脾的运化功能下降;又加坐多行少,运动量小,使整体代谢能力下降,终致水液运化不及,停留体内,而成湿邪。现代人又长期进行"冰冻饮食"，此对脾胃的影响非常大。冰箱最初是为延长食物保存时间而生，后来随着冷饮的产生和流行，其作用日渐广泛，人们直接食用冰冻食物的机会也越来越多。然而脾为阴土，属太阴，最易为寒邪所伤。若经常食用冰冻过的低温食物，尤其像夏天食用冰过的西瓜，其凉性更添三分，长此以往，容易折损脾阳。脾胃运化失常，湿邪内生，又可反过来困阻脾运，故现代人脾虚、脾湿者，亦很常见矣。

外感邪气，湿热壅盛为"淋"之标。内有湿热，易于感受外来湿热秽浊之邪而发病，其受邪途径有二：一是火、热之邪直犯肾与膀胱，如外阴不洁，或隐忍小便，久而不排，或房事不节，毒邪乘虚而入；二是他脏有热，传之于肾与膀胱。如戴思恭说："凡有热则水液皆热，转输下之，然后膀胱得之热矣。"一般初犯之时，感邪较重，湿热互结，湿遏热伏，热蒸湿动，湿不得泄，热不得越，则成湿热壅盛之势，或湿热蕴蒸化毒。临床上常见泌尿系感染初犯或反复发作急性期的患者，症状表现膀胱刺激症明显，排尿灼热，滴沥刺痛，小便频数短赤，甚则出现发热、腰痛等湿热壅盛，熏蒸于内之象，舌质红，舌体多胖大，苔黄腻或滑，脉弦滑或滑数。

湿热胶着，耗伤正气，或可寒化。湿性黏腻，湿和热胶结为患，向来难去，自古即喻为"如油入面"。叶天士在《南病别鉴》中说："热得湿而热愈炽，湿得热而湿愈横。湿热两分，其病轻而缓，湿热交合，其病重而速。"周教授认为，湿热久蕴，可从患者体质或外感时邪发生转化，从阳化热，从阴化寒。热重者，易耗伤津液，或湿热化燥耗伤气阴；湿重者，易损人阳气。湿热既是脏腑失调的结果，又能进一步影响脏腑功能，进而加重湿热之势，耗伤人体正气。淋证虽多由于热而引起，然另有寒热凝滞，寒多热少之淋。张景岳在《景岳全书·淋浊》中提出："便浊有赤白之分，有精溺之辨，凡赤者多由于火，白者寒热俱有之。"指出了淋证分寒热。《圣济总录·诸淋门》云："论曰肾与膀胱为表里……肾脏虚弱，冷气客于下焦，邪正交争……故其状先寒颤，然后便溺成淋，谓之冷淋也。"以上论著说明寒淋的病因病机为元气虚损，外受寒邪，或饮水过多，或肾气虚弱等，致寒气客于下焦，与正气交争而发病，肾气虚弱为本，外受寒邪为标。进一步阐明外来寒邪合与内虚为"寒淋"的致病因素。且淋证初起，虽多缘于热，但随着治疗及时间变化，湿需温化，热需寒清。现代大多医生常用大剂量寒凉药，易阻碍脾运，加重湿邪，过用温药又可助热势，长期使用清利之剂则易助长耗伤气阴之势。故湿热为患，既是临床常见病，又是临床治疗的难点。临床上有的泌尿系感染患者经抗生素治疗后症状好转不明显，或好转后一旦停药则症状复现，反复发作，常常为了控制病情而长期使用各种广谱抗生素。但抗生素类似于中药的苦寒之品，可以杀灭细菌，适用于热毒之证，用于湿热之证则稍逊。对于湿热所致淋证的患者来讲，抗生素无法改善患者湿热内蕴的身体内环境。存在着这种内环境的患者容易感染细菌，也易于让细菌繁殖而发病。若过用苦寒的抗生素可伐伤脾胃，甚则有助湿邪，导致湿热留恋，故一旦停药后药效消失即容易复发。此时患者的表现多以尿频、尿急、尿热，或者排尿不畅为主，尿痛不明显，可有乏力、精神不佳、易感冒等正气不足之表现，劳累后易复发，舌红或红暗，舌体偏胖大，多有齿痕，苔白黄腻，脉沉滑或滑细。

气血不畅，水气亦不畅。中医讲"气与水本属一家，治气即治水""气行水亦行"之说，气血不畅，水气亦不畅，此项功能，中医认为与肺、肝二脏密切相关。肺居上焦，主气司呼吸，主宣发肃降，通调水道。肺为娇脏，主皮毛，不耐寒热，易为邪伤，且肺喜清虚而恶壅塞，其气贵在流通宣畅。肺为水之上源，若六淫外感，淋雨涉水，痰饮内停，情志失调，劳倦过度，饮食不节，则变清虚为浊壅，肺气怫郁不宣，清肃之气失常，宣降失司上源不清，水道不利，气化不及州都，膀胱气化失司，水湿停滞，郁而化热，酿成湿热，下注膀胱，发为淋证。肝主疏泄，能调节气血运行、水液代谢，肝（气）主动主升，有利于气的疏通畅达，有利于脏腑气机的升降出入运动，所以肝的疏泄功能正常，气机才能调畅，脏腑功能才能保持协调平衡。若肝失条达、疏泄之职，则气机郁结，水液不能正常代谢，通调水道功能受阻，再加之气血不足，运化无力，致使清气不升，浊气不降，津随气滞，日久成浊，湿浊留滞膀胱而发为淋证。结合临床常见淋证反复者，大多虚较甚：一方面，淋证老年高发，年老则诸精虚损，相火偏盛而致淋，加之正气不足无力御邪抗邪，而湿性黏滞难解，更使病情虚实交杂，缠绵反复；另一方面，反复发作患者多有长期使用抗生素史，此类药物中医认为其药性寒凉，治病多伤正气。因此，稍加补气调血之品，一方面可补益正气有助驱邪，另一方面可防止清热祛湿太过而伤正。只需辨证精准，使用补益之品不会因补而致"胀""涩""盛"。但使用补药时要注意针对患者症状，避免补益升提太过，不利湿热从下而出。所以，治疗淋证当补泻兼施，而勿泥于清利，此当为确论。

虚实夹杂，迁延难愈。淋证的初起多为实证，久病或失治误治导致湿热久羁耗伤正气，或因年老体虚，素体不足，加之劳累过度，情志不调，房事不节，则转为虚实夹杂，使正虚邪恋，迁延不愈。病延日久，"湿热每易耗伤气阴，或阴伤及阳，而为阴阳两虚或肾阳虚衰"。临床上可见阴虚夹湿热、气虚夹水湿，或者脾肾两虚、气阴不足、湿热邪恋等，常表现为小便淋沥不已，时作时止，过劳即发，神疲，腰酸，乏力，容易反复发作加重，可见于慢性泌尿系感染或复发性泌尿系感染的患者。

三、中医对淋证的辨证论治

淋证有六淋之分，证型有虚有实，实证多属湿热，虚证多为气虚。而临床所见，多虚实夹杂。治疗须分清标本虚实之主次，实则清利，虚则补益，标本兼顾。

（一）热淋

症状：小便频急短涩，尿道灼热刺痛，尿色黄赤，少腹拘急胀痛，或有寒热，口苦，呕恶，或腰痛拒按，或有大便秘结，苔黄腻，脉滑数。治疗：宜清热利湿通淋，方用八正散加减。肝火偏旺者，用龙胆泻肝汤加减。

（二）石淋

症状：尿中时夹砂石，小便艰涩，或排尿时突然中断，尿道窘迫疼痛，少腹拘急，或腰腹绞痛难忍，痛引少腹，连及外阴，尿中带血，舌红，苔薄黄。若病久砂石不去，可伴见面色少华，精神萎靡，少气乏力，舌淡边有齿印，脉细而弱；或腰腹隐痛，手足心热，舌红少苔，脉细数。治疗：宜清热利湿，通淋排石。方用石韦散合三金散加减。病程日久，阴液耗伤者，宜合大补阴丸加减。

（三）血淋

症状：实证表现为小便热涩刺痛，尿色深红，或夹有血块，疼痛满急加剧，或见心烦，舌苔黄，脉滑数。虚证表现为尿色淡红，尿痛涩滞不明显，腰酸膝软，神疲乏力，舌淡红，脉细数。治疗：偏实者宜清热凉血止血；偏虚者宜滋阴清热止血。实者用八正散或小蓟饮子加减，虚者用知柏地黄丸合二至丸加减。

（四）气淋

症状：气淋有虚有实，郁怒之后，小便涩滞，淋沥不宣，少腹胀满疼痛，苔薄白，脉弦，此属实证。或尿时涩滞，小腹坠胀，尿有余沥，面白不华，舌质淡，脉虚细无力，此属虚证。治疗：实证用沉香散加减，虚证用补中益气汤加减。

（五）膏淋

症状：实证表现为小便浑浊如米泔水，置之沉淀如絮状，上有浮油如脂，或夹有凝块，或混有血液，尿道热涩疼痛，舌红，苔黄腻，脉濡数。虚证表现为病久不已，反复发作，淋出如脂，小便涩痛反见减轻，但形体日渐消瘦，头昏无力，腰酸膝软，舌淡，苔腻，脉细弱无力。治疗：宜清热利湿，分清别浊。方用《医学心悟》中的萆薢分清饮加减。

（六）劳淋

症状：小便不甚赤涩，溺痛不甚，但淋沥不已，时作时止，遇劳则甚，精神疲乏，病程缠绵。舌苔薄黄，脉细数。用补中益气汤加黄柏、车前子等。若淋证迁延日久，腰膝酸痛，手足心热，小便黄而热涩，属肾虚有热，治当滋肾阴而清热利小便，方用知柏济生汤加减。

四、周跃群教授辨治淋证的学术特点

结合本病的病因病机，后世医家总结出了不同的治则治法，如朱丹溪认为："执剂之法，并用流行滞气，疏利小便，清解邪热。其调平心火，又三者之纲领焉。心清则小便自利，心平则血不妄行。"提倡治疗上应清泻心火，其又认为"淋家忌补"，在《丹溪心法·热淋》中曰："最不可用补气之药，气得补而愈胀，血得补而愈涩，热得补而愈盛。"探究这种立论的基础，大抵在于朱丹溪为其"阳常有余，阴常不足"的主张，其认为淋证病机为"淋有五，皆主乎热"，由此观之，自然不能多用补法，否则必然助湿生热，导致疾病迁延不愈。此论虽然看似合理，但又未免局限。如巢元方《诸病源候论》所谓："诸淋者，由肾虚而膀胱热也……肾虚则小便数，膀胱热则水下涩，数而且涩，则淋沥不宣，故谓之淋。"可见"膀胱热"固然是淋证病机之一端，"肾虚"亦是淋证病机中另一重要方面。后世许多医家根据临床实践对"淋证忌补"说提出了质疑，甚至认为即便证属湿实热，也可以在方中稍佐益肾扶正药物。又如张景岳在其《景岳全书·淋浊》书中提出淋证初起，都是因为有热，但是随着治疗及病情的变化，其证型可热、寒、虚之间相互转变，在临证时必须以脉候证，以免误治。在治疗上主张"凡热者宜清，涩者宜利，下陷者宜升提，虚者宜补，阳气不固者宜温补命门"的学术思想。所以周教授在治疗淋证时，博采众多医家的理论，再结合实际临床的经验，得出自己的一套理论。

（一）治疗原则

1. 补肾祛邪为治疗大法，清养并用，攻邪不忘扶正。

周教授认为，淋证发作初期，临床多见标实之证象，多因湿热为患，湿热毒邪蕴结下焦，膀胱气化失司，此期治疗当以清利湿热、利尿通淋为大法；需注意过用清热苦寒之品，或滥用抗生素药物，耗损肾元之气，肾阳虚衰，气化不固，易致本病迁延难愈，必要时需加入温阳之品以防止湿从寒化。

2.理气通淋、活血化瘀务必贯穿始终。

湿为阴邪，易伤阳气，阻遏气机，致湿热毒邪稽留。若湿热蕴积下焦，脉络瘀阻，水液停聚而瘀血内阻，瘀血和湿热之邪互结更难祛除。临床治疗当以补益肾气为根本，辅以清热利湿、利尿通淋、解毒祛瘀等法，选方用药灵活搭配、一药多效，避免药物庞杂影响效果。如泽兰、益母草既能活血祛瘀，又能利水消肿；牛膝既能补肝肾，强筋骨，又能利水通淋，活血化瘀，能入血分引火下行，善治血淋、热淋、石淋等。同时，适当加用柴胡、升麻以通利三焦、调畅气机，给湿热毒邪以出路。总之，临床治疗淋证应针对主要病机，权衡标本虚实之主次，轻重缓急之先后，做到选方用药有序，有条不紊，此为治法之精要。

3.疏补兼施，勿要忌补。

淋证的治法，声有忌汗、忌补之说，如《金匮要略·消渴小便不利淋病脉证并治》说："淋家不可发汗。"《丹溪心法·淋》说："最不可用补气之药，气得补而愈胀，血得补而愈涩，热得补而愈盛。"验之临床实际，未必都是如此。淋证往往有恶寒发热，此并非外邪袭表，而是湿热熏蒸，邪正相搏所致，发汗解表，自非所宜。因淋证多属膀胱有热，阴液常感不足，而辛散发表，用之不当，不仅不能退热，反有劫伤营阴之弊。若淋证确由外感诱发，或淋家新感外邪，症见恶寒发热,鼻塞流涕,咳嗽,咽痛者,仍可适当配合辛凉解表之剂。因淋证为膀胱有热,阴液不足,即使感受寒邪,亦容易化热,故应避免辛温之品。至于淋证忌补之说,是指实热之证而言,诸如脾虚中气下陷,肾虚下元不固,自当运用健脾益气、补肾固涩等法治之,不属忌补范围。"治淋之法,有通有塞,要当分别,有瘀血积塞住溺管者,宜先通,无瘀积而虚滑者,宜峻补。"治疗淋证当疏补兼施,而勿泥于清利,即便证属湿实热,也可以在方中稍佐益肾扶正药物,此当为确论。

(二)注重临证要点

周教授在临床上治疗淋证时,强调要抓住临证要点进行辨证,才能药到病除。

1.辨明淋证类别

由于每种淋证都有不同的病机,其演变规律和治法也不尽相同,在此需要辨明淋证类别。辨识的要点是每种淋证的各自特征。起病急,症见发热,小便热赤,尿时热痛,小便频急症状明显,每日小便可达数十次,每次尿量少者为热淋;小便排出砂石,或尿道中积有砂石,致排尿时尿流突然中断,尿道窘迫疼痛,或砂石阻塞于输尿管或肾盂中,常致腰腹绞痛难忍者为石淋;小腹胀满明显,小便艰涩疼痛,尿后余沥不尽者为气淋;尿中带血或夹有血块,并有尿路疼痛者为血淋;淋证而见小便浑浊如米泔或滑腻如脂膏者为膏淋;久淋,小便淋沥不已,时作时止,遇劳即发者为劳淋。

2.辨虚实

在区别各种不同淋证的基础上,还需辨识证候的虚实。一般而言,初起或在急性发作阶段,因膀胱湿热、砂石结聚、气滞不利所致,尿路疼痛较甚者,多为实证;淋久不愈,尿路疼痛轻微,见有肾气不足,脾气虚弱之证,遇劳即发者,多属虚证。气淋、血淋、膏淋皆有虚、实及虚实并见之证,石淋日久,伤及正气,阴血亏耗,亦可表现为正虚邪实并见之证。

3.辨标本缓急

各种淋证之间可以相互转化,也可以同时并存,所以辨证上应区别标本缓急。一般是本着正气为本,邪气为标;病因为本,证候为标;旧病为本,新病为标等标本关系进行分析判断。以劳淋转为热淋为例,从邪与正的关系看,劳淋正虚是本,热淋邪实为标;从病因与证候的关系看,热淋的湿热蕴结膀胱为本,而热淋的证候为标,根据急则治标、缓则治本的原则,当以治热淋为急务,从而确立清热通淋利尿的治法,先用相应的方药,待湿热渐清,转以扶正为主。同样在石淋并发热淋时,则新病热淋为标,旧病石淋为本,如尿道无阻塞等紧急病情,应先治热淋,后治石淋,治愈热淋后,再治石淋。

五、验案举例

< 验案一 >

患者李某,女,79岁,2017年10月10日初诊。

主诉:尿频、尿急、尿痛、尿浊反复发作10年,加重3天。

现病史:10年前患者初发尿频、尿急、尿痛、尿浊,经诊断为"尿路感染",经静点"消炎药"症状可好转。但此后病情时有反复,每次发作自服"消炎药"对症治疗,病情可好转。3天前患者再次出现症状,故来就诊。现症见:小便频,涩痛,外阴瘙痒,尿黄,有泡沫,面色萎暗,腰膝酸软,乏力,口苦,便干。

查体：舌质紫暗、苔黄腻，脉弦数。

中医诊断：淋证。

西医诊断：老年性尿道感染。

辨证：湿热兼有肝郁脾虚。

治法：疏肝健脾，清利湿热。

处方：五苓散加减。

猪苓 20g，茯苓 20g，白术 20g，桂枝 15g，

泽泻 20g，白芍 20g，柴胡 10g，龙骨 30g，

牡蛎 30g，丹参 15g，黄芩 10g，黄柏 10g，

栀子 10g，黄芪 15g，滑石 15g，炙甘草 10g。

7 剂水煎服，每日 1 剂，分 2 次口服。

二诊：2017 年 10 月 17 日。患者诉尿频、尿急、尿痛、尿浊明显减轻，但乏力仍明显，时有胁肋胀痛。

治疗予上方加党参 10g，木香 10g。

7 剂水煎服，每日 1 剂，分 2 次口服。

三诊：2017 年 10 月 24 日。患者尿频、尿急、尿痛、尿浊及胁肋胀痛好转。

治疗予二诊方去黄芩、黄柏、猪苓，加干姜 10g、山药 30g、山茱萸 20g。7 剂水煎服。并嘱患者增强体质，防止情志内伤，消除各种外邪入侵和湿热内生的有关因素，多喝水，饮食宜清淡，忌肥腻香燥、辛辣之品；注意适当休息，不适随诊。后未复诊。

验案分析：本案患者，老年女性，脾胃功能虚弱，再加肝疏泄失职，气机不畅，水液输布代谢障碍，湿热蕴结膀胱发为淋证；再加患者久病，其血必瘀，病位主要在膀胱，与肝关系密切。故以清

利湿热，补脾疏肝为法，方用五苓散加减。方中白术、茯苓健脾利湿；柴胡调理一身气机，疏肝理气；白芍柔肝缓急止痛；黄芩、黄柏、栀子清热燥湿，泻火解毒；丹参解毒凉血，逐瘀通经，又能补血，"一味丹参饮，功同四物汤"；炙甘草补脾调中，既与芍药合用加强缓急止痛功效，又能防止黄芩、黄柏苦寒伤脾；黄芪补气固表、利尿；滑石粉利尿通淋，清热解暑。诸药合用，共奏疏肝健脾，清利湿热，调气和血之功。后诊随症治之，故病情好转。

＜验案二＞

患者王某，女，75岁，2018年6月5日初诊。

主诉：尿急、尿痛3月，加重10天。

现病史：患者3月前无明显诱因出现尿急、尿痛，伴有腰痛，少腹坠胀，烘热汗出，偶见小便颜色加深，大便偏干，纳食欠佳，曾多处求医不效，痛苦难耐，后经朋友介绍遂到医院就诊。症见：面色萎黄，尿急、尿痛、尿频，小便黄，小便每日10余次，口干，纳呆，腰痛，少腹坠胀，烘热汗出，夜不安寐，便秘，舌质红，舌体瘦，苔薄黄，脉弦细数。

中医诊断：劳淋。

辨证：脾肾亏虚，膀胱湿热。

治法：益肾健脾，清利湿热。

处方：知柏地黄丸、补中益气汤加减。

生地30g，山茱萸15g，山药15g，柴胡5g，
白术15g，茯苓15g，泽泻10g，丹皮15g，
知母10g，黄柏10g，炙甘草10g，升麻5g，
黄芪30g，党参15g。

14 剂水煎服，每日 1 剂，分 2 次口服。

二诊：2018 年 6 月 19 日。患者诸症悉除，自述唯天气转凉时小便次数增多，余无特殊不适。考虑肾元亏损，气化不行，嘱患者续服金匮肾气丸以培补脾肾，后随访 1 年无复发。

验案分析：患者属劳淋，然分析现症表现，审视正邪双方轻重缓急，虽有阴虚之证，而湿热交阻较为突出，肾气已被湿热所伤，中气下陷，正虚邪实，若单纯清利湿热，真阴更伤；单纯滋补肾阴，湿热不去，耗阴不止，补亦枉然。故治宜清热利湿、补肾益气并用，标本兼固。以生地黄、山茱萸滋阴补肾，壮水制火，以治其本；用泽泻、白术、茯苓、山药健脾利湿；黄柏、知母、柴胡、升麻清热利湿，调达气机；丹皮直入血分，化瘀通络，解毒散结；党参、黄芪益气健脾，合升麻、柴胡升举清阳，全方各司其守，恰和大法。药进 7 剂，病即减半，继服 7 剂，诸证悉除。然患者年事已高，肾元亏虚，遂以丸剂缓服以期肾气充实，终获痊愈。

＜验案三＞

患者吕某，男，53 岁，2018 年 11 月 11 日初诊。

主诉：尿频、尿急、排尿不适反复发作 2 年，加重 1 周。

现病史：患者反复发作泌系感染 2 年，每于感寒后复发，排尿不适，自行口服抗生素后症状未缓解，现症见：尿频、尿急、排尿不适，少腹坠胀，畏寒，喜热饮，腰腹部及双下肢发凉，纳可，大便畅，夜间睡眠欠佳。

查体：舌淡胖有齿痕，脉沉缓。

实验室检查：查尿常规：白细胞 80 个 /μL。

中医诊断：冷淋。

西医诊断：泌尿系感染。

辨证：肾阳虚寒。

治法：温肾散寒，助阳化气兼予通利。

处方：干姜苓术汤加减。

炙甘草10g，干姜10g，茯苓20g，白术20g，

桂枝15g，肉桂10g，菟丝子30g，巴戟天20g，

乌药10g，小茴香10g，马齿苋30g，黄芪20g。

7剂水煎服，每日1剂，分2次口服。

二诊：2018年11月18日。患者身畏寒较前减轻，腰腹部及双下肢发凉缓解，排尿已无不适，有双下肢发酸，复查尿常规示：白细胞20个/μL，夜间睡眠可，舌质红，苔白，脉缓。

治疗前方去马齿苋，加入石韦30g，防风10g，赤芍20g。7剂水煎服。

三诊：2018年11月25日。患者腰腹部发凉较前明显缓解，身已不畏寒，排尿无不适感，舌淡苔白，脉缓，复查尿常规正常。拟温肾散寒之品善后。

处方：黄芪20g，淫羊藿10g，仙茅5g，巴戟天20g，

菟丝子20g，炙甘草10g，干姜10g，茯苓20g，

白术20g，肉桂10g，木香10g，小茴香10g，

乌药10g。

7剂水煎服后诸症悉除，排尿无不适，尿常规正常。

验案分析：冷淋始见于《华氏中藏经》。《圣济总录·诸淋门》记载："论曰肾与膀胱为表里，下通于胞，宣行水道，肾脏虚弱，冷气客于下焦，邪正交争，满于胞内，水道不宣，故其状先寒颤，然

后便溺成淋，谓之冷淋也。"《医学心悟》记载："冷淋，寒气坚闭，水道不行，其症四肢厥冷，口鼻气冷，喜饮热汤是也。"冷淋的病因病机为外感风寒，或饮水过多，或肾气虚弱等，致寒气客于下焦，与正气交争而发病，肾气虚弱为本，外感风寒，或直中寒邪为标也。患者素体阳虚，平素即腰腹部及双下肢发凉，复感寒邪后，寒邪客于下焦，即发冷淋，排尿不适，舌脉显示阳虚内寒之象。脉证合参，治当兼顾，既温肾散寒，又通利下焦膀胱。《黄帝内经》言："治病必求于本。"此处本为素体脾肾阳虚，故予干姜苓术汤及菟丝子、巴戟天等温补肾阳之品，以温补脾肾散寒。干姜苓术汤见于《金匮要略》，本方所治乃寒湿之邪着于腰部所致之肾着为病。方中以干姜配伍炙甘草，以辛甘扶阳，培土散寒，通达阳气；用甘草配伍茯苓、白术以健脾利湿，使寒去湿除，病证得愈。

睡眠是机体的生理现象，是避免大脑过度疲劳导致衰竭的一种保护性反应，人体通过睡眠得到休整，精神和体力充分恢复；睡眠时人体还进行着一系列"养息"的生理过程，以维系人的身心健康发展。

失眠亦称不寐，是由心神失养或心神不安所致，以经常不能获得正常睡眠为特征的一类病证。主要表现为睡眠时间、深度的不足，轻者入睡困难，或寐而不酣，时寐时醒，或醒后不能再寐，重者彻夜不寐。

一、失眠的中医溯源

睡眠可以看作是阴阳消长平衡的一个过程。阳气入于阴便睡眠，阳气出于阴则是觉醒。《类证治裁·不寐》云："阳气自动而之静，则寐；阴气自静而之动，则寤。不寐者，病在阳不交阴也。""阳不交阴"是引起失眠的根本机制。"阳不交阴"又可分为阴虚不能纳阳，或阳盛不得入阴两大类。阴不足无以敛阳，导致卫气常行于外，故失眠；阳盛致阴气相对不足，阳浮于外而失眠。

中医学经典《黄帝内经》曾经采用"天人相应"及"阴阳消长"理论对睡眠的生理、失眠等睡眠障碍病证做了较为详细的阐述，用今天的眼光来看，这些论述不仅具有一定的科学涵义，而且对临床实践仍然具有指导价值。

不寐在《黄帝内经》称为"不得卧""目不瞑"，认为是邪气客于脏腑、卫气行于阳而不入阴所得。《黄帝内经》在阴阳学说和天人相应的整体观指导下，创立了卫气循行经络脏腑昼夜各二十五度以主持寤寐生理活动的理论。《灵枢·素问》提出："卫气昼日行于阳，夜半则行于阴。阴者主夜，夜者卧，阳气尽、阴气盛，则目瞑；阴气尽而阳气盛，则寤矣。"又《灵枢·营卫生会》："卫气行于阴二十五度，行于阳二十五度，分为昼夜。故气至阳而起，至阴而止。"也就是说，人的寤寐生理活动是随昼夜的阴阳消长变化，由卫气的循行出入所主持；昼为阳，卫气上出于目而寤，即循经脉而流往于全身为二十五周；夜为阴，卫气从足少阴肾经之"涌泉"穴由阳入阴，遂自瞑而寐，卫气依照肾、心、肺、肝、脾之次序周行于诸脏，亦为二十五周。至翌日清晨，卫气复由阴出阳，周而复始，循环无端。

二、中医对失眠之病因病机的认识

正常睡眠依赖于人体的"阴平阳秘"，脏腑调和，气血充足，心神安定，卫阳能入于阴。如思虑过度，内伤心脾，或体虚阴伤，阴虚火旺；或受大惊大恐，心胆气虚；或宿食停滞化为痰热，扰动胃腑；或情志不舒，气郁化火，肝火扰神，均能使心神不安而发为本病。

中医认为形成不寐的原因很多，《灵枢·大惑论》篇中黄帝曰："病而不得卧者，何气使然？"岐伯曰："卫气不得入于阴，常留于阳。留于阳则阳气满，阳气满则阳跷盛，不得入于阴则阴气虚，故目不瞑矣。"提出由于阳盛阴虚，阳不入阴而致不眠。另外《素问·逆调论》记载："胃不和则卧不安。"后世医家引申为凡脾胃不和，痰湿食滞内扰，以致寐寝不安者均属于此。

明代张景岳《景岳全书·杂证谟》指出："不寐证虽病有不一，然惟知邪正二字，则尽之矣。盖寐本乎阴，神其主也，神安则寐，神不安则不寐，其所以不安者，一由邪气之扰，一由营气之不足耳。有邪者多实证，无邪者皆虚证。"

清代冯兆张《冯氏锦囊秘录·卷十二》云："是以壮年肾阴强盛，则睡沉熟而长，老年阴气衰弱，则睡轻而短。"徐春甫曾说："有因肾水不足，真阴不升，而心火独亢，不得眠者。"陈士铎在《石室秘录》中更强调："人病心惊不安，或夜卧不睡者，人以为心之病也，谁知非心病也，肾病也。欲安心者，当治肾。"说明不寐的病因与肾阴盛衰密切相关。

从以上各医家论述的观点说明导致失眠的原因虽然很多，但主要病变是与心、脾、肝、肾诸脏关系最为密切。

（一）失眠的病因

周教授结合古代医家的思想及自己的临床经验对不寐的病因归

纳为以下几个方面：

1. 情志失常

喜怒哀乐等情志过极可导致脏腑功能失调而发生不寐。或由情志不遂，郁怒伤肝，气郁化火，上扰心神；或由五志过极，心火内炽；或由喜笑无度，心神激动；或因过度忧思，伤及心脾，营血亏虚，不能上奉于心，而致心神不安；或由暴受惊恐，导致心虚胆怯，神魂不安，均可导致夜不能寐。《类证制裁·不寐》记载："思虑伤脾，脾血亏损，经年不寐。"《沈氏尊生书·不寐》记载："心胆俱怯，触事易惊，梦多不祥，虚烦不寐。"

2. 饮食不节

暴饮暴食，宿食停滞，脾胃受损，酿生痰热，壅遏于中，痰热上扰，胃气失和而不得安寐。此外，浓茶、咖啡、酒之类饮料也可导致不寐。《张氏医通·不得卧》记载："脉滑数有力不眠者，中有素食痰火，此为胃不和则卧不安也。"

3. 劳逸失调

劳倦太过则伤脾，过逸少动亦致脾虚气弱，运化不健，气血生化乏源，不能上奉于心，以致心神失养而失眠。《景岳全书》记载："劳倦思虑太过者，必致血液耗亡，神魂无主，所以不眠。"

4. 病后体虚

久病血虚，年迈血少，引起心血不足，心失所养，心神不安而不寐。亦可因年迈体虚，阴阳亏虚而不寐。若素体阴虚，兼因房劳过度，肾阴耗伤，阴衰于下，不能上奉于心，水火不济，心火独亢，火盛神动，心肾失交而心神不宁。《景岳全书》记载："真阴精血之不足，阴阳不交，而神有不安其室耳。"

（二）失眠的病机

不寐的病因虽多，但其病理变化，总属阳盛阴衰，阴阳失交。一为阴虚不能纳阳，一为阳盛不得入于阴。病位主要在心，与肝、脾、肾密切相关。因血之来源，由水谷精微所化，上奉于心，则心得所养；受藏于肝，则肝体柔和；统摄于脾，则生化不息；调节有度，化而为精，内藏于肾，肾精上承于心，心气下交于肾，阴精内守，卫阳护于外，阴阳协调，则神志安宁。

不寐的病理性质有虚实之分。肝郁化火，或痰热内扰，心神不安者以实证为主。心脾两虚，气血不足，或心胆气虚，或心肾不交，水火不济，心神失养，神不安宁，多属虚证。但久病可表现为虚实兼夹，或为瘀血所致。

1. 心肾阴阳水火不济

心主火属阳、肾主水属阴。在正常情况下，肾水上济心火，以防心阳过亢；心阳下济肾水以促其气化蒸腾，阴阳水火既济，则阴平阳秘。朱丹溪说："心为火居上，肾为水居下，水能升而火能降，一升一降，无有穷已。"在病理情况下，心火旺盛不能下交于肾水，或肾水不足，不能上济于心火，均可导致心肾不交，出现失眠、心烦、多梦、怔忡、心悸、遗精等症。《罗氏会约医镜》说："无邪而不寐者，由于心肾两经之亏虚也。盖人之神，寤则栖心，寐则归肾，心虚则无血以养心，自神不守舍，而不能归藏于肾，故不寐；肾虚不能藏纳心神于中，故寐而不能沉，并不能久。"

2. 肝肾乙癸失涵

肝属乙木，肾属癸水，肝肾藏精血，内寄相火，按五行学说，癸水生乙木，肾精可以滋生肝血，而相火源于命门，肝肾两者在生理上密切相关，病理上互相影响。《医宗必读》说："东方之木，无虚不可补，补肾即所以补肝；北方之水，无实不可泻，泻肝即所以泻肾。"木主升发，水主润下，肾为阴中之阴，肝为阴中之阳。升发与润下，构成一对阴阳矛盾。通过临床长期观察和治疗实践，周教授认为中老年人大多"肝常有余，肾常不足"。丹溪有阴精难成易亏之说，肾水不足，水不涵木，木升无制，出现肾虚肝旺之象，肝不藏魂，可见失眠多梦、眩晕目花、视物不清、腰酸耳鸣、遗精、舌红少津、脉细弦等症。

3.脾胃阴阳升降失常

脾胃同属土，脾主升，胃主降，为人身气机升降之枢纽。叶天士《临证指南医案》记载："脾宜升则健，胃宜降则和。"《素问·逆调论》中记载："阳明者，胃脉也，胃者，六腑之海，其气亦下行，阳明逆不得从其道，故不得卧。"说明脾胃阴阳升降失和与睡眠障碍密切相关。脾胃不和则脾气不升，胃气不降。脾气不升则痰湿内生，胃气不降则痰浊之气反升，上扰神明，遂生夜卧不宁及失眠之症。

4.肾中阴阳失调

肾为水火之宅，内藏元阴元阳，连系着命门之气，故肾又为阴阳之宅，肾中阴阳盛衰主宰着人身的阴阳消长。肾中阴阳协调与否和睡眠有着密切的关系。如肾阴不足，孤阳浮越，扰乱神明，可致失眠、五心烦热、面赤、耳鸣眩晕、腰膝酸软、神疲乏力、遗精滑泄等症。若肾阳有余，阴不制阳，相火过亢，上扰心神，神明不能安宁，则出现失眠、兴奋烦热、遗精梦交、舌红、脉弦。

不寐失治误治可发生病机转化，如肝郁化火证病情加重，火热伤阴耗气，则由实转虚；心脾两虚者，饮食不当，更伤脾胃，使气血愈虚，食积内停，而见虚实夹杂；如温燥太过，易致阴虚火旺；属心肾不交者，可进一些发展为心火独亢，肾水更虚之证。

（三）失眠的诊断依据

1.不寐，轻者入睡困难，或寐而不酣，时寐时醒，或醒后不能再寐，重则彻夜不寐。

2.可伴有头昏头痛、心悸健忘、心烦、神疲等。

3.常有情志失常、饮食不节、劳倦过度及病后、体虚等病史。

（四）失眠的病证鉴别

失眠应与一时性失眠、生理性少寐、他病痛苦引起的失眠相区别。不寐是指单纯以失眠为主症，表现为持续的、严重的睡眠困难。若因一时性情志影响或生活环境改变引起的暂时性失眠不属病态。至于老年人少寐早醒，亦多属生理状态。若因其他疾病痛苦引起失眠者，则应以祛除有关病因为主。

三、中医对失眠的辨证论治

古代医家对失眠的治疗也有很多论述，汉代张仲景《伤寒论·辨少阴病脉证并治》记载："少阴病，得之二三日以上，心中烦，不得卧，黄连阿胶汤主之。"指出少阴病热化伤阴后阴虚火旺导致不寐证，可用黄连阿胶汤治疗。《金匮要略·血痹虚劳病脉证并治》记载："虚劳虚烦不得眠，酸枣仁汤主之。"指出肝血不足虚热烦躁的不寐证，可用酸枣仁汤治疗。

明代李中梓结合自己的临床经验对不寐的病因及治疗提出了卓有见识的论述，《医宗必读·不得卧》记载："不寐之故大约有五：一曰气虚，六君子汤加酸枣仁、黄芪。一曰阴虚，血少心烦，酸枣仁一两，生地黄五钱，米二合，煮粥食之。一曰痰滞，温胆汤加南星、酸枣仁、雄黄末。一曰水停，轻者六君子汤加菖蒲、远志、苍术；重者控涎丹。一曰胃不和，橘红、甘草、石斛、茯苓、半夏、神曲、山楂之类。"

周教授认为治疗不寐首先应先辨虚实。虚证多为阴血不足，心失所养。如虽能入睡，但睡间易醒，醒后不易再睡，兼见体质瘦弱，面色无华，神疲懒言，心悸健忘，多属心脾两虚证；如心烦失眠，不易入睡，兼见心悸，五心烦热，潮热，多属阴虚火旺证；如入睡后容易惊醒，平时善惊，多为心虚胆怯证。实证多为邪热扰心，心神不安。如心烦易怒，不寐多梦，兼见口苦咽干，便秘溲赤，为肝火扰心证；如不寐头重，痰多胸闷，为痰热扰心证。

治疗当以补虚泻实、调整脏腑阴阳为原则。实证泻其有余，以疏肝泻火、清化痰热、消导和中为主；虚证补其不足，以补益心脾、滋阴降火、益气镇惊安神为主。

在临床上治疗失眠主要分为以下几个证型：

（一）肝火扰心证

症状：不寐多梦，甚则彻夜不眠、急躁易怒，伴有头晕头胀，目赤耳鸣，口干而苦、便秘溲赤，舌红苔黄，脉弦而数。

治法：疏肝泻火，镇心安神。

方药：龙胆泻肝汤加减。

龙胆草、黄芩、栀子清肝泻火；泽泻、车前子清利湿热；当归、生地滋阴养血；柴胡疏畅肝胆之气；甘草和中；生龙骨、生牡蛎、磁石镇心安神。

若胸闷胁胀，善太息者，加香附、郁金、佛手以疏肝解郁。

（二）痰热扰心证

症状：心烦不寐，胸闷脘痞，泛恶嗳气，口苦，头重，目眩，舌偏红，苔黄腻，脉滑数。

治法：清化痰热，和中安神。

方药：黄连温胆汤加减。

半夏、陈皮、茯苓健脾化痰；枳实、黄连、竹茹清心降火化痰；龙齿、珍珠母、磁石镇心安神。

若不寐伴胸闷嗳气，脘腹胀满，大便不爽，苔腻脉滑，加用半夏秫米汤和胃健脾，交通阴阳；若饮食停滞，胃中不和，嗳腐吞酸，脘腹胀痛，加神曲、焦山楂、莱菔子等。

（三）心脾两虚证

症状：不寐，多梦易醒，心悸健忘，神疲食少，头晕目眩，四肢倦怠，腹胀便溏，面色少华，舌淡苔薄，脉细无力。

治法：补益心脾，养血安神。

方药：归脾汤加减。

党参、白术、炙甘草、黄芪、健脾益气；当归养血和血；远志、酸枣仁、茯神、龙眼肉补益心脾安神；木香行气舒脾。

若不寐较重者，加五味子、夜交藤、柏子仁养心安神，或加生龙骨、生牡蛎以镇静安神；若心血不足较甚者，加熟地、芍药、阿胶以养心血；若兼见脘闷纳呆，苔腻者，重用白术，加苍术、半夏、陈皮、茯苓以健脾燥湿，理气化痰。

（四）心肾不交证

症状：心烦不寐，入睡困难，心悸多梦，伴头晕耳鸣，腰膝酸软，潮热盗汗，五心烦热，咽干少津，男子遗精，女子月经不调，舌红少苔，脉细数。

治法：滋阴降火，交通心肾。

方药：六味地黄丸合交泰丸加减。

熟地、山茱萸、山药滋补肾阴；泽泻、茯苓、丹皮清泄相火；黄连清心降火；肉桂引火归原。

若心阴不足为主者，可选用天王补心丹以滋阴养血，补心安神。若阴血不足，心火亢盛者，可选用朱砂安神丸。心烦不寐，彻夜不眠者，加朱砂、磁石、生龙骨、龙齿重镇安神。

（五）心胆气虚证

症状：不寐，多噩梦，易于惊醒，触事易惊，终日惕惕，胆怯心悸，伴气短自汗，倦怠乏力，舌淡，脉弦细。

治法：益气镇惊，安神定志。

方药：安神定志丸合酸枣仁汤加减。

党参、茯苓、炙甘草益心胆之气；茯神、远志、龙齿、石菖蒲化痰宁心，镇惊安神；川芎、酸枣仁调血养心；知母清热除烦。

若心肝血虚，惊悸汗出者，重用党参，加白芍、当归、黄芪以益气养血；若木不疏土，胸闷，善太息，纳呆腹胀者，加柴胡、香附、陈皮、山药、白术以疏肝健脾；若心悸甚，惊惕不安者，加生龙骨、生牡蛎、磁石以重镇安神。

四、周跃群教授辨治失眠的学术特点

周教授认为失眠虽有虚实之分，但在临床上以中老年患者居多，以虚证为多。周教授在临床上治疗的失眠患者中辨证为"心肾不交"和"脾虚肝胃不和"，两种证型的比例比较大，周教授在治疗上仍本着"以虚论治、养真固本"的原则与方法，取得了很好的疗效。

（一）注重水火既济、阴平阳秘

心肾不交指心与肾生理协调失常的病理现象。《灵枢·口问》记载："阳气尽，阴气盛，则目瞑；阴气尽而阳气盛，则寤矣。"叶天士云："不寐之故，并非一种，总由阳不交阴所致。"

周教授认为由于久病伤阴，或思虑太过，或房事不节，或情志抑郁或外感热病，心火独亢等原因都可导致心肾不交。根据中医的五行理论，心在上焦，心属火，肾在下焦，肾属水，心火和肾水就是互相升降，协调，彼此交通保持动态平衡。心中之阳下降至肾，能温养肾阳；肾中之阴上升至心，则能涵养心阴。心火必须下降到肾，使肾水不寒，肾水必须上炎于心，使心火不亢，这称为心肾相交，或者叫水火既济。肾为水火之宅，内藏元阴元阳，联系着命门之气，故肾又为阴阳之宅，肾中阴阳盛衰主宰着人身的阴阳消长。肾中阴阳协调与否和睡眠有着密切的关系。

如果思虑过度，或者心情抑郁，心火亢盛，就会心神不宁。向下损耗肾水，肾阴不足，孤阳浮越，扰乱神明，可致失眠、五心烦热；肾失阴液濡养，或者过劳伤肾，则腰酸、头晕、健忘、遗精滑泄；如肾精亏虚，髓海空虚，精不养神，可出现失眠眩晕、记忆力降低、腰膝酸软等症；且肾阴不足，肾阳相对偏亢。中医认为，每个脏腑都有阴和阳，理想状态是两者平衡。肾阳相对偏亢就会出现手足心热、咽干口燥、舌红等假（虚）热现象。

这类失眠在治疗上周教授本着"养真固肾的先天之本"的原则，以"滋阴降火，交通心肾"为主。对因心火旺不能下交肾水所致失眠者，临床多见失眠心悸、多梦纷扰、心烦焦躁、口干舌燥、坐卧不安、舌尖红少津、脉来细数或弦数。周教授常用黄连、麦冬、栀子、柏子仁、生地、龙骨、牡蛎、远志、莲子等。对因肾水亏虚不能上济心火所致失眠者，往往多见失眠时间较长、五心烦热、头晕耳鸣、腰膝酸软、梦遗滑精、舌尖红少苔、脉沉细数等。周教授常用知母、黄芩、熟地、山茱萸、莲子、泽泻、女贞子、旱莲草、肉桂、桑椹、制首乌、五味子、酸枣仁等。方中熟地、山茱萸、女贞子、桑椹滋补肾阴；泽泻、旱莲草、黄芩清热泻火；黄连、栀子、莲子清心降火；肉桂引火归原；配以酸枣仁、柏子仁养心安神；龙骨、牡蛎、远志镇静安神。诸药配伍，相辅相成，水火既济，阴阳平秘，不寐得愈。

（二）注重调理脾胃

周教授在对失眠的治疗中，还十分注重调理脾胃。"脾胃为后天之本""五脏六腑皆禀气于胃"，脾藏意，意不能藏，思想多变，则心神扰乱而不寐。在五神的整体协调关系中，脾胃起着"枢纽"的作用，凡影响中焦脾胃升降失常的因素，或脾胃虚弱，或湿邪中阻，气机不畅，均可致心神失养而不寐。清代马培之所云："脾处中州，为化生气血之脏，脾虚不能布津于胃，子令母虚，神不归舍，彻夜不寐。"周教授认为脾胃在人体生理及病理中具有极为重要的意义，调理脾胃不仅对脾胃本身疾病有较好疗效，且治疗任何疾病也只有脾胃功能健全，受纳输布机能正常，才能将药力输布至病所，更好地发挥药物的效能。

《类证治裁·不寐》记载："思虑伤脾，脾血亏损，经年不寐。"《景岳全书·不寐》记载："劳倦、思虑太过者，必致血液耗亡，神魂无主，所以不眠。"指的是由于思虑劳倦太过导致心脾两亏，脾不健运，气血生化不旺，心失所养，而成失眠，健忘；脾伤则食少，纳呆，生化之源不足，营血亏虚，不能上奉于心，而致心神不安。

周教授认为许多心脾两虚，血不养心之失眠是因为食少纳呆、气血化源不足所致，故应以健脾增食为要，首先要抓住脾胃这一关键，气血虚不在于补气血，而在于补益其源头。患者心血虽亏，但治疗重点不在于养血，而在于健脾和胃，使脾健胃纳增加，大便正常，则营养吸收较好，气血渐充，心神自然得以安宁。

这类失眠在治疗上周教授本着"养真固脾的后天之本"的原则，以健脾益气、和胃安神为主。常用党参、白术、炙甘草、黄芪、山药健脾益气；木香、砂仁、焦三仙行气舒脾、温胃和中；苍术、半夏、陈皮、茯苓以健脾燥湿，理气化痰；远志、酸枣仁、茯神、龙眼肉补益心脾安神。全方共奏调和脾胃、协调升降之功，使脾胃和，则卧自安。气逆甚者加竹茹、代赭石、旋覆花等；胃脘胀甚者加香橼、鸡内金；胃痛者加五灵脂、延胡索；胃热者加蒲公英、黄芩；口干口渴者加石斛、玉竹；便秘者加麻子仁、郁李仁、莱菔子等，均取得较好疗效。

（三）注重未病先防、生活调理

《素问·四气调神大论》记载："是故圣人不治已病治未病，不治已乱治未乱，此之谓也。夫病已成而后药之，乱已成而后治之，譬犹渴而穿井，斗而铸锥，不亦晚乎？"

《素问·上古天真论》记载："精神内守，病安从来？"周教授也强调要重视精神调摄，因情志与失眠亦有很大关系。《普济本事方》记载："平人肝不受邪，故卧则魂归于肝，神静而得寐，今肝有邪，魂不得归，是以卧则魂扬若离体也。"指出不寐乃肝经有邪，魂不守舍，影响心神所致。肝体阴而用阳，主疏泄，喜条达，忧思郁虑均可致肝失条达、气机不畅以致肝气郁结，可使魂不得藏而不寐。故而应避免过度紧张、兴奋、焦虑、抑郁、惊恐、愤怒等不良刺激，保持心情舒畅，心胸开阔，以放松的、顺其自然的心态对待睡眠。应生活规律，进行适合的体育锻炼，增强体质，参加适当的体力劳动。

还要饮食合理，晚餐不宜过饥、过饱，宜进清淡、易消化的食物。睡前不饮浓茶、咖啡等兴奋性饮品。创造舒适、安静的睡眠环境。

五、验案举例

＜验案一＞

患者张某，男，55岁，初诊。

主诉：失眠反复发作近10年，加重半个月。

现病史：近10年反复发作头晕、失眠，入睡困难，睡后易醒，醒后难再入睡等症状，严重时彻夜不睡，劳累或紧张后加重，未予系统诊治。夜间不能入睡时曾间断口服地西泮片。病情反反复复，半个月前，因情志不遂上述症状加重。现症见：入睡困难，睡后易醒，每夜睡眠2~4小时，有时整夜不睡，伴心烦多梦，面黄体瘦，记忆力减退，头晕耳鸣，腰膝酸软，不思饮食，二便正常，舌尖红苔薄白，脉沉细。

诊断：不寐

辨证：脾肾虚弱，心肾不交。

治法：补肾健脾，交通心肾。

处方：炒酸枣仁25g，柏子仁15g，首乌藤15g，熟地15g，
　　　山茱萸10g，女贞子15g，桑椹15g，枸杞子15，
　　　山栀子15g，淡豆豉15g，肉桂10g，龙骨25g，

牡蛎 15g，茯苓 15g，白术 15g。

7 服水煎服，每日 1 剂，分两次口服。

二诊：患者睡眠有所好转，无彻夜不眠，每夜能入睡 3~4 小时，未口服地西泮片，心烦耳鸣明显好转，偶有反酸，无恶心呕吐。

处方：在原方的基础上加海螵蛸 20g，取其收敛止酸，抑制胃酸作用，以固护胃气，炒酸枣仁加量至 30g，龙骨加量至 50g，以增强宁心安神之功。

10 服水煎服，每日 1 剂，分两次口服。

三诊：患者失眠多梦明显好转，每夜能入睡 5~6 小时，夜间醒后可以继续入睡，心烦耳鸣、反酸、腰膝酸软明显好转。效不更方，原方继服 7 剂。

验案分析：《黄帝内经》云"心者，君主之官，神明出焉。"《景岳全书·不寐》云："真阴精血不足，阴阳不交，而神有不安其室耳。"《医宗金鉴》云："脾阳苟不运，心肾必不交。"本案患者长期劳倦，思虑过度，脾气亏损，脾失健运，气血生化不足，导致心血亏虚，长期失眠，久病及肾，心阳不能下交于肾，肾水亏，肾阴不能上承于心，心肾不交则失眠多梦，心烦，记忆力减退；心神失养，表现为面黄，体瘦；肾开窍于耳，肾阴亏虚，不能上荣于耳，则耳鸣；肝肾同源，肾阴不足，水不涵木，肝阳偏盛则头晕；肾主骨生髓，肾阴亏虚，下焦失养，则腰膝酸软。舌尖红苔薄白，脉沉细均为脾肾两虚、心火偏旺之证。

方中重用酸枣仁，酸枣仁味甘、酸，性平。功效：养心安神，益阴敛汗。《本草纲目》记载："熟用疗胆虚不得眠。"《名医别录》记载：酸枣仁能"补中、益肝气、坚筋骨，助阴气，能令人肥健"。《太平圣惠方》记载："酸枣仁煎取汁，粳米、地黄汁，煮粥，治疗骨蒸，心烦，不得眠卧。"现代药理研究认为，酸枣仁具有镇静催眠作用，酸枣仁对鼠、猫、犬等动物和人均有显著的镇静催眠作用。对动物自发活动或被动活动均有明显的抑制作用。酸枣仁镇静催眠的有效成分有酸枣仁油乳和酸枣仁总黄酮，酸枣仁长期连续使用有耐受性，但停药1周后即可消失。酸枣仁加大剂量也不会引起动物麻醉。酸枣仁还具有抗惊、镇痛、降温作用及保护心肌、抗心律失常、降压、降脂、抗粥样硬化作用。

同时配以茯苓、白术以健脾和中，柏子仁、首乌藤以滋阴补血，养心而安神；熟地、山茱萸、枸杞子、女贞子、桑椹滋补肝肾，宁志而安神；栀子、淡豆豉清心火除烦以安神；肉桂引火归原；龙骨、牡蛎平肝潜阳，镇心而安神，全方标本同治，交通心肾，疗效显著。

＜验案二＞

患者黄某，女，46岁，初诊。

主诉：失眠、多梦半年，加重一周。

现病史：患者半年来由于工作紧张失眠，重时彻夜不能入眠，服安神催眠类中西药多种，亦时好时差，近一周由于受精神刺激，失眠加重，夜卧早醒，倘幸入眠亦多梦纷扰，伴头晕，口苦胸闷，精神倦怠，消谷善饥，腹中空虚，二便调。

查体：舌质淡，苔白，脉弦细。

诊断：不寐。

辨证：肝脾不和。

治法：平肝健脾，和胃安神。

处方：姜半夏15g，陈皮15g，黄连5g，柴胡10g，

郁金 15g，白芍 15g，党参 15g，茯苓 15g，

炒白术 15g，炒酸枣仁 20g，丹参 15g，炒枳壳 15g，

炙甘草 10g，醋香附 15g。

10 服水煎服，每日 1 剂，分两次口服。

二诊：失眠明显好转，入睡好，梦少，头晕减轻，精神好转，饮食欠佳，二便正常。

处方：原方基础上加焦三仙各 15g。

10 服水煎服，每日 1 剂，分两次口服。

验案分析：此案患者失眠多梦、口苦、头晕、舌淡脉弦为肝脾不和、胃气失和所致，由胃不和所致的失眠，当先和胃。肝失疏泄而致脾失健运、气滞湿阻，脾与胃脏腑相连，功能相谐，胃气失降可影响脾之升清，脾胃失去枢纽的作用，五脏之神失于协调而见不寐。脾胃不和，失其正常升降之职，则升降反作，阴阳失交，水火不济，阳不入于阴，而夜不能寐。寻其病机则在于中焦脾胃虚弱，运化失常，功能失司。患者平素工作紧张，加之本身心气不足，以及外部环境的影响，超越了其身体承受能力，导致心气更加虚弱，再加上精神刺激，"惊则气乱"，导致了心神无主，神无所依，则虚阳外越，进而导致严重失眠，长此以往，必然消耗气血，导致精神倦怠；再者，长期心气不足，无以暖土，则脾虚，脾虚胃强，则消谷善饥，腹中空虚；肝藏魂，因受精神刺激，扰动魂魄，则多梦纷扰。治疗以平肝健脾、和胃安神为主。方以姜半夏为君，半夏生于夏秋之交，即生于阳长之会，成于阴生之交，此一味即有引阳入阴之功，故《黄帝内经》中有半夏秫米汤，以通阴阳，安睡眠；现代药理研究半夏有镇静催眠、降低眼压作用。黄连清泻心火，并借半夏降逆之功以

复胃气之和降，且引心火下济于肾水，使水火相济；炙甘草、党参补益中焦脾胃之气，使中气健，茯苓、炒白术健脾，则脾胃升降之功复，枢之职守，而阳入于阴，水火既济，人即安寐；加焦三仙消食导滞之品，以恢复胃正常之运化，炒枳壳行气消痰，陈皮理气燥湿，炒酸枣仁宁心安神。全方以调治脾胃为主，使中焦化源与输布功能正常，则清气得升，不寐可除。

第四节 胃脘痛

胃脘痛，又称胃痛，是以上腹胃脘部近心窝处疼痛为主，多同时伴有脘腹痞满、嗳腐吞酸、不思饮食等症状的一种临床常见病证。西医学中的急慢性胃炎，胃、十二指肠溃疡病，胃神经官能症，胃黏膜脱垂症等以上腹胃脘部疼痛为主证者，均可归属中医学"胃脘痛"范畴。

一、胃脘痛的中医溯源

"胃脘痛"的病名始见于《黄帝内经》，《黄帝内经》中与胃脘痛相关的病名主要有"心痛""厥心痛""胃心痛"等。如《素问·至真要大论》说："寒厥入胃，则内生心痛。"《灵枢·厥病》记载："厥心痛，腹胀胸满，心尤痛甚，胃心痛也"。由于《黄帝内经》

各篇的论述中对胃脘痛与心痛并未做出明确区分，常常"心痛"与"胃痛"不分，从而使后世医家对胃脘痛病名的认识产生了分歧，以至医家每以本病与"心痛""心腹痛""心胃痛""心下痛""心脾痛"等混称。故历代中医文献中，凡胃脘痛未独立分门者，每兼见于"气合痛""心腹痛"等病证门中。《神农本草经》中有"心痛""心腹痛""心腹胀满痛""心下结痛"等病证，皆与胃脘痛相类。汉代张仲景在《伤寒杂病论》中提出"心下"这个部位，用以代指胃脘。其中与胃脘痛相关的病证主要有"心下急""心下痛""心下满痛""心下满微痛"等。如"太阳病，过经十余日，反二三下之，后四五日，柴胡证仍在者，先与小柴胡。呕不止，心下急，郁郁微烦者，为未解也，与大柴胡汤，下之则愈"（《伤寒论》第103条）。晋代王叔和在《脉经》中提出"胃中痛"的概念，但未与心痛相区别，仍与"心痛""心下痛"等病混称。如"胃中有寒，时苦烦痛，不食，食即心痛，胃胀支满，膈上积"。隋代巢元方在《诸病源候论》中将心痛、心腹痛各立专篇进行论述，使心痛独立出来，并指出"心腹相引痛者，足太阴之经与络俱虚，为寒冷邪气所乘故也。足太阴是脾之脉，起于足大指之端，上循属脾，络胃其支脉，复从胃别上注心，经入于胃，络注于心。此二脉俱虚，为邪所乘，正气与邪气交争，在于经则胃脘急痛，在于络则心下急痛"。在病机、病位上开始与心经心痛相区别。

金代张元素在《医学启源·主治心法》中有"胃脘痛，用草豆蔻"的记载，首载"胃脘痛"作为病证名。张从正在《儒门事亲·十形三疗》医案中有"胃脘痛：一将军病心痛不可忍，戴人曰此非心痛也，乃胃脘当心而痛也"的记载，此处也把"胃脘痛"作为病证名。

李东垣在《兰室秘藏》中首次将胃脘痛作为独立病证单设一门，明确指出胃脘痛的病位在脾胃。元代朱震亨在《丹溪心法·心脾痛》中明确提出"心痛即胃脘痛"，认识到前代医家提到的心痛大多是指胃脘痛而言。

宋代以前，胃脘痛多作为症状名而存在，并与心痛病混淆，金元时期开始成为独立病名，在明清两代则作为独立的病名广泛使用，近现代对"胃脘痛"病证名的界定更加准确科学，最终形成今天胃脘痛病名。

二、中医对胃脘痛之病因病机的认识

历代中医文献中有诸多关于胃脘痛病因病机的记载。《黄帝内经》中最早记载了胃脘痛的病因病机，认为风、寒、湿、热诸邪单独或相兼犯胃，皆可导致胃脘痛发作。如《素问·至真要大论》中云"厥阴司天，风淫所胜……民病胃脘当心而痛""太阳司天，寒淫所胜……民病厥心痛""少阳之胜，热客于胃，烦心心痛……"。《素问·五常政大论》中云"少阳司天，火气下临……心痛，胃脘痛"；又云"太阴司天，湿气下临……大寒且至……心下否痛……"又认为诸邪之中，寒邪最多见。如《素问·痹论》中云："痛者，寒气多也，有寒故痛也。"《素问·举痛论》中云："寒气客于肠胃之间，膜原之下，血不得散，小络急引，故痛。"又云："寒气客于肠胃，厥逆上出，故痛而呕也。"

汉代张仲景《伤寒杂病论》中没有单独条文专门论述胃脘痛的病因病机，而在胃脘痛的辨证施治中论及病因病机。如《伤寒论·阳明病辨证论治》中云"阳明中风……胁下及心痛，久按之气不通……"此为表邪入里化热、湿热阻滞、气机不畅而致的胃脘痛。《金匮要略·腹满寒病宿食病脉第十》中云："心胸中大寒痛，呕不能饮食，腹中寒上冲，皮起出见有头足，上下痛而不可触近，大建中汤主之。"此为脾胃虚寒而致的胃脘痛。

隋代巢元方《诸病源候论》认为"风冷"为导致胃脘痛发作的主要外感之邪，"体虚"为导致胃脘痛发作的重要内在因素，"寒热相搏，气逆攻腹乘心"为胃脘痛发作的主要发病机制。如《诸病源候论·风病诸候》中云："风入腹，拘急切痛者，是体虚受风冷，风冷客于三焦，经于脏腑，寒热交争，故心腹拘急切痛。"《诸病源候论·虚劳心腹痛候》中云："虚劳者，脏气不足，复为风邪所乘，邪正相干，冷热击搏，故心腹俱痛。"《诸病源候论·心痛病诸候》中云："心痛者，风冷邪气乘于心也……又诸脏虚受病，气乘于心者，亦令心痛，则心下急痛，谓之脾心痛也，足太阴为脾之经，与胃合，足阳明为胃之经，气虚逆乘心而痛，其状腹胀，归于心而痛甚，谓之胃心痛也。"

唐代孙思邈《备急千金要方》认为寒邪是胃脘痛发作的重要致病因素。如《备急千金要方·心脏·心腹痛》中云："寒气卒客于五脏六腑，则发卒心痛胸痹。"治"九种心痛"所用的九痛丸中附子、干姜、吴茱萸等药俱为辛热之品。北宋的《太平圣惠方》《圣济总录》《太平惠民和剂局方》等方书认为寒邪是胃脘痛发作的重要外因，脾胃虚弱是胃脘痛发作的重要内因，"脾胃虚弱，冷气乘之"是胃脘痛发作的主要发病机制。如《太平圣惠方·治脾脏冷气攻心腹疼痛诸方》中云："夫脏腑气虚，脾胃虚弱，阳气不足，阴气有余，邪冷之气，内搏于足太阴之经……正气与邪气交争，上下相击，故

x

令心腹疼痛也。"《圣济总录》中云："虚劳之人，气弱胃虚，饮食伤动，冷气乘之，邪正相干，则腹痛不已，一故令心腹俱痛也。"

南宋陈无择在《三因极一病证方论·九痛叙论》中云："夫心痛者，……以其痛在中脘，故总而言之曰心痛，其实非心痛也……十二经络外感六淫，则其气闭塞，郁于中焦，气与邪争，发为疼痛，属外所因，若五脏内动，泪以七情，则其气痞结，聚于中脘，气与血搏，发为疼痛，属内所因，饮食劳逸，触忤非类，使脏气不平，痞膈于中，食饮遁症，变乱肠胃，发为疼痛，属不内外因，治之当详分三因，通中解散，破积溃坚，随其所因，无使混滥。"此为较详细地论述了胃脘痛的病因病机及治疗原则，认为外感六淫、情志因素、饮食不节都可导致胃脘痛的发生。

金代李东垣在《东垣试效方·心胃及腹中诸痛门》中云："夫心胃痛及腹中诸痛，皆因劳役过甚，饮食失节，中气不足，寒邪乘虚而入客之，故卒然而作大痛。"元代朱震亨在《脉因证治·心腹痛》中云："劳役太甚，饮食失节，中气不足，或寒邪乘虚而入客之，或久不散郁而生热，或素有热，虚热相搏，结郁于胃脘而痛，或有实积痰饮，或气与食相郁不散，停积胃口而痛。"均此进一步论述了胃脘痛的病因病机，认为除了劳役过度、饮食不节、脾胃虚弱等因素外，郁热、实积痰饮、食滞等也可为胃脘痛的发病因素。

明代医家对胃脘痛的病因病机有了进一步的阐明。虞抟在《医学正传·胃脘痛》中云："未有不由清痰食积郁于中，七情九气触于内之所致焉。是以清阳不升，浊阴不降，而肝木之邪得以乘机侵侮而为病矣……自郁成积，自积成痰，痰火煎熬，血亦妄行，痰血相杂，妨碍升降，故胃脘疼痛……"认为各种致病因素导致中焦气机升降失常，肝木乘脾是胃脘痛发生的病理机制。龚信在《古今医鉴·心痛》中云："夫病心痛者，即胃脘痛也……治诸痛不可用补气，气旺不通，而痛愈甚，故云通则不痛，痛则不通也。""痛则不通，通则不痛。夫胃脘心脾痛者，或因身受寒邪，口食冷物，内有郁热，素有顽痰死血，或因恼怒气滞，虫动作痛，种种不同，若不分而治之，何能愈乎"，认为外感寒邪、饮食生冷、顽痰瘀血、虫积等致病因素导致中焦气机不畅，不通则痛是胃脘痛发生的病机。张介宾在《景岳全书·心腹痛》中云："凡病心腹痛者，……皆有虚实寒热之不同，宜详察而治之。""胃脘痛证，多有因食、因寒、因气不顺者，然因食因寒，亦无不皆关于气，盖食停则气滞，寒流则气凝。所以治痛之要，但察其果属实邪，当以理气为主。""气血虚寒，不能营养心脾者，最多心腹痛证……此非甘温养血，补胃和中不可也。"认为胃脘痛有虚实之不同，"不通则痛"和"不荣则痛"为胃脘痛发生的病理机制，比较全面地提出了胃脘痛的病机。

清代医家对胃脘痛的病因病机有了更加完善的认识。叶桂在《临证指南医案·胃脘痛》中云："初病在经，久痛入络，以经主气，络主血，则知其治气治血之当然也。凡气既久阻，血亦应病，循行之脉络自痹，而辛香理气，辛柔和血之法，实为对待必然之理。"病程较长之胃脘痛，络内瘀血为主要的致病因素，瘀血阻络，气滞不通为其主要的病理机制。《临证指南医案·脾胃》中云："太阴湿土，得阳始运，阳明燥土，得阴自安，以脾喜刚燥，胃喜柔润也。"认识到胃阴亏虚也是胃脘痛的重要发病因素。沈金鳌在《杂病源流犀烛·脏腑门·胃病源流》中云："胃痛，邪干胃脘痛也。胃禀冲和之气，多气多血，壮者邪不能干，虚者着而为病。偏寒偏热，水停食积，皆与真气相搏而痛，惟肝气相乘为尤甚，以木性暴，且正克也。"从胃腑的生理特点进一步阐明胃脘痛发生的病因病机，并认为脾胃虚弱和肝气犯胃是胃脘痛发生的重要致病因素。

在研习经典的基础上，根据多年的临床经验，周跃群教授对疾病有着自己的独到认识，周教授总结出"无虚不致病""有病必有瘀"的观点。周教授认为胃脘痛的发生主要为脾胃虚弱、正气不足，寒邪客胃、饮食伤胃、肝气犯胃、瘀血阻络、胃阴不足等因素导致胃气瘀滞，胃失和降、不通则通。"不通则痛"和"不荣则痛"是胃脘痛发生的两大主要机制，治疗以调和脾胃、理气化瘀为本。

周教授认为脾胃是治病之本，脾胃为中焦，是全身脏腑经络气血之转枢，脾胃健运，元气充足，气血调畅则脏腑得安，百病皆除，倡脾胃的调和以保脾气，养胃阴，顾护脾胃的基本功能，顾护脾胃的方法包括日常饮食、精神情志、养生调摄等。他认为任何饮食不节、情绪失调、劳逸过度、过服凉药等因素均可导致脾胃损伤，失其调和，而发生疾病。中医学的脾胃是后天之本，五脏六腑共同协作完成气机的升降运动，脾胃在运动中作为重要的枢纽，《素问·经脉别论》中云，"饮入于胃，游溢精气，上输于脾，脾气散精，上归于肺，通调水道，下输膀胱，水精四布，五经并行"，解释了脾胃将食物转化为水谷精微的生理功能。张元素《医学启源》云："胃气壮，则五脏六腑皆壮也。"胃气充盛能供养脏腑，使机体强壮。明代张景岳《景岳全书·杂证谟谟脾胃》："故善治脾者，能调五脏，即所以治脾胃也。"通过调理脾胃，能对五脏有治疗作用。李东垣《脾胃论》："治脾以安五脏""内伤脾胃百病生"。提出脾胃的功能正常是人体脏腑平衡的重要因素，脾胃的病变会使脏腑功能失常，因此治疗脾胃对机体脏腑功能有平衡和调节作用。《景岳全书·五味篇》："胃者，五脏六腑之海也，水谷皆入于胃。"脾胃的生理与病理的范畴，其生理功能包括人体的消化功能、支配整个与消化系统联系的组织及神经和免疫系统、人体的气血津液的代谢功能、防御功能。

周教授认为脾胃斡旋人体一身之气，包括五脏六腑之气机、元气及经络之气。脾主升清，有上升、升阳的特点，胃主降气下行，降浊的特点，斡旋气机包括升、降、出、入、运、纳、疏几方面。阳在上，阴在下，阳气降与阴气升，两者达到上下交通；肝有升发的特性与肺之肃降功能相合，疏降气机；肾中之气能上济于心配合心气下降达肾，水火相互交感，使气机升降平衡，维持机体的正常运作。《温病条辨·治病法论》："治中焦如衡，非平不安。"中焦斡旋气机升降，使机体达致协调平衡状态。脾胃属土居中，脾为脏属阴，胃为腑属阳，全身气机之升降依赖中焦，脾胃在升降周旋运动中枢纽占重要的位置。气机右旋以降，左旋则上升，左升右降斡旋气机，肝、肾、脾居于中焦及下焦则以升为顺，心、肺、胃居于中焦及上焦者则以降为和。对于脾胃而言"脾以升为顺，胃以降为和"。人体是一个整体，调理脾胃之气机，恢复脾胃之协调平衡畅通全身上下气机，人体的气机升降有度，气血畅旺，脏腑得到充养，有利脏腑的功能。上逆者宜降下陷者宜升，虚则健运脾胃，实则泄之通之。脾胃为后天之本，气血生化之源，脾胃和则五脏六腑得养而安。当脾胃虚弱，气机升降受阻，不能正常运化受纳水谷，五脏六腑不能受濡养而出现病变。肺寓升降出入于一脏，肺以降为主，肺亦能升，主出亦能入。肝与肺同样能主升降出入，肝能升发，促进脾运化及胃受纳功能，肝能入，肝藏血功能，使血行于肾再化而为精。心气之降与肾相交相济，心血在血脉中流动，心气能使血液循行周身内外上下，无所不至。肾主纳气，使清气下达于肾，肾者主水，肾蒸腾气化作用使精气上升，浊者下降，肾的蒸腾气化作用促尿液的生成和排泄。脾胃为气机升降出入转枢，脾胃气机升降紊乱促使脾胃病的发生。周教授从气机升降理论诊治泄泻、便秘、久痢、吐酸等。若脾气不升出现中焦气机壅塞的症状，出现脘腹胀满、体倦乏力、眩晕等症状；若脾虚下陷，则见脘腹下坠、脱肛、泄泻等症状；若胃气不降，腑气不通，糟粕不排，脘腹胀闷、呆纳、便秘；胃气不降反而上逆，反酸呃逆、恶心呕吐等症状。泄泻、便秘、久痢、吐酸等症属于胃肠动力障碍，强调恢复胃肠动力的功能，以调节气机升降功能为原则。脾胃为全身气机之动力源泉，调节脾胃气机升降运动，能恢复脾胃的生理功能，是治疗泄泻、便秘、吐酸、久痢等病的核心关键。

《脾胃论》："百病皆由脾胃衰而生也。"中医脾胃的概念涉及现代医学的消化系统、内分泌系统、神经系统、血液系统、免疫系统等功能，因此周教授认为脾胃乃气血生化的根源，脾胃虚弱则元气虚衰，脾胃健运则元气充足，元气充足则百病不生。《慎斋遗书》："脾胃一虚，四脏皆无生气。"脾为后天之本，脾胃是通往其他脏腑的枢纽，与脏腑之气血相使互用，亦是输布水谷精微及化生气血的场所，《灵枢》："胃之所以出气血者，经随者，五脏六腑之大也。"《素问·玉机真脏论》："胃者五脏之本也。"脾胃是人体维持生理活动的重要脏腑，脾胃之气血能灌注至其他脏腑经脉、四肢百骸，五脏六腑能得到气血能濡养，正气充足，余四脏五腑得安，疾病自除。胃病、肠病、肝病的发生与脾胃的关系密切，胃病的发生必然与脾胃功能失常有关。脾胃不和，脾胃虚弱，不通则痛或不荣则痛，胃病因此而生；脾胃位居中焦，下通肠腑，脾能升清，肠能降浊，即清阳出上窍，浊阴出下窍。若脾胃失运，清阳不能散布，浊气不能排出，外邪乘虚而入，则出现肠病；脾胃失常，木郁土虚或土壅木郁等因素导致肝病的发生。根据脾胃内伤百病由生学说，正气充足，机体腠理固密，病邪不侵，维持人体元气充足关键在于脾胃之气无所伤，然后脾胃化生气血滋养元气，元气是生命之根源，元气盛则脏腑安，脏腑和则病无所生，元气虚则脏腑衰，脏腑衰则百病生。《脾胃论·脾胃虚实传变论》："脾胃之气既伤，而元气亦不能充，而诸病之所由生也。"若脾胃内伤，脾胃失去正常功能，中焦气机升降紊乱，影响人体气机升降，使水谷的受纳腐熟及水谷精微的输布功能失常，脾胃伤使人体的气血阴阳受害，不能维持人体的正常的活动，疾病随之而生。久病体虚之人，脾气虚弱，正气虚衰，脏腑受损。《金匮要略·脏腑经络先后病脉证》中云："四季脾旺不受邪"，阴土健运，气血化源充足，脏腑得气血充养则脏器调和，肌肉四肢百骸得气血充盈则机体丰满健壮，营卫得气血充盈则腠理固密，病邪不易侵入，因此透过调补脾胃，气血充盛，能增强体质，若机体受邪气入侵亦能祛邪外出。

三、中医对胃脘痛的辨证论治

（一）辨虚实

邪气盛则实，精气夺则虚。病程较短，痛处拒按，固定不移，食少腹胀，脉盛等均为实候。有肝郁、食滞、火郁、寒客、湿热、血瘀、痰湿之别。病程长者，痛处喜按，食后缓解；痛无定处，乏力，脉虚者均属虚证。尚有气虚不运、血虚不荣、阴虚不润、阳虚寒凝之分。故辨别虚实对于临证指导具有重要意义。

（二）辨寒热

寒热是鉴别疾病属性的两大纲领，临床上，辨清胃痛的寒热属性，是正确处方的前提。从而避免出现以寒治寒、以热治热的错误。叶天士指出："寒温两法，从乎喜暖喜凉。"如胃脘冷痛，喜食热饮，得温痛减，口泛清水，多属寒证；胃脘灼痛，喜食生冷，得寒则减，泛吐酸水，多属热证。此外还应掌握寒热错杂之证的辨证要领。

（三）辨气血

胃为水谷之海，乃多气多血之腑。故辨清胃痛属气属血十分重要。初病在气，久病在血。在气者，有气滞、气虚之分。气滞证多胃脘胀满、疼痛，甚攻窜两胁等；气虚证为脘痛绵绵不休、食后腹胀，面色少华等。在血者，痛有定处，如针刺感。舌紫暗或有瘀斑，脉涩。但临床病情复杂，须仔细斟酌。治疗应以理气和胃为基准，通则不痛。胃痛实者，治以祛邪为主；胃痛虚者，应以扶正为主；属寒者，散寒即所以通；属热者，泄热即所以通；气滞者，乃理气为通；血瘀者，乃化瘀为通；属于阴虚者，养阴益胃即可；属于阳虚者，温运脾阳即可。故胃痛治疗，须审证求因，善用通法，乃为良策。

（四）辨证分型

通过多年的临床实践，周教授结合其临床表现将胃痛分六型，即饮食内停、肝气犯胃、胃中蕴热、气滞血瘀、胃阴亏虚、脾胃虚寒。

1.饮食内停证

症状：脘腹胀满疼痛，拒按，厌食，嗳腐吞酸；或呕吐不消化食物，吐后觉舒。大便不爽，矢气稍舒。舌苔厚腻，脉滑。

证候分析：多因饮食不节或过食生硬油腻，损伤脾胃；或素体脾虚，饮食无度，脾胃受损，均致健运失司，气机阻塞。故胀满而痛、拒按。浊气上逆则嗳腐吞酸，或吐不消化食物。吐后，胃气得疏则痛减。胃中食滞，腑气不降，传导受阻，故大便不爽。苔厚腻、脉滑均为食滞之证。

治法：消食导滞，健脾和胃。

方药：保和丸加减。

厚朴 15g，陈皮 15g，山楂 15g，神曲 15g，

半夏 15g，茯苓 15g，连翘 15g，砂仁 15g，

莱菔子 20g，炒麦芽 50g，鸡内金 15g，白术 15g，

炙甘草 15g。

方解：方用山楂、神曲、炒麦芽消食化积，加之鸡内金可增消食导滞之力。莱菔子、厚朴健胃下气、除胀；白术、半夏、陈皮、茯苓健脾化湿，和胃止呕；连翘既可散结以消积，又可清食积之热；炙甘草调和诸药，健脾和中。全方共奏消食导滞和胃之效。

加减：若脘腹胀甚者，可加枳实、槟榔等以行气消滞；若胃胀痛而便闭者，可合用小承气汤以通腑行气；胃痛急剧者，伴见黄燥苔、便秘者，加大黄以泄热攻积、荡涤肠胃。

2.肝气犯胃证

症状：胃脘胀痛，连及两胁，嗳气频作；胸闷、善太息。大便不畅，常情志抑郁、忧思恼怒而痛作，得嗳气、矢气则舒。舌苔薄白、脉弦。

证候分析：《类证治裁》提到："故诸症多自肝来，以其犯中焦之脾，刚性难驯。"肝为刚脏，喜条达恶抑郁。周教授认为本证

多因为情怀抑郁、肝气不舒、横逆犯胃，和降失司而作痛。病位在胃、肝。肝气犯胃，胃失和降，故发为胃痛，连及两胁。胃气上逆，则脘胀嗳气；肝气郁滞，疏泄失司，故胸闷、善太息，以及气滞肠道传导失常，则大便不畅。若情志不和、恼怒抑郁，则肝郁更甚。舌苔薄白，脉弦俱为肝气郁滞之象。

治法：疏肝理气，和胃止痛

方药：解郁汤加减。

厚朴 15g，陈皮 15g，白术 25g，木香 15g，

柴胡 15g，白芍 15g，当归 15g，川楝子 15g，

香附 25g，郁金 20g，炙甘草 15g。

方解：就本证型来看，方中柴胡、香附、郁金以疏肝解郁；厚朴行气消胀；陈皮、白术理气和胃；木香、川楝子以行气止痛；当归、白芍共伍则养血柔肝，使得肝血和则肝体柔。炙甘草甘缓和中，调和诸药。全方可使肝气舒畅，胃气安和。

加减：若胃痛甚者，加延胡索以增理气止痛，但延胡索能活血祛瘀，故孕妇须慎用。嗳气频发者，可加旋覆花、沉香以顺气降逆；泛吐酸水者，加煅瓦楞子、海螵蛸以制酸止痛。

3. 胃中蕴热证

症状：胃脘灼热、疼痛；嘈杂吐酸，口干喜冷饮；甚则大便干结。舌红苔黄，脉滑数。

证候分析：胃以降为顺。胃气阻滞，日久化热，导致胃脘灼热疼痛；胃失和降，逆而上冲，故嘈杂吐酸；胃热日久，灼伤津液，则口干、喜冷饮。肠胃积热，津液枯燥，肠道失润，无水行舟，故见大便秘结。故"独有一种阳明之火，入于胃而热……殷殷而痛者……""又有

一种胃中作酸……此痛是胃中一种酸热也……"舌红苔黄，脉滑数乃为胃中蕴热之证。

治法：清热泻火，健脾理气

方药：泻心汤加减

　　　厚朴 15g，陈皮 15g，白术 25g，炙甘草 15g，

　　　砂仁 15g，黄连 15g，炒麦芽 50g，鸡内金 15g，

　　　黄芩 10g，大黄 5g。

方解：根据金代刘完素的用药经验，黄连、黄芩为苦寒守中之品。虽可清热燥湿，但易阻碍脾胃气机。气机郁滞，热邪不得外达，易化为蕴热，缠绵不愈。厚朴、陈皮、砂仁以行气，防止气机郁滞。白术、炙甘草健脾益气；炒麦芽、鸡内金消食和胃，避免黄连、黄芩、大黄苦寒败胃。故全方共奏清热泻火、健脾理气之功。

加减：若胃痛甚者，加以木香、胡延索等以行气止痛。吞酸重者，加乌贼骨、煅瓦楞子以制酸止痛。火热内盛，灼伤胃络而致吐血者，为肝胃郁热，可加黄连、吴茱萸以清肝泄热，和胃止痛。

4.气滞血瘀证

症状：胃脘胀痛，窜痛，继则出现刺痛，痛处固定、拒按，有针刺感，食后痛甚；或见吐血，或大便色黑。舌质紫暗或有瘀斑，脉涩。

证候分析：周老认为"初病在经，久痛入络"，故初期则见胃脘胀痛，窜痛。"久病必虚，久病致瘀"。气为血之帅，血为气之母。气滞日久，则致血瘀内停；瘀血有形，故出现刺痛，痛处固定、拒按。瘀血积于胃络，则脉络壅遏，故痛如针刺。瘀血阻胃，水谷难消，触动气瘀，则食后痛甚。瘀停胃中，则见呕血；瘀停肠间，则见黑便。

血瘀则舌质紫暗或有瘀斑、脉涩。叶桂从胃脘痛的发生、发展角度认识其病机演变，提出"胃病久而屡发，必有凝痰聚瘀"。

治法：理气和胃，化瘀通络。

方药：失笑散加减。

> 厚朴 15g，陈皮 15g，五灵脂 6g，炙甘草 15g，
>
> 蒲黄 6g，砂仁 15g，郁金 15g，鸡内金 15g，
>
> 红花 15g，大黄 5g，川芎 15g，炒麦芽 50g。

方解：叶天士认为厚朴少量通阳，故可行胃中气滞。张锡纯认为鸡内金善于化积，可治胃中瘀血。炒麦芽疏肝，使气机条达。陈皮、砂仁行气和胃。失笑散一方，活血化瘀、散结止痛，加入大黄一味，逐瘀通腑，以增效力。川芎乃血中之气药，配以郁金、红花，则既能活血祛瘀，又可行气止痛，故"气滞则血瘀，气行则血行"。炙甘草调和诸药，缓急和中。以上诸药合用，共奏理气和胃、化瘀通络之功。

加减：如痛甚者，可加延胡索、木香、枳壳等以增活血行气止痛之力；若呕血、黑便者，兼见面色萎黄，舌淡、脉弱者，可加党参、黄芪等以益气活血；若出血不止，加三七、白及以化瘀止血；若兼口干咽燥，舌质光红、无苔，脉细数者，为胃阴虚内热，酌加生地、沙参、丹皮、阿胶以滋阴润燥、凉血止血。

5.胃阴亏虚证

症状：胃脘隐隐灼痛，嘈杂不舒，似饥而不欲食，干呕呃逆，咽干口燥，大便干结，小便短少。舌红少津，脉细数。

证候分析：胃阴亏虚也是胃痛的重要发病因素。本证多由温病后期或情志郁结、气郁化火，从而耗上胃阴，失与濡润，不荣则痛。

胃阴亏虚，胃失濡润，虚热郁胃，故见胃脘隐隐灼痛、嘈杂。胃阴不足，受纳腐熟失常，则饥不欲食。阴虚内热，津不上承，则咽干口燥；肠道失润，而大便干结。小便短少，舌红少津，脉象细数，均为阴虚内热之象。

治法：养阴益胃，健脾和中

方药：益胃汤加减。

沙参25g，麦冬20g，当归15g，川楝子15g，

玉竹10g，生地25g，厚朴15g，陈皮15g，

白术25g，砂仁15g，炒麦芽50g，鸡内金15g，

炙甘草15g。

方解：麦冬、生地两药相伍，则养阴清热、生津润燥；配以沙参、玉竹以加强益胃养阴之功。当归养血活血，川楝子行气止痛。配以厚朴、陈皮、白术、炒麦芽、鸡内金健脾行气、消食和胃，以防止以上用药过分滋腻碍胃。故全方共奏养阴益胃、健脾和中之效。

加减：若胃脘灼痛、嘈杂吞酸者，可加吴茱萸、黄连、海螵蛸以制酸止痛；疼痛较甚，兼气滞者，可加郁金、佛手、玫瑰花等行气止痛；若阴虚胃热甚者，可加知母、石斛以养阴清胃；大便秘结者，加火麻仁、瓜蒌仁、柏子仁等润肠通便。

6.脾胃虚寒证

症状：胃脘隐痛，绵绵不休，喜温喜按，空腹痛甚，得食缓减；劳累或受凉后加重，泛吐清水，纳差，倦怠乏力，甚则手足不温，大便溏薄。舌质淡，苔白，脉虚弱或迟缓。

证候分析：本证由于脾阳亏虚，寒自内生，失于温运，故胃脘隐痛。胃虚得食，则产热助正抗邪，所以进食痛止。中寒内生，故

胃痛绵绵，喜温喜按。胃虚得食，则正气来复以抗邪，所以进食缓解。脾虚水湿不运而上逆，故泛吐清水。中焦虚寒，受纳失司，则纳差。脾阳虚衰，温煦失职，故手足不温；脾虚生化乏源，肌肉、肢体失于濡养，故倦怠乏力。脾虚生湿，下注肠道，则大便溏薄。舌淡苔白，脉虚弱或迟缓，均为脾胃虚寒之象。

治法：健胃和中，温运脾阳

方药：小建中汤加减。

党参 20g，陈皮 15g，黄芪 25g，白术 25g，

干姜 15g，茯苓 25g，砂仁 15g，炙甘草 15g，

桂枝 10g，饴糖 30g，厚朴 15g。

方解：干姜，温中散寒，健运脾阳，配以桂枝，温阳气，祛寒邪；饴糖，温补中焦，缓急止痛；黄芪、党参均有益气健脾之功，两者相伍，更增益气之效；白术、茯苓健脾利湿；厚朴、砂仁、陈皮行气温中、化湿和胃。炙甘草与诸药配伍，一助健脾益气，二为缓急止痛，三则调和药性。

加减：若痛甚者，加高良姜、香附以温中散寒，行气止痛；泛酸者，加吴茱萸、煅瓦楞子以制酸和胃；阳虚气滞、疼痛不缓者，加木香、枳壳等以行气止痛；若兼见形寒肢冷，腰膝酸软，可加附子温肾暖脾。

四、验案举例

＜验案一＞

患者杨某，男，45 岁。2010 年 4 月 5 日初诊。

主诉：胃脘隐痛痞胀间断发作 10 余年。

病史：患者 10 余年来胃脘隐痛反复不愈，初发时空腹为甚，食

后可缓，2005 年前查胃镜为十二指肠球部溃疡，予奥美拉唑等药物治疗疼痛渐消失，此后每因饥饱失常、工作劳累及气候变化等易于发作，兼有胃脘痞胀，间断服用奥美拉唑等抑酸剂治疗，症情未平，2008 年复查胃镜示中度萎缩性胃炎。多年来饮食减少，形体不丰，深为所苦，来寻周老诊治。患者平素经常在外工作，虽无烟酒嗜好，但生活饮食无规律。其母有消化性溃疡病史。刻诊：胃脘隐痛痞胀仍作，食后尤甚，时有胀痛，以空腹为主，食后痛减，暖气不著，无呕吐，腹部鸣响，矢气较多，大便不黑，日行 1 次，舌微红，苔白腻，脉虚弦。腹诊中脘轻度压痛，按之则舒。

诊断：胃脘痛。

辨证：辨为虚实夹杂，中虚气滞，痰饮内停。

治法：治当标本兼顾，拟法调中理气，和胃化饮。

方药：太子参 15g，山药 15g，茯苓 20g，炒白术 12g，

　　　白芍 15g，炙甘草 10g，苏梗 10g，鸡内金 20g，

　　　陈皮 10g，佛手 10g，泽泻 10g。

二诊：患者再次复查胃镜示轻度萎缩性胃炎，轻度异型增生，查上消化道钡餐示轻度胃下垂。服药剂，胃脘隐痛痞胀未减，食后不适，终日不饥，腹中鸣响，饮水不多，小腹坠胀，大便先干后溏，日行 1 次，舌微红，苔薄白，脉虚弦。中虚气滞，兼有痰饮，拟再原法参治。

三诊：再进剂，胃脘隐痛痞胀显著改善，知饥欲食，腹鸣、小腹坠胀也减，腑行正常，舌尖微红，苔薄白，脉细弦。胃中气滞，拟再养胃理气。太子参 15g，炒白术 15g，山药 15g，茯苓 20g，白芍 15g，炙甘草 10g，苏梗 10g，陈皮 10g，佛手 10，焦三仙各

15g。服药半月，症状渐平。此后在上方基础加减用药治疗年余，诸症未作。

验案分析：患者工作辛劳，饮食不节，复加制酸之剂，损伤脾胃，盖脾主升，胃主降，乃气机升降之枢纽，脾胃虚弱，升降失司，气机阻滞，故成胃脘隐痛痞胀之疾，脾失健运，则生痰饮，腹中鸣响胃不磨谷，失于受纳，故终日不饥。本案虚实夹杂，因虚致实，中虚即脾胃气虚，实则气滞痰饮。周教授认为这是胃脘痛病机的双重特性，亦示病机的复杂性。在诊断和治疗过程中，必须详细辨证，慎勿偏执中虚而一味补气健脾，当补中有消、有运、有化，冀其补而不滞，方能有利于病。故本案标本兼顾，法以调中理气、和胃化饮为主，药用太子参、白术、山药、茯苓、甘草健脾益气苏梗、陈皮、佛手、香附、木香等理气止痛。本案的特点之一，周教授以苏梗易桂枝，将苓桂术甘汤化裁为苓苏术甘汤以温中化饮，二诊时见效不著，茯苓加大用量，以增健脾利水之功，周教授经验，本品既能利水，又可开胃。本案中虚气滞，夹有痰饮，然以健脾和中贯穿始终，复脾胃升降之功，气机得畅，痰饮得化，胃痛向愈。

< 验案二 >

患者王某，女，50 岁。2019 年 3 月 1 日初诊。

主诉：胃痛反复 2 年，加重 1 周。

现病史：患者 2 年前因情绪波动及不规律饮食后出现胃脘部疼痛，胀痛、反酸，就诊于外院查胃镜检查，诊断为"十二指肠溃疡"，予以抗酸剂治疗，疗效不显。1 周前因情志刺激诱发并加重，症见：胃胀痛、烧灼感、口中泛酸，大便秘结，舌红，苔薄黄，脉弦。

诊断：胃脘痛。

辨证：肝气犯胃

处方：青皮 10g，陈皮 10g，牡丹皮 10g，栀子 15g，

浙贝母 10g，泽泻 10g，白芍 10g，川楝子 10g，

延胡索 10g，厚朴 30g，枳实 15g，广木香 6g，

煅瓦楞子 10g，甘草 6g，白术 10g。

7 剂水煎服，每日 1 剂，分 2 次饭后温服。

胃脘胀痛稍微减轻，灼热感有所缓解，仍然大便秘结，舌红，苔薄黄，脉弦。在原方基础上加大黄 5g，加火麻仁 30g 以润肠通便，14 剂水煎服。半月后回访，患者胃脘痛基本痊愈。

验案分析：患者以胃胀痛为主，可知为胃痛实证。胃脘灼痛，胃中烧灼感，大便秘结，舌红，苔薄黄，脉弦，可知此为火郁胃痛，此为肝气犯胃、气郁化热，胃气郁滞所致。治疗以疏肝泄热、行气和胃、理气止痛为法，予厚朴三物汤加减治之。方中又入白术、甘草以益气健脾扶正。疾病治疗过程中，祛邪不忘扶正。

　　病毒性肝炎按病原学目前至少可分为甲型肝炎、乙型肝炎、丙型肝炎、丁型肝炎、戊型肝炎五型，临床上最常见的为乙型病毒性肝炎。全球60亿人口中，约1/2生活在乙型肝炎病毒（HBV）高流行区，约20亿人被证明有HBV感染，3亿~4亿人为HBV慢性感染，其中25%~40%最终将死于肝硬化和肝癌。世界卫生组织报告，全球前10位疾病死因中乙型肝炎占第7位，每年因乙型肝炎死亡约75万例。

　　甲型肝炎（HA）的发病机制尚未充分明了，目前认为甲型肝炎病毒（HAV）经口进入消化道黏膜后，先在肠道中繁殖，经过短暂的病毒血症后，病毒在肝细胞内增殖，以其致细胞病变作用的方式杀伤肝细胞。另外，免疫反应机制可能也参与甲型肝炎的发病过程，可能由于 HAV 在肝细胞内增殖和 HAV-Ag 在肝细胞膜上表达，引起细胞毒性 T 细胞攻击而导致肝细胞损伤，随着病情发展，血循环内先后出现抗 -HAVIgM 及 IgG 抗体，HAV 被清除，身体恢复。

乙型肝炎病毒（HBV）在肝细胞内繁殖，并不损伤肝细胞，肝脏病变主要取决于宿主的免疫应答，其确切机制尚待阐明。急性肝炎患者的免疫功能正常，HBV 在肝细胞内复制，在肝细胞膜上表达为特异性抗原。HBsAg 与 HBcAg 可能是主要的靶抗原。肝细胞膜上的靶抗原与致敏的淋巴细胞结合，进而通过淋巴因子杀伤肝细胞。同时，特异性体液免疫应答产生抗体（如抗 -HBs）释放入血液，中和病毒，将病毒清除，感染停止，疾病痊愈。

丙型肝炎病毒（HCV）在肝细胞内复制引起肝细胞结构和功能改变，或干扰肝细胞内蛋白合成，造成肝细胞变性和坏死。免疫因素尤其是细胞免疫异常可能会引起急性肝损伤，但更可能是慢性肝损伤的重要机制。

丁型肝炎病毒（HDV）对肝细胞有直接细胞毒作用，可直接损伤肝细胞。HDV 可增加 HBsAg 携带者急性肝炎的发病率及病死率。

戊型肝炎病毒（HEV）经口感染，由肠道侵入肝脏繁殖，于潜伏期末及急性期粪便排出病毒。戊型肝炎（HE）的肝脏病变与甲型肝炎（HA）相似，经免疫组织化学检查，肝组织坏死灶浸润的大多数细胞为 CD8 细胞，不少含 HEV 颗粒的肝细胞并不发生变性，故认为 HEV 无直接细胞致病性，损伤的肝细胞常与淋巴细胞接触密切，表明本病肝细胞损害可能是由细胞免疫介导。

慢性病毒性肝炎是指由嗜肝病毒引起的、病程超过半年、肝脏组织病理学呈现慢性炎症的疾病。在已经确认的五种嗜肝病毒中，一般认为甲型、戊型肝炎病毒不会导致慢性肝炎；乙型、丙型、丁型肝炎病毒均可导致慢性肝炎。慢性乙型肝炎是感染 HBV 所致，慢性肝炎的发病机制取决于病毒与人体免疫系统的相互作用。病毒方面包括 HBV-DNA 突变、整合及合并丙型、丁型病毒感染；机体免疫方面包括特异性免疫应答异常（免疫耐受）及干扰素等应答能力低下等。

HCV 感染是一种主要经血液传播的全球性疾病，全球约有 1.23 亿人感染丙型肝炎病毒，我国一般人群抗 -HCV 阳性率为 3.2%。大部分丙型肝炎患者发现时就已经慢性化，而慢性丙型肝炎临床表现多样，除了有肝脏病变外，还会有多个肝外系统的损害，慢性丙型肝炎患者 20 年后发生肝硬化的概率是 10%~15%，及时有效地诊断和治疗可以使 50%~70% 的患者治愈。HCV 具有直接杀伤肝细胞的作用，这可能就是急性肝损伤的主要原因，慢性肝损伤的发病机制，目前倾向于免疫系统和病毒的共同作用。

各种病毒性肝炎的基本病理变化是相同的，其特点为肝实质细胞的变性和坏死、肝脏炎症和渗出反应以及肝细胞的再生。少数特殊类型的肝炎，以胆汁淤积为突出的病理表现。

各型病毒性肝炎的临床表现基本相同，很难鉴别，根据病程的长短、病情严重程度、黄疸出现与否，以及特殊临床表现，病毒性肝炎的临床分型如下：①急性肝炎：急性无黄疸型、急性黄疸型；②慢性肝炎：轻度、中度、重度；③重型肝炎：急性重型肝炎、亚急重型肝炎、慢性重型肝炎；④淤胆型肝炎；⑤肝炎后肝硬化。

中医对于肝炎的认识，散见于黄疸、胁痛、郁证、鼓胀及癥积等证候中。《灵枢·论疾诊尺》更明确指出黄疸与食欲不振的关系：

"身痛而色微黄，齿垢黄，爪甲上黄、黄疸也。安卧，小便黄赤，脉小而涩者，不嗜食。"《古今医鉴·胁痛》详细论述了胁痛的病因病机及治疗原则与方法。如曰："胁痛者……若因怒伤触，悲哀气结，饮食过度，冷热失调，颠仆伤形，或痰积流注于血，与血相搏，皆能为痛……治之当以散结顺气，化痰和血为主，平其肝而导其气，则无有不愈。"

一、肝病的中医溯源

（一）中医对肝的认识

由于历史条件的限制，古人对肝脏的解剖位置未能进行精确的描述，但也有了比较科学的认识。《灵枢·经水》篇指出："夫八尺之士，皮肉在此，外可度量切循而得之其死，可解剖而视之。其脏之坚脆，腑之大小，脉之长短，血之清浊……皆有大数。"《黄帝内经》《难经》等书的不少篇章对肝脏数量、大小、位置、形态结构的描述中也不难看出其与现代医学解剖内容有惊人的相似。《灵枢》有曰"阙"指的是胸廓，"在下"即指季肋部，可见古人已经认识到肝的位置在季肋独有两叶。《难经·四十二难》又云："肝重四斤四两，左三叶，右四叶，凡七叶，主藏魂。"文中所载肝重与现代解剖学对肝脏的认识大致相近。"肝独有两叶"当指肝脏本身；"左三叶，右四叶，凡七叶"似指肝脏下面之胆囊、肝门等邻近器官，如此描述虽不尽精确，但反映了中医学关于肝脏最早的解剖学概念。

肝是中医五脏之一，为藏血之脏而主疏泄，既贮藏有形之血，又疏泄无形之气，有"体阴用阳"之谓，在五脏分类中居其首，故《素问·灵兰秘典论》说："肝者，将军之官，谋略出焉。"肝藏魂，在志为怒，在液为泪，在体合筋，其华在爪。肝在五行中属木，阴阳五行学说认为：肝之属性比拟为风木，风者善行而数变，木则生机活泼，性其母属水，其子属火。

（二）肝的特点

1.肝体阴用阳

"体阴而用阳"是表述肝之特性的专用述语，出自清代叶天士《临证指南医案·卷一》，其精辟地概括了肝刚柔相济、阳用易亢、体阴易亏、体用互病的生理病理特点。

肝体阴用阳，其中体阴，一方面是指肝属脏，属阴脏；另一方面指肝藏血，血属阴，肝为刚脏，非柔润不和，必赖阴血之滋养方能发挥其正常的生理作用。用阳是言生理方面，肝主疏泄，其气主升主动，性喜条达，内寄相火，其性属阳。体阴而用阳体现了肝藏血与主疏泄两者的关系。一者血为阴，气属阳，开阴肝阳共存于一体，对立统一，消长平衡则肝不偏不倚，不亢不卑，发挥正常生理功能。肝得所藏之血的濡养而疏泄正常，肝阳不亢。同时，疏泄气机，能促进人体各脏将富余之血归藏于肝，并将肝藏之于血海中的血及时地根据人体生理之所需予以重新分配，因此说"肝藏血是肝主疏泄、调畅气机功能在血液运行方面的体现"。所以肝藏血（体阴）与肝主疏泄、调畅气机(用阳)两者相互制约、互相促进共同维持肝气主升、主动特性及其机能活动。

若肝用异常则疏泄失度，阴阳失衡，出现肝气郁结，肝火上炎，肝阳上亢，肝风内动等病理，且可互相化生，如气郁化火，火极生风，阳亢生风，表现出升、动、逆、窜的病理趋向。概而言之，气、火、风、阳皆乃肝用异常的四种病理表现形式，所谓一源四歧而已，在证候上常归纳为实证。

至于肝体不足则出现肝阴亏虚、肝血不足之病理，在证候上常归之虚证。由于肝在病理上常表现肝阳易亢、肝体易亏而导致临床肝病热多寒少，阴血虚多而阳气虚少。因阴阳互根互化，肝体阴不足可导致阳用异常，阳用异常亦可导致体阴不足，所以临床上标实之下常有本虚，本虚之证亦见标实。故肝生理上体现出体阴用阳、刚柔相济的特性。

病理上，外邪致病或肝脏自病往往是先伤其"用"，后波及其"体"，多为肝郁气滞疾患，日久耗阴损血，故出现肝阴虚、肝血虚等症。总之肝之病理特点可概括为易郁、易亢易动、易变、易虚，即阳用易亢、体阴易亏、体用互病的特点。

2.肝为刚脏

《杂病源流犀烛》云："肝……其体柔而刚，直而升，以应乎春。"肝为刚脏是指肝气易升易动及其病变上多有暴急猛烈的特点。《素问·调经论》云："血之于气，并走于上，则为大厥，厥则暴死，气复反则生，不反则死。"这一特性乃是肝主升、主动、肝气刚强暴急、体阴用阳诸特征的综合体现。肝为刚脏是以肝藏血与疏泄气机关系为生理基础，肝阴血失于滋养是导致疏泄失常所发生的主升、主动太过为病理基础，前人又通过肝为将军之官的类比思维，形成了肝为刚脏的特性这一观点。肝赖所藏阴血而滋养，如若肝失其所养，疏泄失常，极易产生升动太过的病理变化，如肝气上逆、肝火上炎、肝阳上亢、肝风内动等，临床上除有头痛、头晕、目眩等症状外，常有烦躁、暴怒、筋脉拘挛、抽搐、角弓反张，甚则突然昏倒，这都是肝气刚强暴急特征的病理体现，治疗时应当根据其为刚脏的特性，以滋阴、养血、柔肝为治本之法，《张景岳医学全书·类经》有曰："肝为将军之官其志怒，其气急，急则自伤，反为所苦，故宜食甘以缓之，则急者可平，柔能制刚也。"肝本为刚脏，以血为体，以气为用，气急则伤血，故反为所苦。《血证论·脏腑病机论》曰："肝属木，木气冲和发达，不致遏郁，则血脉得畅。"清代林佩琴在《类证治裁·肝气论治》中指出："肝为刚脏，职司疏泄，用药不宜刚而宜柔，不宜伐而宜和。"真可谓是对肝为刚脏理论运用的经验之谈。

（三）肝的功能

1.肝主藏血：主藏血包括以下 3 个方面的功能。

（1）肝有贮藏和调节血量的功能，人体各部的血流量，可受机体活动量的增减、情绪的变化、外界气候变化等因素影响而作相应的增减，这种变化是通过肝的藏血和疏泄功能实现的。当机体活动剧烈或情绪激动时，肝脏就通过肝气的疏泄作用将所贮藏的血液向外周输布，以供机体的需要。当人体处于安静或情绪稳定时，机体外周对血液的需求量相对减少，部分血液便又归藏于肝。《素问·调经论》说："肝藏血。"《素问·五藏生成》说："人卧血归于肝。"王冰对此注解说："肝藏血，心行之，人动则血运于诸经，人静则血归于肝藏。何者？肝主血海故也。"

（2）肝有防止出血的作用，气有固摄血液之能，肝气充足，则能固摄肝血而不致出血；又因阴气主凝，肝阴充足肝阳被涵，阴阳协调，则能发挥凝血功能而防止出血，故明代章潢《图书编》说："肝者，凝血之本。"指出肝敛藏的作用可以使血不妄动而内藏。

（3）肝贮藏血对疏泄功能的制约作用，肝内有一定血量，肝体柔和，可以制约肝的阳气升腾，勿使过亢，从而维护肝的疏泄功能冲和调达。《素问·五脏生成》说："肝受血而能视，足受血而能步，掌受血而能握，指受血而能摄。"可见，肝主藏血功能正常对全身机能活动有重要作用。

2.肝主疏泄

（1）肝主疏泄的溯源："疏泄"一词，首载于《素问·五常政大论》，其中有曰："发生之纪，是为启陈，土疏泄，苍气达。"《素问·宝命全形论》有"土得木而达"的论述。《黄帝内经》以取类比象之法，取木之舒展条达、升发宣散的特性来形容肝的疏泄功能。再者，在《黄帝内经》之前，《礼记·月令篇》已有"孟春之月……祭先脾、……其器疏以达，……盛蒉在木"的记载，可见那时就已认识到木（肝）有疏泄条达的功能。之后，元代朱丹溪开始用"疏泄达"来解释肝的功能，他在《格致余论·阳有余而阴不足》中指出"主闭藏者肾也，主疏泄者肝也"，指肝具有疏泄精气的功能。缪希雍在《神农本草经疏》中亦说："扶苏条达，木之象也；升发开展，魂之用也。"更为明确地认识到肝（木）具有疏泄之功，条达之性。明代薛立斋《内科摘要·卷下》将"司疏泄者肝也"改为"肝主疏泄"，进一步肯定了"肝主疏泄"这一功能特性。清代唐容川在《血证论·脏腑病机论》从理论上对肝主疏泄认识更趋完善，他说："木之性主于疏泄，食气入胃，全赖肝木之气以疏泄之，而水谷乃化，设肝不能疏泄水谷，渗泻中满之证，在所不免。"这里主要讲肝主疏泄对消化的影响。叶天士在《临证指南医案》中，亦记载了诸如"气郁不好，木不条达，暖则少宽"的病例。由此可见，肝主疏泄理论是历代医家从实践中总结出来的。

（2）肝主疏泄的生理功能：肝主疏泄的生理功能涉及范围甚广，

人体五脏六腑及其物质精、气、血、津液和神志都必须在肝脏疏泄功能正常的条件下，而发挥各自应有的作用。正如周学海所言："凡脏腑十二经之气化，皆必藉肝胆之气化以鼓舞之，始能调畅而不病。"

肝主疏泄的实质：疏泄的含义颇为广泛，指肝气的疏通、宣散、调畅等作用。肝的疏泄功能直接关系着人体气机的流通调畅。"肝主疏泄"的概念，实质在于保持全身气机的流畅，以调节气血、津液等的正常运行，而实现对机体的精神情志、饮食运化、水液代谢等诸种生理活动的调理作用，而这些生理活动的进行又是通过脾主运化，心主血，肺主气，肾藏精、主水的功能得以具体体现。肝性喜条达而恶抑郁，其疏泄作用除能协调脏腑气机外，本脏之藏血、藏魂、主筋、开窍于目等诸种生理功能无不与疏泄功能有关。也就是说，肝的疏泄功能是人体脏腑功能活动基本形式的概括。疏泄失常则气机紊乱，脏腑功能失调，诸病丛生。

（3）肝主疏泄的内容：肝主疏泄是指肝具有疏通条畅全身气机，促使其畅达、宣泄的作用。《素问·常政大论》："发生之纪，是谓启陈。土疏泄，苍气达，阳和布化，阴气乃随，生气淳化，万物以荣。"指出了肝主疏泄、木主生发的特征。由于肝的生理特点主升、主动，故对全身气机的疏通、升发起着重要的调节作用。肝气疏泄正常，则脾气自升，胃气自降，气机流畅，纳化自如；心火下降，肾水温升，阴阳相交，水火既济；肝升发，肺肃降，升降得宜，则气机调畅。如此则脏腑经络、气血津液才能发挥其正常功能，生命方能生息不休。而且，经过后世医家的临床辨证应用，逐渐形成了比较完整的肝主疏泄的概念。肝主疏泄在人体生理活动中的主要作用大致可以归纳为以下几方面：

①疏通气血：肝脏体阴而用阳，以血为本，主藏血，司血液的贮存调节。李杲有云："血者，皆肝所主。"秦伯未说："肝藏血，其化为荣。"而血的运行无不受肝气的影响。肝（气）主动主升，有利于气的疏通畅达，有利于脏腑气机的升降出入运动，所以肝的疏泄功能正常，气机才能调畅，脏腑功能才能保持协调平衡。同时，气机的通畅又是推动和津液运行的基本条件，"气行则血行，气滞则血瘀"。肝的疏泄作用能直接影响气机调畅。若肝的疏泄功能正常，则气机调达，血脉畅通，气血运行正常，人体则健康无病。即丹溪所谓"气血冲和，百病不生"。只有气机调畅，才能充分发挥心主血脉、肺助心行血、脾统血的作用，从而保证气血的正常运行。"心主身之血脉，肝旺心亦旺"，肝脏可通过调畅心气使气机流通，协助心气推动血液运行。故唐容川《血证论·脏腑病机论》说："肝属木，木气冲和条达，不致遏郁，则血脉得畅。"

现代医学认为，肝脏与凝血和抗凝血物质的生成和清除有关。在正常情况下，机体内的凝血活动与纤溶活动之间相互保持着动态平衡，而肝脏在这一平衡中发挥着重要影响。此外，肝脏还可合成大部分血浆蛋白和血管紧张素原，后者在一系列的转化之后可调节血压和血容量。

②调畅情志：人的精神情志活动，虽属心神所主，但也与肝的生理功能密切相关。一方面，"肝藏魂，主谋虑"；另一方面，肝通过对血液、气机等方面的调节来协调自身的精神情志活动。正常的情志活动，依赖于气血的正常运行。情志异常对机体生理活动的影响也在于干扰正常的气血运行，《素问·举痛论》所说的"百病生于气也"，就是针对情志所伤，影响气机的调畅而言。所以肝的

疏泄功能具有调畅情志的作用。《素问·灵兰秘典论》曰："肝者，将军之官，谋虑出焉。"《素问·五脏生成篇》亦云："肝者……魂之居也。"这里所说的"谋虑""魂"，均为精神意识的范畴。其中，尤以忧郁、愤怒均与肝的关系更为密切。只有肝的疏泄功能正常，人体就能较好地调节自身的情志活动，使心情愉快，气和志达，思维敏捷，否则就可引起情志异常变化，或抑郁，或亢奋。另外，外来的精神刺激，特别是郁怒，又常可引起肝的疏泄失常。所以中医有"肝喜条达而恶抑郁"和"暴怒伤肝的理论"。

现代医学从生化角度对"肝疏情志"理论亦得到两方面的认识：第一，肝脏可调节血糖，生成酮体，两者充分保证大脑组织的能量供应，从而为大脑的精神情志活动的正常发挥提供物质基础。第二，肝脏是灭活激素的重要器官，而且还可合成运输激素的血浆蛋白质。因此，肝脏可影响外周激素的活性与浓度。而有报道雄激素及甲状腺激素与人类精神活动及行为均存在一定的关系，这一切提示，肝脏的确在很大程度上对精神活动发生一定的影响。

③分泌、排泄胆汁：肝与胆互为表里，胆附于肝叶间，与肝相连，内藏胆汁，肝胆在生理上密切联系，肝之余气化为精汁，溢入于胆，胆汁排泄到肠腔内，帮助食物的消化和吸收。《东医宝鉴·内景篇》曰："肝之余气，溢入于胆，聚而成精。"说明胆汁是肝之余气积聚而成，肝的疏泄功能正常，则胆汁能正常地分泌和排泄，助胃以腐熟水谷。而胆汁的适量贮存与及时排泄只有在肝气调畅的状态下才能顺利进行。因为胆汁是参与消化食物的"精汁"，所以肝的疏泄功能正常与否，直接关系到胆汁的分泌排泄是否正常，可见肝的疏泄分泌和排泄胆汁对脾胃消化功能有重要促进作用。肝的疏泄功能

失常，会影响胆汁的正常分泌排泄，从而影响消化功能，如出现口苦、黄疸、厌食、腹胀等症状。

④疏调脾胃：脾胃是人体主要消化器官。盖胃气主降，受纳腐熟水谷，输送于脾，脾气主升，运化水谷精微以灌溉四旁。而肝主疏泄则是保证脾胃升降机枢能够协调不紊的重要条件。"土得木而达"，脾胃如能得到冲和舒展的肝木以助，便能够升降有序，更好发挥其生气淳化，长养万物的功用。正所谓"土生万物……苟非风木和柔之气，内居其间何以使土脉和动"。脾胃的健运，不但需要脾气的充足，而且还需要肝气的调节、疏通。正如《血证论》所云："木之性主于疏泄，食气入胃，全赖肝木之气以疏泄之，而水谷乃化。"肝气疏泄正常，则脾胃升降协调，纳化功能健旺，消化吸收良好。

⑤调节能量代谢：肝脏对人体能量代谢有着重要的调节作用，主要表现在：第一，摄取能量。《素问·经脉别论》曰："食气入胃，散精于肝，淫气于筋。"《素问·平人气象论》云："脏真散于肝。"即由脾胃化生的水谷精微是由肝脏摄取而运达全身的，这与营养物质在胃肠消化吸收后入肝脏以一定方式储能的现代医学观点十分一致。第二，转化能量。《素问·阴阳应象大论》云："肝……在地为化，化生五味。"肝气升发水谷精微，化生五味，濡养五脏。现代医学认为肝脏是人体最大的消化腺体，又是三大营养物质代谢的核心，更是人体在应急状态下能量的转化源泉。第三，供应能量。《素问·六节藏象论》言："肝者，罢极之本，其充在筋，以生血气。"人体活动所需要的能量及人体疲劳感的产生，皆率于肝。

⑥调节水液代谢：全身水液代谢的调节，主要是由肺、脾、肾、三焦、膀胱等脏腑共同完成，但因肝主疏泄，能调畅三焦气机，促

进肺、脾、肾、膀胱等脏腑的机能，故能协助调节水液代谢。首先，肝气可疏利三焦之水道。《素问·灵兰秘典论》曰："三焦者，决渎之官，水道出焉。"这就指出三焦为水液运行之通路，而肝脏则可调畅三焦之气机，疏利上下之水道，使津液运行无阻，出入流畅。其次，肝的疏泄功能还可调节肺、脾、肾、膀胱等脏腑的气机升降，协助它们对津液代谢所发挥的各自作用。如肺主肃降，有通调水道之能；脾司运化，有转输水谷之职；肾主水合膀胱，有气化开阖之权。肝气升发上达，疏泄正常，则肺气能敷布津液于周身，下输膀胱；脾土运化健旺，水谷及时消化转输，上归于肺；肾之气化有权，膀胱水窍开阖自如。再者，从治疗上讲，历来就有"治水必治气，气行则水行"的论治思想，进一步反证了肝主疏泄对水液代谢的作用。现代医学表明，肝脏是合成人体白蛋白的唯一场所，而白蛋白是维持人体血浆胶体渗透压的主要物质。若肝功能不良，白蛋白合成障碍，可致血浆胶体渗透压下降而出现胸水、腹水，甚至全身浮肿。

⑦调节生殖系统的功能：妇女的月经、带下、妊娠、产育等特殊生理活动以及男子遗精、阳痿或不育等证候均与肝主疏泄有密切关系。如果肝的疏泄功能失常或肾的闭藏功能失职，则可导致女子月经不调、带下、不孕；男子遗精、早泄、不育等证候。肝调节生殖系统的功能主要表现在两个方面。一方面表现在调理冲任二脉：妇女一生以血为本，"冲为血海""任主胞胎"，可见冲任两脉与妇女生理机能休戚相关。冲任二脉隶属于肝，而且足厥阴肝之经络绕阴器，循少腹，与冲任两脉互为沟通。因此，肝之疏泄可调节冲任二脉的生理活动，"女子以肝为先天"，足厥阴之气调畅，冲脉得其所助，则任脉通利，太冲脉盛，月经按期来潮，带下分泌正常，

妊娠孕育、分娩顺利。总之，妇女经、带、胎、产等特殊生理活动关系到许多脏腑的功能，其中肝脏的作用尤为重要。另一方面表现在调节男子泄精：肝主疏泄，肾主藏精，而乙癸同源，两者共同完成精液的封藏与疏泄。男子能控制正常的泄精这一生理功能与肝的正常疏泄密切相关，但还必须在肾气固摄闭藏的作用协同下才能完成。正如朱丹溪《格致余论》所言："主闭藏者肾也；司疏泄者肝也。二者皆为相火，而其上属于心。心君火也，为物所感则易动，动则精自走，相火翕然而起，虽不交会，亦暗流而疏泄矣。"沈金鳌在《杂病源流犀烛·前后阴源论》中亦提到："又有失志之人，抑郁伤肝，肝木不能疏达，亦致阳痿不起。"由此可见，肝之疏泄正常，则五脏六腑的精气相续不绝，且无走耗流失之患，维持男子正常的生殖功能。

3. 肝主升发

肝主升发理论是古人运用取类比象思维抽象而成的。首先是由人与自然的统一性，即五脏应于四时的规律性所决定的。《素问·玉机真脏论》曰："春脉者，肝也，东方木也，万物之所始生也。"人体脏腑中与自然季节中的春相通应的是肝。肝的功能，即生理的肝如同"万物之所始生"而呈上升趋势。柯琴在《伤寒论注·热入血室》中曰："精道由血道由肝。"肝禀春木之性为万物化生之源，肾受元真之精而为生命之根，因此，肝在肾精原动力鼓舞下，与春之木气相应，具有强盛的生发之力，而树木应春之煦暖升发之气发芽和血管发育的"芽生"过程非常相像。《素问·四气调神大论》指出："春三月，此谓发陈，天地俱生，万物以荣……逆之则伤肝，夏为寒变。"发陈，就是指新事物的产生与事物的破灭是同时进行的规律。这种旧去新生的过程，在生理状态下，是无明显形迹可察而又每时每刻地进行着的。"逆春气，则少阳不生，肝气内变"，强调了肝中所寄藏的春生气，实际上就是一种升发功能。其次，由于肝为风木之脏，中医学从取类比象的认识方法角度出发，认为"高巅之上，唯风可到"，要到达高处，并非自处高位，而是必须通过自下而上的上升运动，即《素问·五运行大论》所说的"上者右行，下者左行"的"左行"是由下向上的运动状态。肝气自下而上的上升运动，就是中医学中升发的意义。再次以从经脉运行方面来考察，在十二经脉中，只有足厥阴肝经是"出额会督顶巅逢"的，为诸阳之会，但并非只要有阳气的温煦便能发挥其"精明之府"的正常功能，而是还必须赖阴血的滋养。在十二经脉中，足厥阴肝经是行气血以上达巅顶的主要经脉。血为液态，一旦溢出脉外，则恒往下流动，在人体内部，却能循经脉而上行，正是由于阳气的推动所致。肝的阳气，循其经脉上行，推动血液上循于头，便是肝主升发的又一具体体现。

肝主升发在生理上，正是由于肝主升发，才使得血能随气上行而达于巅顶。并且这种运行之势，又是由于受到肝的藏血功能的监制、协调，才不会产生太过或不及的情况。就临床意义而言，肝气主升的特性可以表现为升之太过和升之不及两方面的病理。肝气升之太过可谓之肝气上逆，加之肝又藏血，气随血行，故肝气上逆常伴有血随气涌，因此肝气升之过可表现为肝火上炎、肝阳上亢、肝风内动诸证，轻者有头痛、头晕、目眩、耳鸣、面赤等症。甚则可有吐血、呕血，或者突然昏倒，不省人事等"薄厥""大厥"之病。《素问·生气通天论》曰："阳气者，大怒则形气绝，血菀于上，使人薄厥。"《素问·调经论》曰："血之与气并走于上，发为大厥。厥则暴死，气复反则生，气不反则死。"张锡纯在《医学衷中参西录·治内外中风方》中解释道："盖血不自升，必随气而上升，上升之必至脑中充血。""若气上行不反，血必随之充而益充而致血管破裂不止。"故张锡纯以镇肝熄风汤，以降上升太过之肝气。

（四）中医对"病毒性肝炎"的认识

中医虽无"病毒性肝炎"的病名，但据其临床表现可归属于"黄疸""胁痛"等范畴，并提出黄疸是湿热所致，如《素问·六元正纪大论》说："湿热相交，民当黄瘅。"《伤寒论》对伤寒发黄已有较多的论述，计有发黄的条文共18条，其中《太阳篇》6条，《阳明病篇》11条，《太阴病篇》1条。

岳美中老中医认为"伤寒发黄"较杂病黄疸更接近于黄疸型传染性肝炎。早在《素问·平人气象论》中即指出目黄为黄疸的重要特征："已食如饥者，胃疸……目黄者，曰黄疸。"《素问·脏气法时论》指出："肝病者、两胁下痛引少腹。"《素问·刺热》篇说："肝病者，小便先黄……胁满痛。"《千金方》谓："肝伤，其人脱肉又卧，口欲得张，时时手足青、目暝、瞳仁痛，为肝脏劳伤所致也。"《金匮翼·胁痛统论》说："肝郁胁痛，悲哀恼怒，郁伤肝气。""肝虚者，肝阴虚也。阴虚则绌急，肝之脉贯膈布胁肋，阴血燥则经脉失养而痛。"

重型肝炎在中医学上无此病名，但有类似病名，如急黄、瘟黄、疫黄、血证、鼓胀等。《伤寒论》114条："太阳病中风，以火劫发汗，邪风被火热，血气流溢，失其常度，两阳相熏灼，其身发黄。阳盛则欲衄，阴虚小便难，阴阳俱虚竭，身体则枯燥。但头汗出，剂颈而还，腹满微喘，口干咽烂，或不大便，久则谵语，甚则至哕，手足躁扰，捻衣摸床，小便利者，其人可治。"125条："太阳病，身黄，脉沉结，少腹硬，小便不利者，为无血也，小便自利，其人如狂，血证谛也，抵当汤主之。"261条："伤寒七八日身黄，如橘子色，小便不利，腹微满者，茵陈蒿汤主之。"238条："阳明病，发热，汗出者，此为热越，不能发黄也。但头汗出，身无汗，剂颈而还，小便不利，渴引水浆者，此为瘀热在里，身必发黄。"

近代中医对病毒性肝炎已进行了较为系统的研究。新近中国中医药学会内科肝胆病专业委员会已建议把病毒性肝炎的中医病名定为"肝瘟"。"肝瘟"病名出自《古今图书集成医部全录·卷三百》，"肝瘟方（玄参、细辛、石膏、栀子、黄芩、升麻、芒硝、竹叶、车前草）治肝脏温病，阴阳毒，先寒后热，颈筋挛牵，面目赤黄，身中直强"。从方药组合及病机分析，把病毒性肝炎的中医病名定为"肝瘟"似有一定的实际意义。近来，中医药在治疗慢性乙型肝炎方面积累了大量的资料，对其病机的认识也逐渐趋于一致。对乙型肝炎易慢性化的中医病机也有较为清楚的认识。

二、中医对肝炎之病因病机的认识

慢性肝炎以乙型、丙型、丁型为主，久病迁延，正虚邪实互见。一方面，湿热瘀毒互结，深入血分，阻滞肝络，临床表现为身目晦暗，胁痛如刺，黄疸残留。另一方面邪毒伤正，肝脾损伤，气阴亏虚，表现为乏力或不耐劳累，口干、纳呆、腹胀等。治疗当以凉血、解毒、化湿、调养肝脾为主要大法。亦有少部分患者表现为寒湿瘀毒互结，肝脾两伤，当温化寒湿与化瘀解毒协同治疗，如久病不愈，部分病人可进展为肝硬化，属于"鼓胀""癥积"范畴。其病理特点为久病邪实正虚，肝脾肾亏虚，气滞、湿阻、血瘀，相互痼结，痞塞三焦。以"癥积"为主要表现者，当行气活血、化瘀通络与柔肝益脾、补气养血并进；以"鼓胀"为主要表现者，当行气化瘀利水，补肝健脾益肾。部分患者在病程中，因湿热疫毒内陷心肝营血，邪正相争，多脏同病，可出现急黄重症，相当于急性或亚急性重型肝炎，临床表现为黄疸急剧加深，高热，出血，或见腹水，昏迷，其病机关键为血分瘀热火毒炽盛。

肝炎的病因病机当归纳为毒、痰、瘀、虚四方面，正虚（主要指肝、脾、肾虚）是发病内因，是发病根本所在。整个病变的发展由气及血，由阳入阴，由中焦到下焦，同时"湿毒"之邪贯穿于疾病的始终。

（一）湿热疫毒内侵是发病的首要条件

疫毒，又称为"疫疠"，为一类具有强烈传染性的致病邪气。肝炎病毒即属于"疫毒"的范畴。其致病特点及临床表现又具湿热的性质，当属"湿热疫毒"。湿邪既可以从外感受，也可自内而生。若湿热侵袭人体，内蕴中焦，湿郁热蒸，不得泄越，熏蒸肝胆，以致肝失疏泄，胆汁外溢而发黄。由于致病因素的不同和体质差异，湿的转归有几方面：一是湿从热化，湿热交蒸，即出现阳黄证；若湿热壅盛，传变迅速，内陷营血，突然黄疸或迅速加重，且出现神昏谵语等证，是谓之"急黄"；二是湿从寒化，寒湿郁滞中焦，胆汁为寒湿所阻，不循常道而浸于肌肤，黄疸色晦暗，谓之阴黄证。毒热炽盛，湿气秽浊，湿热痰结，痰热蕴毒，痰热毒火攻心以致内闭。病者或嗜睡，或烦躁；由于毒邪弥漫周身，三焦不利，决渎失司，所以小便少，更使邪无出路，留滞体内，以致出现腹水胀满。

湿热内郁化火，迫血妄行，湿易困脾，脾虚则不统血，痰湿阻络，血络瘀阻而致络伤血外溢。湿浊痰瘀郁闭于内，毒热窜入心包，清窍被蒙，以致终于陷入昏迷。若为正气本亏之体，邪热燔灼于内，营阴被耗，其最终的发展则是气阴两虚，正虚邪陷。湿热毒邪为患，壅滞于肝，则肝失疏泄，留阻于脾则脾失健运，病位主要在气分且湿热郁蒸中焦，易发黄疸。病理性质属于邪实。湿热较盛，则病毒复制活跃，ALT 明显升高，甚至血清胆红素升高。

早在《金匮要略·黄疸病》就说："黄家所得，从湿得之。""湿热相搏，民病黄疸。"说明黄疸病的发生与湿热邪毒密切相关。湿热邪毒羁留，缠绵不解，既是慢性乙肝的病因，又是其病理产物，大量的临床和基础研究均表明，湿热活动是慢性活动性肝炎的主要病变特征，在本病各种证型中均有湿热活动的表现，湿热活动与血清 ALT 的升高存在正相关系，辨证属湿热型的慢性活动性乙型肝炎，肝内组织学改变存在灶状、桥状坏死、嗜酸性变、嗜酸性小体、肝细胞内淤胆及汇管区炎细胞浸润等典型慢活肝的组织学特征。此外还发现，湿热与 HBV 复制有一定的相关性。我们亦发现，湿热邪毒与乙肝活动呈正相关系，即乙肝活动越严重，临床湿热表现越明显，出现口苦、口黏、脘痞腹胀、纳少厌油、恶心、呕吐，或有嗳气、肠鸣、大便溏泄或秘结、小溲色黄、舌质红、苔黄腻、脉濡滑等症；若湿热瘀阻肝络，使胆汁外溢，则可出现黄疸及 ALT 的持续不降，湿热留恋日久，损伤肝脾，可导致肝脾两虚，气血亏损。可见，在慢性肝炎过程中，标实本虚皆缘于湿热，因此，清利湿热就成为治疗慢性乙型肝炎的基本大法。

东汉张仲景在《金匮要略》中指出："寸脉浮而缓，浮则为风，缓则为痹，痹非中风，四肢苦烦，脾色必黄，瘀热以行。"这里的

"瘀热以行"乃湿热交瘀于血分导致瘀血发黄之意。正如唐容川在《金匮要略浅注补正》一书中所阐述的那样："一个瘀字，便见黄皆发于血分，凡气分之热不得称瘀，小便黄赤短涩而不发黄者多矣……故必血分湿热乃发黄也。"因湿热交瘀血分，其邪具有传染性、致病性、滞血性，可引起多脏腑损伤，故称为湿热毒邪。

毒邪留恋，脏腑虚损。湿热毒邪内蕴血分，长期留恋不解，是病毒性肝炎从急性发展成慢性乃致肝硬化的主要因素。生理情况下，肝血充足，肝体得养，肝用才能正常发挥。若湿热毒邪内蕴于肝，损其肝体，伤其肝用，初为气血不和，肝脾失调，进而表现为肝肾亏损，心脾两虚，终则脏腑虚损、六郁成积。

根据肝的生理特点，气血不和主要表现在肝体和肝用的关系方面，"柔肝之体即所以养肝之用"，正是对这种依赖关系的最好描述。生理情况下，木气冲和条达，不致遏郁，则血脉得畅。若湿热毒邪内蕴血分，血热成瘀，损其肝体，则肝的疏泄条达之性必然失和，进而导致脾胃升降和气血运行的紊乱。

以肝脾关系而论，黄元御说得好："肝随脾升，胆随胃降。"肝血的充盈及肝气的疏泄适度有赖于脾气的运化与滋养，而脾气的运化功能，又必须依赖肝气的疏泄作用去协调。脾为气机升降之枢纽，有斡旋气血之功。若脾运失司，可致"土壅木郁"；病久脾虚，气血生化不足，肝体失养，又可导致"土不荣木"，正如赵羽皇所说："盖肝为木气，全赖土以滋培，水以灌溉，若中土虚，则木不升而郁。"可见，气郁虽当责之于肝，但与脾密切相关。湿热毒邪留恋不解，不仅导致肝脾不和，气滞血瘀，而且久必伤肾。肾，受五脏六腑之精而藏之，肝藏血，精血互化，肝肾俱荣，正如石寿棠在《医原·五行生克论》中云："肾中真阴之气，即因肾阳蒸运于上通于各脏腑之阴，阳助阴生以养肝木，则木气敷荣，血充而气畅矣。"由于肝肾的特殊关系，所以慢性肝炎初病肝脾，久病及肾。临床上，除有湿热毒邪内蕴血分见症外，常伴有腰膝酸软，头晕耳鸣，两目干涩，阳痿遗精，月经不调等，都与肝肾亏损有关。

总之，湿热毒邪内蕴血分留恋不解，是病毒性肝炎慢性化的主要因素。由于邪毒深伏，病在血分，不易外解，必酿生他变，初则气血失调，进而精血亏损，终则气滞血瘀，久必成积。这就是慢性肝炎的主要病机。

外界湿热之邪侵袭难以驱除，内部则容易滋生湿热。由于"阴中有阳，阳中有阴，五五二十五阳，五五二十五阴"，所以湿热之邪虽与脾虚相关，但会随着气、血、津液而流注五脏六腑、四肢百骸，上可至头，下可至足，内而脏腑，外而腠理，何处虚亏，就会乘虚滞留于何处。此时若肝阴肝血不足，必然招致湿热之邪在肝脏及肝经的滞留。机体湿热可以来自父母的先天遗传、长期湿热性气候的浸淫以及饮食长期不慎等。

病毒性肝炎以其感邪之众，发病之广，病状之相似，甚至阖门相染为特点，当属疫病范畴。疫毒侵入体内，久留不去，入于血分而隐伏，邪不去反伤正，而且扰乱气血，导致气滞血瘀。外来湿热毒邪侵入人体，素有脾虚或其他正气不足的内在因素，内外合邪，出现一系列相应的临床证候。因湿热毒邪为传染性致病因子，邪毒易于深伏血分，长期留恋不易外解，致使病情缠绵难愈。疫毒病邪，性似湿热，由表及里，郁而不达，内阻中焦，脾胃运化失常，内生湿热，湿热交蒸，则胆汁外溢，出现黄疸。另外，湿阻气机，肝失疏泄而郁，出现胁痛；疫毒伤人，其病势暴急，具有传染性。

（二）正气不足是发病的内在条件

吴有性不但创造性地提出了病疫之由是感天地之疠气，同时还指出了疫邪与人体正气在发病中的辩证关系。如《温疫论》中说："邪之所着，有天受，有传染，所感虽殊，其病则一……若其年气来盛厉，不论强弱，正气稍衰者，触之即病，则又不拘于此也。其感之深者，中而即发，感之浅者，邪不胜正，未能顿发，或遇饥饱劳碌，忧思气怒，正气被伤，邪气始得张溢。"在感受疫毒之后是否发病，正气的强弱起到重要的作用。先天不足，素体虚弱，或久病体虚，或劳欲过度，以致精血亏损，阴阳失调。机体抗病能力低下，不能祛邪外出，以致迁延难愈。

正气不足则毒邪难去，毒邪不去则正气难扶；郁不解则血难通，血不行则气必滞。病毒性肝炎的发生发展，亦经历由急性到慢性的过程，甚至病邪可直入心肝营血，发生重症肝炎，即中医之急黄重症。疫毒之邪，性似湿热；湿为阴邪，易损阳气，湿邪羁留体内，脾阳首受其害；肾阳和脾阳原本存在先天和后天的互相依存，脾阳需靠肾阳催动才能运而不息，肾阳需靠脾阳不断化生饮食精微，才能继而不竭，脾阳既虚，肾阳最终也就耗损而成脾肾阳虚；热为阳邪，肝阴受灼，造成肝阴亏损，而肝肾同源，肝阴亏损后，渐及肾阴，终致肝肾两阴俱亏。正气虚衰，不足以抗御病邪，故而发病。正虚有三：一是脾虚，中土实则元气充，中土虚则肝木乘之，湿邪内阻，困扰脾阳则毒邪难除；二是肾虚，湿重伤阳，久病及肾，肾之精气亏损则免疫功能低下，元气不足则久病迁延；三是肝阴虚，肝藏血，体阴而用阳，邪毒外羁肝脏，阴血暗耗，或肾虚精亏，肝体失养。

（三）饮食不节

恣食生冷，饮食不节（洁），饥饱失常，或嗜酒过度，皆能损伤脾胃，以致运化功能失职，湿浊内生；此时更易感受外湿，内湿与外湿相合为病。湿邪久滞又可郁而化热，熏蒸肝胆，胆汁不循常道，浸淫肌肤而发黄。

湿热相互搏结，弥漫三焦，浸于脾胃，结于肝胆，可致湿热内蕴，胃失和降，脾失健运，肝胃不和及肝郁脾虚，湿热壅盛，化火伤阴耗气，可致肝肾不足，气阴两虚。究其病位主要在肝、胆、脾、胃，病久亦可及肾。初病多实，久则每多虚实夹杂。饮食不节（洁）或嗜酒过度，皆能损伤肝胆脾胃，以致脾胃运化功能失常，湿浊内生，郁而不化。食滞不化，阻遏气机，复又致肝气不舒。脾运失司，气血生化无源，日久导致气血亏虚，酒为辛热之品，热邪伤阴耗气，可致气阴亏虚。

（四）郁而为瘀

肝郁而气有余，横溢脾土则为肝郁脾湿；肝气犯胃则肝胃不和。大多数乙肝患者长期表现有肝区不适、乏力、纳差、嗳气、腹胀、大便不爽、脉弦等肝脾（胃）见症。湿热壅遏，脉络阻滞；肝失疏泄，血行不畅；脾不统摄，血失常道；肾气亏损，不足以温煦推动血脉，皆可致瘀血阻滞。乙肝多存在微循环灌注不足，血细胞黏附聚集现象和肝纤维化改变，都是脉络瘀阻的基本特征。

情志因素导致的湿热是较为重要的方面，长期的肝郁气滞、胃火不降、肝阳上升、心肺火旺都能促进湿热的生成与积累。情志抑郁，或暴怒伤肝，木失条达，气机阻滞，气滞则血行不畅，瘀血阻络，形成积聚；肝郁也可横克脾土，导致脾虚，内湿由是而生，肝气郁久化热，以致湿热蕴结。肝主疏泄，喜条达，肝郁则为病，肝气郁结是基本病机。

脾属土，乃后天之本，主运化水谷精微，为气血生化之源，又为气机升降之枢纽，若脾胃健运，则气机升降如常，气血充盈，可有效地抵抗湿热毒邪之侵袭；反之，若脾失健运，脾胃不能运化水谷精微，则可使气血化生乏源，从而使机体抗病能力减退，易于受湿热邪毒的侵扰；又脾主水湿，脾虚则可使水湿内停，内湿外湿，同气相求，相互为引，则尤易导致湿热之邪为病，故薛生白在《湿热病篇》中说："太阴内伤，湿饮停聚，客邪再至，内外相引，故病湿热。"陈复正在《幼幼集成》中亦说："脾土强者，足以捍御湿热，必不生黄。惟其脾虚不运，所以湿热乘之。"可见，脾虚在发病之初即已存在，若在乙肝急性期过用苦寒，清利太过，损伤中气，或是随着病情之发展，湿热邪毒羁留不去，又可进一步加重脾虚，出现周身乏力、纳呆、大便稀溏等临床证候。另外，由于肝脾在生理病理上的密切联系，决定了肝病时脾土最易受病，导致肝郁脾虚，所谓"见肝之病，知肝传脾"。反之，脾虚则又易导致肝木乘脾，所谓"土虚木贼"，如脾胃强健，则可防止木来克土，而阻止病情的发展。

近代名医张锡纯将肝喻作物之萌芽，虽有蓬勃生气，却嫩脆易损，他在《医学衷中参西录》中说："不知人之元气，根基于肾，而萌芽于肝。凡物之萌芽，皆嫩脆易损。"可见肝气肝阳也会"常不足"，本病又受到湿热疫毒的侵袭和严重的瘀血阻碍，其肝之生气焉能幸存？故肝气肝阳必遭祸害。总之，湿热疫毒损伤肝体，即毒损肝体，进而导致肝用受损，并产生瘀血，形成肝"体用同损""毒瘀胶着"

的局面，是本病最基本的病因病机。

从生理角度来看，肝之疏泄功能正常，气机调畅，则脾的运化功能健旺；脾气健旺，则运化如常，气血得生化，血液得统摄，清气得转输，则肝有所养，方能藏血而主疏泄。从病理角度分析，肝气郁结，失于疏泄，则克伐脾土，使脾失健运，所以，《难经·七十七难》曰："见肝之病，则知肝当传之脾，故先实其脾气，无令得受肝之邪。"若脾失健运，气血生化无源，气机升降受阻，血液失于统摄，肝血肝气失其所养，气机疏泄受其阻碍，则肝亦不能藏血、主疏泄，即所谓"土壅木郁"。乙型慢性重型肝炎"毒损肝体""肝体肝用俱损""毒瘀胶着"之病机，一则可出现毒瘀壅滞，肝郁不疏，克于脾土；二则肝阴肝血肝气虚损，疏泄严重不及，均可使脾之健运功能严重受挫。脾脏受伤，又可反作用于肝，加重肝体与肝用的损害，而使病情日益严重。

毒损肝体极易导致肾之阴精、阳气受损，临床表现为肝肾同病，毒瘀胶着是乙型慢性重型肝炎水湿产生的重要原因，而水湿化热又可加重"毒瘀"之邪对肝体肝用的损害。从生理角度来看，明朝李士才的《医宗必读·乙癸同源论》对肝肾的密切关系有精辟的论述，即"乙癸同源"，乙癸是以甲乙属木、壬癸属水，而肝属木，肾属水，乙癸同源即肝肾同源。其基本内涵有三：其一，肝和肾互相滋养；其二，肾水与肝木相生，互为母子；其三，肝肾同司相火。从病理角度分析，肝肾乙癸同源，如唇齿相依，毒瘀损害肝体与肝用，阴血不能疏泄而藏于肾，则肾精失于滋养而亏虚；肝肾同司相火，肝用既损，气损及阴，肝阳不足，相火失于温养，则肾气肾阳亦衰，严重者可致肾气衰败，肾不主水，而生癃闭之变。肝之精气受损，不能生血而藏于肝，又会加重肝体肝用的损害。

瘀毒胶着互为因果，日趋严重，会造成肝脏败坏，死血滞着，所以，乙型慢性重型肝炎还有一个突出的特点为肝脾严重血瘀，并有死血滞着。湿热疫毒入于血分，瘀血、水湿久居亦可化热，所以血热在本病表现也十分突出，由于脏腑病位以肝胆为主，常表现为肝胆热毒炽盛。

综上所述，肝炎的病因是感受疫毒，而正气不足则为发病的内在根据；饮食不节（洁）、情志不和乃是本病的诱发因素。病机不外乎肝胆湿热、肝郁脾虚、肝肾阴虚、脾肾阳虚、瘀血阻络等几个主要方面。临床表现为虚实夹杂之候。其病位在肝，涉及脾、肾两脏和胃、胆、三焦之腑。

三、中医对肝炎的辨证论治

（一）临床表现

各型急性病毒性肝炎的临床表现基本相同，可分为急性黄疸型肝炎和急性无黄疸型肝炎。但它们病程和病情还有一些差异，并各有一些特殊的临床表现。

1.急性黄疸型肝炎

黄疸型肝炎的病程经过可分为黄疸前期、黄疸期和恢复期三个阶段。黄疸前期，因尚未出现黄疸，诊断比较困难。常见的前驱症状为食欲不振、发热、上腹不适、右上腹痛、恶心或呕吐等。部分病例有咳嗽、流涕、咽痛等上呼吸道感染症状，少数有关节痛、腹泻和浮肿等。黄疸前期历时 1~21 日，平均 5~7 日；黄疸出现后，伴有尿如茶色、巩膜和皮肤黄染加深，可伴有皮肤瘙痒，大便色变浅，以及乏力、厌食、肝区胀痛和肝肿大等。黄疸一般持续1~6周，消退后即进入恢复期，仍可有乏力、肝区痛及腹胀等症状。极少数黄疸型肝炎可以发生神经系统障碍的症状，或者并发血小板减少性紫癜、溶血性贫血、再生障碍性贫血、胰腺炎、非典型肺炎和心肌炎等。

另外，有少数黄疸型肝炎以胆汁淤积为特征，黄疸持续较久较深，伴有瘙痒、白陶土样大便等表现，诊断为急性淤胆型肝炎。

2.急性无黄疸型肝炎

急性无黄疸型肝炎比急性黄疸型肝炎为少见，一般症状与黄疸型相同，但病程中无黄疸出现，有时肝区疼痛和不适较为突出，其余症状比黄疸型为轻。

3.各型急性肝炎的特点

（1）甲型肝炎：甲型肝炎的传染期为潜伏期的后期及症状出现后的最初一周内，是粪—口途径传播，可通过食物、饮水和人与人密切接触而传播，食物和饮水传播往往引起暴发性流行。潜伏期2~6周，平均25~30日。急性黄疸型一般起病较急，有畏寒、发热、乏力、纳差、厌油、恶心、呕吐、腹胀等，尿黄渐深，经5~7日，巩膜皮肤出现黄染，随后体温渐退，胃肠道症状好转，部分成人胃肠道症状持续或短时间加重。黄疸于3~5日达到高峰。黄疸较深时，大便可呈灰白色，皮肤瘙痒。黄疸持续2~6周或稍长，然后进入恢复期。黄疸渐退，症状减轻至消失。此期历时2周至4个月，平均1个月。成人黄疸持续时间比儿童长，病程亦较长。体检发现，除黄疸外，起病后可有肝肿大，一般肋下1~3cm，质充实，有触痛及肝区叩击痛。部分患者合并轻度脾肿大。至恢复期，肝脾肿大回缩。无黄疸型肝炎仅表现为纳差、乏力、恶心、呕吐、腹胀、肝区痛等，病程较短。尚有一部分病例仅有肝大及肝功能异常，在普查时发现，即所谓"亚临床型"肝炎，至于隐性感染者其数更多。暴发型肝炎（国内称重症肝炎）占临床病例的 0.01%~1%，包括急性重症肝炎（暴发型肝炎）及亚急性重症肝炎（亚急性肝坏死）起病较急，黄疸迅速加深，肝脏迅速缩小。急性期病程一般为 2~4 周，并发重型肝炎者很少。另外，患急性甲型肝炎的孕妇不会传染给胎儿。

（2）急性乙型肝炎：乙型肝炎的传染源为各型急性、慢性乙型肝炎患者及乙肝表面抗原（HBsAg）携带者。乙型肝炎主要是经血液或注射途径而传播，凡含有 HBV 的血液或体液（唾液、乳汁、羊水、精液、分泌物等）直接进入或通过破损的皮肤、黏膜进入体内而感染。急性乙型肝炎潜伏期为 1~6 个月（平均 60 日左右），起病常比较隐匿，前驱症状大多不明显，多数病人无发热，很少有高热。在前驱期部分病人有皮疹、荨麻疹、血管炎、肾小球肾炎等。急性期症状与一般急性肝炎相同，无黄疸型比黄疸型多见。病程一般较长，至少需 3 个月或更长时间才能恢复。

（3）急性丙型肝炎：丙型肝炎主要通过输血、血制品输注、注射、性生活、母—婴和密切接触传播。急性丙型肝炎因起病常不明显，非输血后散发性病例的潜伏期尚待确定，输血后丙型肝炎的潜伏期为 30~83 日，平均约 8 周，潜伏期的长短显然与输入血量即输入的病毒量有关。急性丙型肝炎亦分黄疸型、急性无黄疸型和急性淤胆型。与甲型肝炎和乙型肝炎比较，无黄疸型占绝大多数，病起时甚少发热，全身症状和消化道症状的出现率亦低。肝功能异常率低于甲型和乙型肝炎，异常者主要是 ALT 升高，其峰值较甲型和乙型肝炎为低。

（4）急性丁型肝炎：HDV 的传播方式与 HBV 基本相同，是经血或注射途径传播。与 HBV 相比，HDV 的母—婴垂直传播少见，而性传播相对较为重要。HDV 与 HBV 的共感染往往为急性（自限性）肝炎，少数可并发重型肝炎或转为慢性肝炎。其感染的潜伏期 4~20 周，与典型的急性乙型肝炎一样，部分病人可出现双相的经过，病人在临床表现和血清 ALT 活性恢复后，于 2~4 周后再度异常。在第一个高峰时，血清内 HDAg 阳性，第二个高峰时出现明显的免疫反应，抗 HDV 阳性，这种情况可能由于多次接种 HDV 和 HBV 所致。

（5）急性戊型肝炎：戊型肝炎通过粪—口传播，往往呈水源性暴发流行，也可通过密切接触、食物污染等方式传播。潜伏期为 2~8 周，平均为 6 周。感染后可表现为临床型和亚临床型。成人临床型感染较多见，儿童多为亚临床型感染。而妊娠后期患本病易并发重症肝炎及弥散性血管内凝血（DIC）。病程一般为 4~8 周，合并肝内淤胆病人，黄疸可持续较长。

4.各型慢性肝炎的临床表现

（1）慢性乙型肝炎：慢性乙型肝炎病程较长，在半年以上，具有湿热表现和血分症状同时存在的证候特点，既表现肝区不适、隐痛、腹胀、纳呆、胃纳不振、乏力、下肢酸软、口苦口黏、舌苔黄腻等湿热久恋的症状，又有面色暗滞、舌红绛有瘀斑、肝掌、蜘蛛痣及齿衄、鼻衄、痤疮、关节痛等血分症状表现，为湿热毒邪内蕴血分提供了临床依据。部分患者有头晕、失眠、心悸、胸闷等表现。有些患者可出现黄疸、发热等。另外可有肝外表现如肾炎、脉管炎、糖尿病、干燥综合征及贫血等。体格检查大多有肝病面容，面色多呈灰黑，面、颈、胸部皮肤可见蜘蛛痣，可有肝掌和轻、中度皮肤及黏膜黄染，肝脏轻、中度肿大，质地中等，有压痛及叩击痛，脾常可触及，严重者可出现腹水，下肢浮肿。

在临床实践中我们还观察到慢性肝炎患者的湿热表现不同一般的湿热病证，多病程长，病情缠绵难愈。这主要是湿热入血，气血失调，脏腑被伤所致。清代温病大家吴又可在《温疫论》中指出："正气衰微，不能脱出，表邪留而不去因与血脉合而为一，结为痼疾也。客邪交固于血脉，主客交浑，最难得解，久而愈痼。"明确阐述了正气虚弱之人，邪可入于血分，与血脉合而为一，胶着难解而成为慢性顽疾。因此，我们提出湿热毒邪内蕴血分是病毒性肝炎的主要病因的观点，也是慢性肝炎易于出现邪恋不解、脏腑虚损、气血逆乱等复杂病情表现的病理基础。

（2）慢性丙型肝炎：慢性丙型肝炎的临床表现与慢性乙型肝炎比较，前者症状常较轻微，重症病例少见。丙型肝炎的患者大多无明显症状，据报道丙型肝炎病毒的发病史全世界极为相似，约1/4患者有症状，3/4无症状；1/3为黄疸型，2/3为无黄疸型。一般临床可表现不同程度的倦怠乏力、恶心、呕吐、纳差、厌油、腹胀脘痞、胁肋胀痛、小便黄赤、胁下癥瘕、手掌红斑、血痣赤缕、面色晦暗等。

HDV重叠感染多发生于慢性HBV感染者，其临床表现主要取决于受感染者原是HBsAg携带者，还是慢性乙肝患者。如是HBsAg携带者，常突然出现发热、恶心、呕吐及血清ALT活性升高等急性肝炎临床表现；若为慢性乙肝患者，则表现为反复肝炎发作史。

（二）诊断与鉴别诊断

1.急性无黄疸型肝炎的诊断

（1）病史：与确诊病毒性肝炎（尤其是急性期）患者有密切接触史，即同吃、同住、同生活或经常接触肝炎病毒污染物（如血液、粪便）或有性接触而未采取防护措施者。在半年内曾接受输血、血液制品及消毒不严格的药物注射、免疫接种、针刺治疗等。

（2）症状：患者近期内出现的持续几日以上的，无其他原因可解释的症状，如乏力、食欲减退、恶心等。

（3）体征：大部分患者有肝肿大并有压痛，肝区叩击痛；部分患者可伴有轻度脾脏肿大。

（4）实验室检查：

①肝功能：血清 ALT、AST 活性升高。

②病原学检查

甲型肝炎：血清抗 -HAVTgM 阳性。但在慢性乙型肝炎或自身免疫性肝病患者血清中也可出现抗 -HAVTgM 阳性，须鉴别。

乙型肝炎：血清 HBsAg 阳性；血清 HBV-DNA 阳性；HBV-DNA 聚合酶阳性；血清抗 -HBc-IgM 阳性；肝内 HBcAg 和（或）HBsAg 阳性或 HBV-DNA 阳性。

丙型肝炎：ALT 多呈轻度和中度升高，抗 -HCV 和 HCV-RNA 阳性。HCV-RNA 常在 ALT 恢复正常前转阴，但也有 ALT 恢复正常而 HCV-RNA 持续阳性者。

丁型肝炎：临床诊断为 HBV 感染的患者遇到下列情况应进行 HDV 标志的检测：急性乙型肝炎病程中表现二次黄疸和 ALT 升高过程；无症状 HBsAg 携带者出现急性肝炎发作的临床表现；慢性活动性乙型肝炎病程中出现急性恶化征象；慢性活动性肝炎病情逐渐加重，而 HBV 活动标志反而转阴，无 HBV 复制依据；病情进展较快的亚急性或重型肝炎；HDV 感染高危人群中的乙型肝炎患者。只要从肝组织或血清检测出 HDAg、HDV- RNA、抗 -HD 或抗 -HDIgM

任何一项指标阳性，即有诊断价值。

戊型肝炎：血清抗 -HEV-IgM，抗 -HEV-IgG 阳性或滴度由低到高，或抗 -HEV- IgG 阳性 > 1：20，或斑点杂交法或聚合酶链反应（PCR）检测血清和（或）粪便 HEV-RNA 阳性。

凡肝功能异常（血清 ALT、AST 高），且病史、症状、体征三项中有两项阳性或肝功能及体征（或症状）均明显阳性，并排除其他疾病者可诊断为急性无黄疸型肝炎。凡单项血清 ALT 增高或仅有症状、体征，或仅有流行病学史，均为疑似病例，对疑似病例应进行动态观察或结合其他检查（包括活检肝组织检查）做出诊断，疑似病例如病原学诊断阳性，且排除其他疾病才可确诊。

2.慢性肝炎的诊断

（1）病史与体征：既往有乙型肝炎、丙型肝炎、丁型肝炎或 HBsAg 携带史或急性肝炎病程超过半年的病史，目前仍有肝炎症状及体征。

（2）实验室检查：

①肝功能：实验室检查是对慢性肝炎进行监测和严重程度分级的常用方法，能够定量而被广泛应用。大多数患者发病时 ALT 和 AST 水平升高，当疾病减轻或治疗有效时降至正常范围。但 ALT 和 AST 血清水平并不能可靠地反映疾病的严重程度，不如以肝脏组织学来分级，而且血清 ALT 或 AST 正常并不能保证肝病无活动。另外，长期的 ALT 或 AST 升高却可反映严重程度，具有预后价值。ALT 升高可以分为：轻度升高在正常值 3 倍以下（或 < 100U/ L），中度升高为正常值3~10倍(或100~400U/L)，重度升高大于正常值10倍(或 >400U/ L)。转氨酶作为评价慢性肝炎分级的可靠性需要进一步研究。

②病原学检查：

慢性乙型肝炎：下列指标至少有一项以上为阳性：血清 HBsAg；血清 HBV-DNA 或 HBV-DNA 聚合酶；血清抗-HBcTgM 阳性；肝组织内 HBcAg 和（或）HBsAg 阳性，或 HBV-DNA 阳性，且病程超过半年者均可诊断。

慢性丙型肝炎：血清抗-HCV 阳性，或血清和（或）肝内 HCV-RNA 阳性。

慢性丁型肝炎：血清抗-HDIgG 持续高滴度，HDV-RNA 持续阳性，肝内 HDV-RNA 和（或）HDAg 阳性。

③外周血象：部分患者有轻度贫血，白细胞、血小板正常或轻度减少。

④免疫学检查：

体液免疫：血清球蛋白增高，尤其是 IgG、IgM 和 IgA 亦可有不同程度增高，活动期抗 LSP 抗体，类风湿因子和单链 DNA 抗体可阳性，静止期转阴。偶可测到低滴度的抗平滑肌抗体、抗核抗体。血清还可存在血清抑制因子（SIF）。

细胞免疫：HBeAg 阳性患者外周血 CD_4^+/CD_8^+ 比值可能会降低，抑制性 T 细胞和 NK 细胞活力降低。总补体和 C3 下降，临床好转时可回升，血清内可测出循环免疫复合物。

⑤影像学检查：

B 型超声波检查：慢性病毒性肝炎患者可见肝脏较正常人有增大倾向，表面尚平整，肝缘轻度钝化或正常，肝内回声增粗、增强，肝纤维化明显者，可见弥漫性散在的线状回声，血管纹理随病情进展可显示不清，脾静脉及门静脉内径增宽，脾脏可轻度肿大，胆囊壁轻度增厚。肝功能损害严重者，可见胆囊腔内有低回声沉积物。

CT 检查：慢性病毒性肝炎患者可见肝脾肿大，肝内可见弥散性 CT 值增高等。

腹腔镜检查： 慢性病毒性肝炎患者肝脏表面粗糙不平，呈橘皮状，肝脏可见轻度肿大或缩小，肝包膜纤维增生呈灰白或黄色，纤维增生不明显处，肝组织隐约可见，呈暗红色，多种色彩相间而形成"大花肝"。

肝穿刺活体组织学检查：肝穿刺活体组织学检查、肝脏病理诊断可为临床提供诊断依据，有助于判断疗效和估计预后，但亦有其局限性，如肝穿刺取样少，而且肝脏弥散性病变分布并非绝对均匀，可能出现抽样误差。因此，对肝活检结果应结合临床资料进行综合判断。慢性病毒性肝炎肝穿刺活体组织检查的病理变化已如前述。

（三）肝炎的辨证施治

辨证是论治的前提。辨证的过程，就是分析疾病病机变化的过程。由于肝脏病病情复杂，临床表现变化多端，脏腑病机涉及肝脾肾胆胃诸脏。因此，为了达到准确辨证的目的，除了要熟悉掌握中医学系统理论和诊断方法外，还要详细掌握从以下几个方面来对肝脏病的辨证：识别邪正虚实；辨清在气在血；洞察阴阳偏盛；分清证候主次，注意主症转化； 详查病证标本，分清轻重缓急；注重八纲、气血、脏腑三大辨证互参。

肝炎的辨证大致分为肝胆湿热、肝火内蕴、肝郁气滞、气滞血瘀、肝肾阴虚等五大类型。

1.肝胆湿热证

肝胆湿热因湿邪与热邪合而为患，治当清热利湿，然湿为阴邪，缠绵难愈，难以速去，热为阳邪，其患易除，故临床上治疗除注意辨别湿热轻重外，尤要注意除湿邪，湿邪一去，则热无所附。最忌热去湿留，徒伤正气，湿邪残留，致使病情迁延难愈。且肝胆相连、表里相关，治疗时应注意利胆药的运用。

代表方剂：茵陈蒿汤。茵陈、栀子、大黄。方中以茵陈清热利湿、利胆退黄，栀子清利三焦湿热，引热下行，使湿热自小便排出，大黄泻瘀热利大便，三药合用，前后分消，为清利湿热之良方。临床上常加上苍术、车前子、白茅根、茯苓等渗湿利尿药，以求除湿务尽，杜绝后患。

2.肝火内蕴证

肝气郁滞，久则化火。治当以苦寒清热泻火。治疗时应注意使邪出有路，或利小便使热从小便出，或通大便以泄热清腑。肝藏血，肝脏有热常易耗伤阴血，治疗时宜滋养阴血，顾护肝体。另外，清热泻火之药多苦寒，易伤脾胃，应注意用量，把握时机，中病即止，以防伤正。

代表方剂：龙胆泻肝汤。龙胆草、黄芩、栀子、泽泻、木通、车前子、当归、生地、柴胡、甘草。方中龙胆草大苦大寒，清肝泻火，配黄芩、栀子增加泻火之力，泽泻、木通、车前子清热利小便，当归、生地滋养阴血，标本兼顾，柴胡为肝脏引经药。若湿热明显，可去当归、生地以防恋邪。

3.肝郁气滞证

肝郁气滞是肝脏气机失常所致，治当疏肝解郁，应用疏肝理气药，但治疗时应避免过用辛散条达之品，以免耗伤肝血。在选方用药时注意加用柔肝养阴之品。既防辛燥伤阴，又可提高疗效。肝郁气滞日久，常伤及脾胃，使脾虚失运。故治疗时，佐以健脾开胃之品，有助于肝病的早日恢复。

代表方剂：丹栀逍遥散。丹皮、栀子、茯苓、柴胡、郁金、白芍、白术、当归、甘草、薄荷，方中柴胡以疏肝解郁为主，助肝脏生发条达，白芍敛阴柔肝，丹皮、栀子清利肝脏湿热，白术、茯苓健脾化湿，少量薄荷清肝郁之火，诸药合用疏肝而不劫，调阴敛肝而不碍邪。

4.气滞血瘀证

肝病日久，气血运行不畅，必导致气滞血瘀，治疗应理气舒肝，活血化瘀。

代表方剂：柴胡舒肝散。柴胡、郁金、香附、川芎、枳壳、白芍、陈皮。方中以柴胡、香附疏肝理气，川芎活血行气，枳壳行气消痞。临床上可根据病情，加入桃仁、红花、蒲黄、五灵脂等活血化瘀药，若病程日久，肋下积块，可加入三棱、莪术、鳖甲等软坚散结药物，以期标本兼治。

5.肝肾阴虚证

肝藏血，肾藏精。肝病日久，往往精血亏损，致使肝肾阴虚，治当从肝肾两方面着手，滋补肝肾。

代表方剂：一贯煎。沙参、生地、当归、麦冬、枸杞子、川楝子。方中重用生地滋阴养血，以补肝肾，麦冬、沙参养阴生津，当归补血养血，枸杞子平补肝肾，少量川楝子疏通肝气。临床治疗中，常加入砂仁、三仙等健脾开胃药及木瓜、茯苓等淡渗利湿药，以防滋腻留邪。在临床治疗中，尚应加入解毒通络之药品，如虎杖、白花蛇舌草、郁金、重楼等以抗病毒，使患者早日康复。

四、周跃群教授辨治各型肝炎的学术特点

（一）注重补虚和活血

在临床实践中，肝炎的辨证论治，周教授强调要注意以下几个方面：

（1）在整个肝炎病变过程中，要抓住湿热为患的病理机制，不仅在湿热表现明显时注意清热利湿，而且在湿热表现不明显时，或以其他证候为主时，也要注意清理蕴伏之湿热。

（2）肝炎患者往往表现出本虚标实之证，尤其慢性肝炎更为突出，在治疗时要注意扶正，补益气血，补益肝肾。

（3）在肝病整个病变过程中，要注意湿热毒邪入血的病理机制，这是肝病病程长、病情重、变化多端的病机关键所在。因湿热蕴毒，深伏营血，使病情反复发作，缠绵难愈，故应运用一些直入血分的药物，活血化瘀，以遏制病邪深入，达到清理肝脏的目的。

（二）治疗急性病毒性肝炎的侧重点

（1）察舌辨湿热之轻重与转化：湿热交蒸为本病的病理特征，察舌对湿邪的辨析具有重要意义，大凡感受湿邪，患者舌苔多呈白滑或白腻，应注意的是苔的厚薄、兼色以及苔的进退变化，苔厚湿重，苔薄湿轻，兼热者则呈黄腻。湿邪弥漫三焦则舌苔满布全舌；湿郁中焦脾胃则苔多限于舌的中部；湿邪残留则苔存于舌的后根部。若见舌中轴线部分腻苔渐消而两侧腻苔依旧，此乃湿邪久留，肝气受遏，郁久化热之象；倘若舌中线出现裂纹，则说明肝阴已伤。

（2）辨湿热之偏重：急性病毒性肝炎乃湿热郁蒸为病，身目发黄为湿热俱盛，便干为热重，便稀为湿盛；脉数为热重，脉缓为湿重。

同时要注意病情的转归，湿为阴邪，易伤阳气；热为阳邪，易耗阴液。

（3）辨阳黄与阴黄：不可仅凭黄色鲜明与否而定阴阳，湿重或夹瘀者的黄疸色泽亦可较为晦滞不鲜。阴黄辨证除肤黄晦暗如烟熏外，尚有口不渴，便溏、喜温、脉虚无力等可资鉴别。

（三）治疗慢性病毒性肝炎的要点

由于素体禀赋、条件、年龄、性别、性格等各个方面的差异，以及病因的不同，慢性肝炎临床表现差异亦较大，在临床辨证过程中，周教授强调辨病邪的性质与盛衰；辨脏腑、气血、阴阳等虚实的属性与程度；辨血瘀与气滞的主次。由于慢性肝炎的病情复杂，必须广泛收集四诊资料，分清主症和次症，确定病位和病性。

临床上还有如淤积性肝炎、自身免疫性肝炎、药物性肝炎等不同类别的肝炎，其病因病机及临床表现复杂多变，在临床辨证方面周教授强调根据症状、舌苔、脉象、误补误攻的不同，应分清虚、实、阴、阳。湿热、实火、气滞、血瘀而致的为实证，肝肾阴虚、肝胃不和而致的则为虚证，但临床上有相当一部分虚实夹杂之候，虚实也可兼见。因此辨证时应全面分析，分清主次。治疗上应立足于"急则治其标，缓则治其本""实则泻之，虚则补之"之原则。

（四）强调肝炎患者的养护

1.重视情绪的调理

俗话说："善治不如善养，三分吃药，七分调养。"肝病的调养意义重大。喜、怒、忧、思、悲、恐、惊是人体的7种主要精神情志活动，长期慢性情绪刺激或突然的情志活动，超过了人体的调节适应能力，往往会成为致病因素。肝为刚脏，喜条达而恶抑郁。怒则伤肝，致肝失调达，疏泄失常，可导致气血逆乱。忧思伤脾，脾伤则运化失常，湿浊内生，最易导致内湿与湿热疫毒相合，使病情迁延难愈。肝脾不和，为许多肝脏病常见的病理变化。若肝病而脾不虚者，则病情较为单一；若忧思伤脾，则肝病易于传脾，使肝脾同病，使病情趋于复杂。《金匮要略》云"见肝之病，知肝传脾，当先实脾"，即此寓意。由此可见，肝病的精神调养极为重要。总的原则是：避免思虑过度，过度的思虑易于损伤脾气，暗耗心血，不利于肝病的康复，肝病的调养宜保持平和的心态，淡泊宁静；防止怒伤肝，精神抑郁、强烈的暴怒皆可导致肝气血失调，影响肝的疏泄功能，加重病情，肝病患者宜节情志，避免过度的精神刺激，尤须慎怒；保持乐观的精神状态，调养期间宜保持心情舒畅、情绪乐观，树立与疾病作斗争的勇气，切莫产生悲观、消沉、畏惧等情绪。对急性病毒性肝炎，要解除思想负担，保持乐观情绪，安心静养，不可过分忧虑。慢性病毒性肝炎患者大多情志不畅，这不仅会影响其社会关系，而且也不利于其身体康复，应加强心理疏导，增强其战胜疾病的信心。实践证明，性格开朗、心胸宽阔、情绪饱满者，可较好地调节自身的免疫功能，减轻病痛，有利于疾病的治疗和身体的康复。

2.注重生活起居规律

有规律地生活、工作，对于保持身体健康有着十分重要的作用。同样，适宜的起居对于肝炎患者的康复来说，有着重要的意义。做到起居有常，主要从以下3个方面入手：避免劳累，肝主筋，司全身筋骨关节之运动，过劳则耗血损气而伤肝，致正虚邪恋，疾病缠绵难愈；慎避外邪，肝炎患者大多体质虚弱，极易受外邪侵袭，随时注意居室通风，防寒保暖，须做到"虚邪贼风，避之有时"；节情抑欲，房劳伤肾，肝肾同源，精血互生，母病及子，致肝肾同病，从而使肝病缠绵难愈，因此肝炎患者宜节制房事，使神气充沛，增强机体的抗病能力。

对于慢性肝炎无明显自觉症状或症状轻微、血清转氨酶未见明显升高者，一般不需卧床休息，但要做到生活规律、睡眠充足、情绪乐观、饮食合理，并做适度的运动，如散步、做广播体操、打太极拳、练气功等。总的原则是运动量的增加以不疲劳为度。运动后如果食欲好转，身心愉快，乏力减轻，肝功能改善，则可在此基础上量力而行地加大活动量。适当的运动可强身健体，有利于身体的康复。

3.强调合理饮食

《黄帝内经》中即有"谷肉果菜，食养尽之"的记载，清代医家王孟英也有食物药用"性最平和，味不恶劣，易办易服"之说，因此饮食疗养对肝炎尤为重要。肝炎患者饮食应坚持合理搭配、饮食有节、饮食宜忌、食宜清淡的四大原则，坚持辨证施食，根据患者病情选择适宜的食物，以取得良好的养疗效果。

急性肝炎合理安排肝炎患者的饮食对促进其身体康复很重要。急性期以流质、半流质或易消化食物为主，少量多餐，保证水分的供给，以利于利尿退黄。恢复期患者的饮食，可以根据患者饮食习惯加以调剂，注意适当增加蛋白质和维生素。蛋白质补充按每日1.5~1.8g/kg，对脂肪不必严格限制，以免影响食欲的恢复，但须防止医源性糖尿病和脂肪肝的形成。

在饮食宜忌方面，急性肝炎早期大多有食欲不振、恶心、呕吐等消化道不适症状，这往往会导致肌体对食物中的蛋白质和脂肪的消化吸收障碍，所以不能片面地强调营养，而应选择清淡、易消化的食物，或是流质、半流质饮食，少量多餐，一般除一日三餐外，上、下午各多加一餐。待食欲好转后，再逐渐增加蛋白质类食品。

慢性病毒性肝炎患者一般忌偏食。一切以有利于肝脏的营养、修复而不加重其损害为原则。宜选择清淡易消化、富含维生素和矿物质的新鲜瓜果和蔬菜及适量的瘦肉、鱼及兔肉等。烹调尽量避免用煎、炸等方法。辛辣及刺激性食物也不宜食用。

五、验案举例

< 验案一 >

患者王某，男，37 岁，2019 年 3 月 24 日初诊。

主诉：反复上腹部疼痛 3 月。

病史：3 个月来反复上腹部疼痛，善太息，无恶心呕吐，休息后可自行缓解，食少纳呆，二便调。既往患十二指肠球部溃疡、充血性胃炎 2 年。

查体：舌红稍暗，苔中根微厚，脉弦。

实验室检查：HBsAg（＋）、HBeAg（＋）、抗 –HBc（＋）

诊断：腹痛。

辨证：肝郁血瘀。

治法：清热解毒，疏肝活血。

方药：柴胡 15g，郁金 15g，栀子 15g，白花蛇舌草 20g，
　　　香附 15g，黄精 15g，茵陈 30g，厚朴 10g，
　　　枳壳 10g，白术 10g，红花 10g，甘草 10g，
　　　女贞子 15g，桑椹 15g，龙胆草 10g。
　　　14 剂水煎服，每日 1 剂，分 2 次口服。

二诊：2019年4月7日。患者仍时有腹痛，纳差乏力，二便调，舌淡苔白稍厚，脉细弦。此肝病日久及脾，脾失健运，治肝之病，当先实脾。上方加鸡内金10g，焦三仙各20g，山药、白术各20g，以健运脾胃。21剂水煎服。

三诊：2019年4月28日。患者无腹痛，偶有腹胀，每于便后减轻；手足心热、午后热甚，皮肤可见大小不一红斑。此为毒邪稽留阳明不去，外熏蒸于肌肤。当以清热解毒之法。上方加土茯苓、连翘各15g，当归30g。又服药用1个月余。

四诊：2019年6月20日。复查HBV-M，6项转阴，抗-HBs（-）。继以疏肝健脾之中药调理月余。

验案分析：慢性乙型肝炎为临床上常见难治病之一，其病因或为不慎外感邪毒，内入厥阴，久稽不去；或脾胃素虚，气血生化无源，日久肝失所养，而致肝失疏泄之职。肝郁则气滞，气滞则湿阻血瘀。治当以清热解毒疏肝，佐以活血利湿之法。方用柴胡，既取其疏肝理气之功，又可引诸药达病所，使其上通下疏，肝气得以条达；红花、郁金活血行气解郁；香附行气止痛；茵陈清热利湿；柴胡有劫肝阴之弊，诸药苦寒，清利又恐伤阴，以黄精、女贞子、桑椹养阴填精，甘草益气和中，调和诸药。纵观全方，清疏并用，活血行气，配伍精妙。

〈验案二〉

患者张某，男，34岁，2018年11月5日初诊。

主诉：肝区隐痛1月余。

病史：近1个月来肝区隐痛，头晕，两目干涩，时有失眠多梦，胸部有压迫感，腰酸胀，五心烦热，乏力。曾于2015年10月发现肝炎，经治疗病情稳定。

查体：一般情况尚好，腹软，肝于肋下可及，剑突下2cm，质软，脾未触及，舌红，苔薄黄，脉沉细略数。

实验室检查：谷丙转氨酶132U，谷酰氨转肽酶156U，碱性磷酸酶（－），乙型肝炎表面抗原（＋），血清白蛋白/球蛋白为4.8/2.7。B超示：未见异常。

诊断：腹痛。

辨证：肝肾阴虚。

治法：滋肾清肝。

方药：熟地黄15g，黄芪20g，茯苓15g，山药15g，

栀子10g，当归10g，白花蛇舌草15g，黄精15g，

枸杞子20g，茵陈15g，五味子5g，小蓟10g，

炒酸枣仁15g，女贞子15g，桑椹15g，山茱萸5g，

龙胆草10g。

14剂水煎服，每日1剂，分2次口服。

二诊：2018年11月19日。患者头晕、胁痛、腰酸及失眠多梦等均明显好转，自我感觉良好，仍偶感胸闷，大便稍稀，舌淡红，少苔，脉沉弦。原方加致茵陈25g，14剂水煎服。

三诊：2018年12月3日。患者复查谷丙转氨酶已正常，谷酰氨转肽酶94U。上方去小蓟、炒酸枣仁，加薏苡仁20g。再服14剂后，以杞菊地黄丸善后。随访半年，未复发，已坚持正常工作。查肝功能，谷丙转氨酶、谷酰氨转肽酶均正常。

验案分析：本案证属肝肾阴虚，方中以熟地、女贞子、桑椹、山茱萸及当归滋补肝肾，养血柔肝，加枸杞子滋肾清肝明目；黄精补虚添精，益气滋阴；五味子敛阴降酶；白花蛇舌草、栀子、茵陈、

龙胆草清热解毒；酸枣仁养肝益肝气。据报道，小蓟煎服可以减轻肝区疼痛，使肝功能有不同程度的好转趋势，并明显改善黄疸指数、胆红素及谷丙转氨酶，但禁用于恶性肝炎、明显肝功能不良及肝炎并胃肠道出血者。黄芩提取物黄芩素可以降低谷丙转氨酶。由于本案在辨证上紧紧抓住了肝肾阴虚的病机，用药上又参照了许多药理研究的成果，药证相得，故获良效。

周教授临床多年，他结合前人思想，认为乙型肝炎以湿热裹结、瘀滞血分为特点，犹如伏邪，湿热疫毒感染后，很快隐伏血分，但是当时并不发病，如果体质好、正气足，完全可以不出现任何临床症状。如果因饮食失节、劳倦过度或重感外邪，脏腑、气血功能失调，机体病能力降低则热疫毒由血及气，以致枢机阻遏、伤及中州，壅滞肝胆则发病。由于湿热疫毒隐伏血分，深侵胶固，所以往往迁延不愈；乙型肝炎的临床表现，多见面萎、腰膝酸软、畏寒肢冷、遗精带下、舌淡、脉细弱等，此乃肾虚。湿热困脾日久则生化无源，后天不济先天，故见肾精不足；肝胆湿热，肝阴劫灼、肾水枯竭，甚至气血两虚，故临床多见有脾肾两虚、肝肾两虚或气血两虚而湿热毒邪未清等证型。经现代医学实验室检查，这一类肾上腺皮质功能往往低下，免疫功能异常。故临床上取温肾补肾，佐以清热化湿为法，收到较好疗效。

第六节 中风

中风病是一个独立的疾病，是以猝然昏仆、不省人事、半身不遂、口舌㖞斜、言语不利为主症的一类疾病，病轻者可无昏仆而仅见口舌㖞斜或伴及半身不遂等症状。其临床表现与西医所称的脑血管病相似，中风病严重危害着人类健康，死亡率高，致残率高。在本病的预防、治疗和康复方面，中医药具有较为显著的疗效和优势。

一、中风病的中医溯源

由于本病发生突然，起病急骤，古人形容"如矢石之中的，若暴风之急速"。临床见症不一，变化多端而速疾，有昏仆、抽搐，与自然界"风性善行而数变"的特征相似，故古代医家取类比象而名之为"中风"；又因其发病突然，亦称之为"卒中"。

《黄帝内经》中没有中风的病名，但有关中风的论述较详。在病名方面，依据症状表现和发病阶段不同而有不同名称，如在卒中昏迷期间称为"仆击""大厥""薄厥"，半身不遂者则有"偏枯""偏风""身偏不用""风痱"等病名。

在汉代就提出中风的病名及相关理论：汉代张仲景《金匮要略》中有："夫风之为病，当半身不遂，或但臂不遂者，此为痹，脉微而数，中风使然""寸口脉浮而紧，紧则为寒，浮则为虚，寒虚相搏，邪在皮肤。浮者血虚，络脉空虚，贼邪不泻，或左或右，邪气反缓，正气即急，正气引邪，喎僻不遂""邪在于络，肌肤不仁；邪在于经，即重不胜；邪入于府，即不识人；邪入于藏，舌即难言，口吐涎"。从症状、病因病机、病位对中风病进行了阐释。

自汉之后，对于中风的阐释出现分化，唐宋以前主张"外风"学说，如《诸病源候论·中风候》中曰："中风者，风气中于人也。风是四时之气，分布八方，主长养万物。从其乡来者，人中少死病；不从其乡来者，人中多死病。其为病者，藏于皮肤之间，内不得通，外不得泄。其入经脉，行于五脏者，各随脏腑而生病焉。"《备急千金要方》中曰："邪客半身入深，真气去则偏枯"。《太平惠民和剂局方》中曰："中风半身不遂，皆因风邪中于经络，气血迟，机关纵缓，故手足不遂，口眼喎斜。"

金元之后多以"内风"立论，李东垣的《医学发明》："中风者，非外来风邪，乃本气病也，治法和脏腑，通经络，便是治风。"元代王履提出"真中风""类中风"病名："因于风者，真中风也；因于火、因于气、因于湿者，类中风而非中风也"。

二、中医对中风病之病因病机的认识

在病因方面，认识到感受外邪、烦劳暴怒可以诱发本病。如《灵枢·刺节真邪》云："虚邪偏客于身半，其入深，内居营卫，营卫稍衰，则真气去，邪气独留，发为偏枯。"此外，还认识到本病的发生与体质、饮食有密切的关系。如《素问·通评虚实论》曾经明确指出："仆击偏枯，肥贵人则膏粱之疾也。"历代医家对中风的病因和治法也做了诸多的探讨和发挥，并将中风根据病情轻重而分为中络、中经、中腑、中脏。其中脏腑内容被明代医家李中梓分为闭证和脱证，并沿用至今。

唐宋以后的医家对病因的认识有了较大的突破。特别是金元时期，如刘完素认为病因是热，曰："风本生于热，以热为本，以风为标。"李东垣认为属"正气自虚"，指出："凡人年逾四旬，气衰之际，或因忧喜愤怒伤其气者，多有此疾。"朱丹溪主张"湿痰生热"，说是"痰生热，热生风也"。明清时期对于中风的论述更加多样化，张景岳提出"非风"之说，提出"内伤积损"是导致本病的根本原因。近代西学东渐盛行，中医医家结合西医学相关知识，又提出了中风病的新认识，如张锡纯将中风分为脑充血与脑贫血两类："盖脑髓神经原借血为濡润也，血之注于脑者过多，力能排挤其脑髓神经，血之注于脑者过少，无以养其脑髓神经，其脑髓神经亦恒至失其所司。"

到了现代，通过对前人经验的总结及现代医学的研究，对中风病认识更加系统，由于正气亏虚，饮食、情志、劳倦内伤等引起气血逆乱，产生风、火、痰、瘀，导致脑脉痹阻或血溢脑脉之外为基本病机，以突然昏仆、半身不遂、口舌㖞斜、言语謇涩或不语、偏身麻木为主要临床表现的病证。根据脑髓神机受损程度的不同，有中经络、中脏腑之分，有相应的临床表现。本病多见于中老年人。四季皆可发病，但以冬春两季最为多见。

本病多因气血亏虚，心、肝、肾三脏失调，复因劳逸失度、内伤积损、情志不遂、饮酒饱食或外邪侵袭等触发，导致机体阴阳失调，气血运行受阻，肌肤筋脉失于濡养；或阴亏于下，肝阳偏亢，阳化风动，血随气逆，肝阳暴涨，夹痰夹火，横窜经遂，蒙蔽清窍，而成上实下虚、阴阳互不维系的危重证候。

（一）病因

1. 积损正衰

素体阴亏血虚，虚火内扰，或中年以后精气渐虚，肝肾阴虚于下，肝阳偏亢于上，肝风易动，化火生痰；或因素体禀赋不足，或久病体虚，气血亏虚，脉络空虚，风邪入中；或素体形盛气衰，外风引动，痰瘀阻络，气血涩滞，亦发为偏枯卒中。

2. 情志失调

平素忧郁恼怒，情志不畅，肝气不舒，郁而化火，或长期精神紧张，阴精暗耗，或火盛灼津炼液为痰，或因肝风内扰，风火痰热内盛，阻滞经络或蒙蔽神窍而发病。

3. 劳倦过度

烦劳过度，耗气伤阴，易使阳气暴涨，引动风阳上旋，气血上逆，壅阻清窍；房事不节，亦能引动心火，耗伤肾水，水不制火，则肝风内动，扰乱清窍而发病。

4.饮食不节

平素嗜食甘肥醇酒，脾失健运，聚湿生痰；或逸多劳少，形体肥胖，气虚而多湿多痰，痰湿内盛，痰郁化热，阻滞经络，或痰热生风，横窜经络而成病。

（二）病机

中风病机主要为阴阳失调，气血逆乱。病位于脑，与心、肝、脾、肾关系密切。清代叶天士始明确以"中风"立论，进一步阐明了"精血衰耗，水不涵木……肝阳偏亢，内风时起"的发病机制，提出滋阴息风、滋阴潜阳以及开闭、固脱等法，这一时期治疗分别以治火、治痰、治虚等，各有偏重。清代王清任以气虚血瘀立论，创立补阳还五汤治疗偏瘫，至今仍为临床常用的方剂。叶天士《临证指南医案》中："乃身中阳气之变动，肝为风脏，因精血衰耗，水不涵木，木少滋荣，故肝阳偏亢，内风时起，治以滋液息风，濡养营络，补阴潜阳。"

气血不足或肝肾阴虚是致病之本，风、火、痰、瘀是发病之标，一旦遇到烦劳、恼怒、房事不节或醉酒饱食等，阴阳严重失调，气血发生逆乱而致卒中。由于病位浅深、病情轻重的不同，又有中经络和中脏腑之别。中经络之证，病位较浅，每因风痰瘀阻滞经脉，或肝风夹痰，横窜经络，气血不能濡养机体所致。中脏腑因正虚实的不同，又有闭、脱之分。

中风之发生，病机虽较复杂，但归纳起来不外虚（阴虚、气虚）、火（肝火、心火）、风（肝风、外风）、痰（风痰、湿痰）、气（气逆）、血（血瘀）六端，此六端在一定条件下相互影响、相互作用而突然发病。

三、中医对中风病的辨证论治

（一）中经络

1.风痰瘀阻证

症状：头晕，头痛，手足麻木，突然发生口舌㖞斜，口角流涎，舌强言謇，半身不遂，或手足拘挛，舌苔薄白或紫暗，或有瘀斑，脉弦涩或小滑。

治法：息风化痰，活血通络。

方药：周教授常用半夏、茯苓、陈皮补脾益气；白术燥湿化痰；桃仁、红花逐瘀行血；香附、延胡索理气行血；天麻平息内风；甘草调和诸药。

2.风阳上扰证

症状：眩晕头痛，耳鸣面赤，腰腿酸软，突然发生口舌㖞斜，语言謇涩，半身不遂，苔薄黄，舌质红，脉弦细数或弦滑。

治法：镇肝息风，育阴潜阳。

方药：周教授常用龙骨、牡蛎、珍珠母、石决明镇肝潜阳；天麻、钩藤、夏枯草、蒺藜、菊花平肝息风；白芍、玄参养阴柔肝；牛膝引血下行；桑叶、黄芩、菊花清肝泄热等。

（二）后遗症期

1.痰瘀阻络证

症状：口舌㖞斜，舌强语謇或失语，半身不遂，肢体麻木，舌紫暗或有瘀斑，苔滑腻，脉弦滑或涩。

治法：化痰祛瘀，活血通络。

方药：周教授常用熟地、当归、川芎滋阴补血活血；枳实、陈皮、半夏化痰和胃；茯苓、白术、黄芪益气健脾。若兼气虚者，加党参；心烦甚者，加山栀清热除烦；眩晕者，可加天麻、钩藤以平肝息风；四肢不用明显者，加千年健、川断、牛膝等。

2.气虚血瘀证

症状：偏枯不用，肢软无力，面色萎黄，舌质淡紫或有瘀斑，苔薄白，脉细涩或细弱。

治法：益气养血，化瘀通络。

方药：周教授常用黄芪以补气养血；桃仁、红花、赤芍、当归养血活血，化瘀通经；地龙、牛膝引血下行兼以通络。血虚甚者，加枸杞子以补血；肢冷，阳失温煦，加桂枝温经通脉；腰膝酸软，加续断、桑寄生、杜仲以壮筋骨、强腰膝。

3.肝肾亏虚证

症状：半身不遂，患肢僵硬拘挛变形，舌强不语，或偏瘫，肢体肌肉萎缩，舌淡红，脉沉细。

治法：滋养肝肾。

方药：周教授常用生地黄、首乌、枸杞子、女贞子、桑椹、山茱萸补肾益精；麦冬、石斛养阴生津；当归养血和络。若腰酸腿软较甚，加杜仲、桑寄生、牛膝补肾壮腰；若肾阳虚，加巴戟天、淫羊霍补肾益精。

四、周跃群教授治疗中风病的学术特点

有外邪侵袭而引发者称为外风，又称真中风或真中；无外邪侵袭而发病者称类中风或类中。从临床看来，本病以内因引发者居多。

（一）周教授认为中风病以虚为其根本

自《黄帝内经》中便有"邪之所凑，其气必虚""正气存内，邪不可干"的记载，说明体虚、抗病能力下降是邪气侵袭人体的前提，正气虚是主导因素，在疾病的发生发展中有着决定作用。《难经》中有"气者，人之根本也"，可见气是生理功能活动的动力。王履《医经溯洄集·中风辨》曰："中风者，非外风邪，乃本气病也，凡人年逾四旬，气衰之际，或因忧喜忿怒伤其气者，多有此疾。" 中年之后一身之气渐虚，加之现代生活节奏加快，忧思多虑，暗耗气血，食之膏粱厚味，损伤脾胃化生气血之源，气虚，气的推动、温煦、防御和气化功能减退，气为血之帅，气虚则无力推动脉中血液运行，血行涩滞，形成瘀血，而瘀血既是病理产物又是致病因素，瘀血阻塞脉道，阻碍气机。脑为元神之府，五脏六腑清阳之气，皆上注于头，脑内络脉一旦被瘀血阻塞，气血不能冲养脑髓，元神受损，不能统御感官运动，则发为中风。

明代赵献可《医贯·中风要旨》中也强调治疗中风当以治虚为主，纵有风邪，亦是乘虚而入，多用芪附、参附等，其义可见。同时也指出要区别气虚、血虚、湿痰的病机变化。他提出真阴虚，"阴中之水虚""阴中之火虚"，治疗"当专主虚论，不必兼风"。虽兼有痰涎壅盛，宜开痰治标与补肾治本结合。"凡治中风者既以前法治其根本，则痰者不治而自去矣"。

清代叶天士认为中风乃"阳化风动"，阴虚阳亢为病，"凡中风证，有肢体纵缓不收者，皆属阳明气虚，当用人参为首药，而附子、黄芪、炙甘草佐之"。恐纯刚难受，必佐阴药，时刻不忘，补其下虚而平其上实。主张养阴息风，指出"肝血肾液内枯，大忌风药寒凉，肝为刚脏，肾脏恶燥，非柔润不能调和也。"

周教授深研上述医家理论，结合多年临床经验，认为中风病为本虚标实之证，元气即虚，必不达于血管，血管无气，必停留而瘀。上实者，假实也；下虚者，真虚也。在治疗上，周教授重视培补元气为主，主张益气养血，温补以通。周教授在用药上通过几十年的临床经验，化繁为简，总结出核心药物：气虚证周教授多用黄芪与党参配伍，黄芪、党参配伍使用，出自《脾胃论》补中益气汤，盖两药均为补气要药，相伍使用，益气之力更宏；血虚证周教授常用熟地、当归、白芍、何首乌以补血滋阴，养血调经；阳虚证周教授常用巴戟天、淫羊藿、仙茅以补肾助阳；阴虚证周教授常用女贞子、桑椹、枸杞子、山茱萸以滋补肝肾之阴，并多配以旱莲草、夏枯草、银柴胡、黄芩以清热，使补而不腻。

（二）主张未病先防，重视中风先兆

金元时期，对中风先兆的认识就比较明确了，并认识到中风先兆与年龄以及麻木、眩晕等症状有关。金代刘完素《素问病机气宜保命集·中风论》记载："中风者，俱有先兆之证。"提出了中风先兆的命名。朱丹溪认为："眩晕者，中风之渐也"。元代罗天益在《卫生宝鉴》中亦有相关认识："凡人初觉大指、次指麻木不仁或不用者，三年内必有大风之疾也"。

明清时期，对中风先兆的认识更加细微。明代陈文治《诸症提纲》有预防中风一节，曰："古人治未病，非无所兆而遽药之也，必平时气血素亏，多疾眩晕，手足麻木，与夫失意忧愁，溺情酒色者。"

近现代医家也非常重视先兆症的防治和研究，认为："眩晕耳鸣，头昏眼花，眼皮、人中或鼻梁颤动，舌强，语言不利，口角流涎，

项强脖硬，意识暂短丧失，一二秒钟即可恢复，健忘，多疑，惶恐，情绪焦虑，常无决断能力，神识恍惚，睡梦中神魂飘荡，思虑紊乱，书写没有条理等。脉象弦硬而长，或寸盛尺弱，或脉细弦，如循铁丝感。"以上这些症状可视为中风先兆。

周教授认为年龄在50岁以上，或既往有眩晕病史；近期内反复发作头痛，冲热面赤，眩晕昏仆，恶心呕吐，一过性黑蒙，血压剧增；或单侧肢体麻木，力弱，偏盲，偏身感觉障碍；体质肥胖且有高血压者；有脑动脉硬化、糖尿病、心脏病、高脂血症等，都是发生中风的危险因素。

周教授认为在预防中风方面，应重视情绪的自我控制，生活的规律性，饮食的合理性，以及坚持体育锻炼，防止肥胖，减少盐量，不抽烟，少饮酒，勿过累等，建立科学的生活方式。当养气血，节饮食，戒七情，远帷幕，保持阴阳、气血平衡，对于预防中风，是很有价值的。依据天人相应之理，顺应天地自然规律，做到"虚邪贼风，避之有时"。在生活上，要有规律；在思想上，要有健康的修养。

生命在于运动，运动能促进人体气血流畅，疏通血脉，以增强五脏六腑四肢百骸的功能，使肥胖不易形成，不易堆积。宜练太极拳、五禽戏等，做到坚持不懈，持之以恒，久而久之，必然会收到减轻体重、降低血压、防止动脉硬化、改善心脑供血，预防中风的效果。

在用药治疗上认为肝肾亏虚、气虚血瘀为主要病机所在。肝血不足、肝阳上亢者，周教授常用天麻钩藤饮或六味地黄丸加减；气虚血瘀者，周教授常用补阳还五汤加减，临床上均取得较好的疗效。

五、验案举例

＜验案一＞

患者刘某，男，52岁，2018年5月9日初诊。

主诉：阵发性头晕、头胀伴一过性右侧肢体无力3天。

病史：患者3天前无明显诱因出现头晕、头胀，伴一过性右侧肢体无力，发作持续10分钟完全自行缓解，但后无诱因反复发作，自认为血压高，休息后未见好转，昨日上午上述症状再现，前往外院就诊，西医诊断："短暂性脑缺血发作"。头CT：腔隙性脑梗死，脑底部动脉硬化，必要时MR进一步检查。为求中医诊治来医院就诊，症见：阵发性头晕、头胀，一过性右侧肢体无力，偶有胸闷气短。口苦，平素饮食可，大便秘结，小便黄，夜眠欠佳。病来无意识障碍，无抽搐发作。

既往史：冠心病病史3年，偶有胸闷不适，平素口服复方丹参滴丸；高血压病史11年，血压常达190/100mmHg，平素口服牛黄降压片治疗，血压控制不理想；否认糖尿病史。

查体：舌质红，苔薄白，脉弦。

诊断：中风——中经络。

辨证：肝阳上亢。

方药：夏枯草25g，白蒺藜25g，菊花25g，决明子15g，
地龙25g，钩藤25g，天麻15g，珍珠母25g，
黄芩15g，海螵蛸25g，茯苓25g，泽泻15g
7剂水煎服，每日1剂，分2次口服。

二诊：患者自述服药期间未出现头晕头胀症状，舌淡红，薄白苔，

脉弦。守方不变，续服 5 剂。

后用女贞子 15g，桑椹 15g，枸杞子 15g，生地 15g，熟地 15g，山茱萸 15g 调服。

验案分析：中风之肝阳上亢型也是临床常见的证型之一，清代以前并无肝阳之说，则以肝风概之，肝风最早见于《黄帝内经》，《素问·风论》曰："以春甲乙伤于风者为肝风。""肝风之状，多汗恶风，善悲，色微苍……"而其中《素问·至真要大论》："诸风掉眩皆属于肝。""诸暴强直，皆属于风"以及对"薄厥，煎厥"等病机的描述，为肝阳化风、肝阳上亢奠定了理论基础，自《黄帝内经》之后，至《太平圣惠方》才有："手足不收，口眼㖞斜，神思昏愦，言语謇涩"等肝风所致中风的证候的描述。清叶天士首次提出肝阳上亢的学术观点，在《临证指南医案》中明确指出："肝为风脏，因精血衰耗，水不涵木，木不滋荣，故肝阳偏亢。""经云诸风掉眩，皆属于肝，头为六阳之首，耳目口鼻皆清空之窍，所患眩晕者，非外来之邪，乃肝胆之风阳上冒耳。"经过现代医家对于肝阳上亢理论不断补充完善，总结此型中风患者主要症状为：眩晕头痛，半身不遂，偏身麻木，舌强言謇或不语，或口舌㖞斜，面红目赤，口苦咽干，心烦易怒，尿赤便干，舌质红或红绛，脉弦有力。

周教授对于此型中风用药精炼，现总结如下：天麻甘，平，归肝经。《本草新编》记载："天麻，能止昏眩，疗风去湿，治筋骨拘挛瘫痪，通血脉，开窍。"钩藤，甘苦，微寒入肝心经，《本草述》记载："治中风瘫痪，口眼㖞斜，及一切手足走注疼痛，肢节挛急。又治远年痛风瘫痪，筋脉拘急作痛不已者。"地龙，咸，寒归肝、脾、膀胱经。《本草纲目》记载："性寒而下行，性寒故能解诸热疾，下行故能利小便。"

肝阳化风是由于肝阳上亢进一步发展导致，肝阳得不到平息，上扬横窜经络造成风动，分辨的要点就在于肝阳化风患者在肝阳上亢的症状表现之上还会有动风的证候，常常会出现头晕、手脚麻木的症状，情况严重甚至可能造成突然晕倒、抽搐、半身不遂、言语不清等一些症状。天麻、钩藤、地龙三药均入肝经，合用功能平肝息风，有一分阳亢就有一分热象，钩藤、地龙兼有清热平肝之效，天麻、地龙又能通络，对于中风后经络不利、半身不遂、口眼㖞斜等症均有疗效。

珍珠母，咸，寒。归肝、心经。《饮片新参》记载："平肝潜阳，安神魂，定惊痫，消热痞、眼翳。"白蒺藜，辛苦微温，归肝经，《本草求真》记载："宣散肝经风邪，凡因风盛服此治无不效。"珍珠母咸寒入肝，白蒺藜味苦降泄，主入肝经，两药合用，平抑肝阳力加倍。

决明子，苦、甘，凉。归肝、肾经。《药性论》记载："利五脏，除肝家热。"《本草求真》记载："决明子，除风散热。凡人目泪不收，眼痛不止，多属风热内淫，以致血不上行，治当即为驱逐；按此若能泄热，咸能软坚，甘能补血，力薄气浮，又能升散风邪，故为治目收泪止痛要药，并可作枕以治头风，但此服之太过，搜风至甚，反招风害，故必合以蒺藜、菊花、枸杞子、生地、女贞子、谷精草相为补助，则功更胜。谓之决明，即是此意。"

夏枯草，味苦、辛，寒。归肝、胆经，《滇南本草》记载："祛肝风，行经络，治口眼㖞斜。行肝气，开肝郁，止筋骨疼痛、目珠痛，散瘰疬、周身结核。"

菊花，甘、苦，凉。归肺、肝经。《本草正义》记载："凡花皆主宣扬疏泄，独菊花则摄纳下降，能平肝火，息内风，抑木气之横逆。"《神农本草经》记载："主风头眩者，以阴虚阳浮，气火升腾，肝风上扰之眩晕言之，非外来风邪，能令人眩也。肿痛，连上风头眩三字读。肝火直上顶巅，而为眩，为肿，为痛，阳焰直升，其势最暴。"菊花之清苦泄降，能收摄虚阳而纳归于下。

黄芩，苦，寒。归肺、胆、脾、大肠、小肠经。《本草正》记载："枯者清上焦之火，消痰利气，定喘嗽，止失血，退往来寒热，风热湿热，头痛，解瘟疫，清咽，疗肺痿肺痈，乳痈发背，尤法肌表之热，故治斑疹、鼠瘘、疮疡、赤眼；实者凉下焦之热，能除赤痢，热蓄膀胱，五淋涩痛，大肠闭结，便血、漏血。"

决明子、夏枯草、菊花主入肝经，均能清肝泻火，对于肝阳上亢患者，肝经必有热，主要症状反应为：面红目赤、急躁易怒、头晕头痛、胁痛、口干口苦、吐血、咯血、不寐、大便秘结，舌红苔黄，脉弦数等。对此三药合用功能清退肝经火热。黄芩苦寒清热泻火力强，主入肺经，善清泄肺火及上焦实热，本方使用黄芩体现了中医"治未病"的思想，肝阳上亢，肝火上炎，木火刑金，肺金受火邪，加用黄芩一味，清肺火，既病防变。

茯苓，甘，淡、平。归心、脾、肺经。《用药心法》记载："茯苓，淡能利窍，甘以助阳，除湿之圣药也。味甘平补阳，益脾逐水，生津导气。"

泽泻，寒，甘、淡。归肾经、膀胱经。《本草纲目》记载："渗湿热，行痰饮，止呕吐，泻痢，以猪苓佐之。"茯苓宁心安神，泽泻泄热，茯苓泽泻配伍，利水渗湿，根据现代药理学研究，其能利尿，增加尿量，拥有降压作用，对于高血压引起的脑血管病证状具有一定的缓解作用。

海螵蛸，咸，微温。归肝、肾经。《本草纲目》记载："乌鲗骨，厥阴血分药也，其味咸而走血也，故血枯、血瘕、经闭、崩带、下痢、疳疾，厥阴本病也；寒热疟疾、聋、瘿、少腹痛、阴痛，厥阴经病也；目翳、流泪，厥阴窍病也；厥阴属肝，肝主血，故诸血病皆治之。"本药收敛固涩力强，可收敛止血，防止血溢脉外，对于血溢脑脉外的中风，也能起到治疗作用。

综上肝阳上亢型中风主药蒺藜，珍珠母平肝潜阳，肝阳上扬横窜经络造成风动，会出现头晕、手脚麻木的症状，情况严重甚至可能造成突然晕倒、抽搐、半身不遂、言语不清等症状，可加用天麻、钩藤，对于经络不通半身不遂加用地龙。肝阳上亢肝经必有热，主要症状反应为：面红目赤、急躁易怒、头晕头痛、胁痛、口干口苦、不寐、大便秘结，舌红苔黄，脉弦数等。决明子、夏枯草、菊花三药合用，入肝经清肝泻火，再加一味黄芩清肺体现未病防治、既病防变原则。茯苓、泽泻配伍，利尿降压，海螵蛸收敛止血，防止血溢脉外，对于高血压引起的中风也能起到治疗作用。

＜验案二＞

患者郑某，男，71岁，2018年10月11日初诊。

主诉：右侧肢体活动不利加重1周。

病史：患者1周前无明显原因出现右侧肢体活动不利较前加重，伴口干，口黏，未予系统治疗，症状持续不缓解，遂由家属陪同来医院就诊，症见：右侧肢体活动不利，言语謇涩，偶有耳鸣，饮水呛咳，少寐，小便频数，大便秘结，夜间盗汗。患者病来无神志不清，无发热及肢体抽搐。

既往史：高血压病史 10 余年，血压最高达 180 / 110mmHg，2 型糖尿病病史 10 余年，未系统监测血糖；脑梗死病史 6 年，遗留右侧肢体活动不利及言语謇涩。

查体：右侧肢体肌力 4 级，左侧肢体肌力正常，舌红，无苔，脉细数。

诊断：中风——中经络。

辨证：肝肾阴虚。

方药：女贞子 15g，桑椹 15g，枸杞子 15g，山茱萸 5g，
 熟地 15g，生地 15g，旱莲草 15g，首乌 5g，
 夏枯草 25g，浮小麦 35g，桑寄生 20g，川断 20g，
 银柴胡 15g，青蒿 15g，黄芩 15g，海螵蛸 25g，
 菟丝子 15g，肉豆蔻 15g。

14 剂水煎服，每日 1 剂，分 2 次口服。

二诊：右侧肢体活动自觉轻快，口干、便秘症状改善，盗汗消失，舌淡红，无苔，脉细数。原方去浮小麦，改夏枯草 15g，其余不变，续服 14 剂。

验案分析：方中女贞子、桑椹、枸杞子、山茱萸、熟地、生地主补肝肾，辅以首乌、寄生、川断益精血，调血脉，强筋骨。浮小麦、青蒿、银柴胡、夏枯草清退阴虚造成的虚热，止盗汗，菟丝子阳中求阴，又能止尿频，一味肉豆蔻辛温入脾胃，辛香走窜，让补药补而不滞，又防一众养阴清热药伤及胃阳。

《素问·脉解》篇中有："内夺而厥，则为喑痱，此为肾虚也"，为中风肝肾亏虚病机奠定理论基础。到了宋代，《太平圣惠方·治瘫缓风诸方》曰："肝肾久虚，气血不足，腠理疏泄，风邪易侵。"

金元时期刘完素《素问玄机原病式·六气为病·火类》中有："所以中风瘫痪者……肾水虚衰不能制之，则阴虚阳实而阳气怫郁，心神昏冒，筋骨不用，而卒倒无所知也。"明清时期，王纶《明医杂著·风症》曰："如树木一枝，津液不利，则此枝枯槁，被风所害，由此观之，实在肝肾二经精血枯槁之所致也。"叶天士认为："中风以风，肢麻言謇，足不能行，是肝肾精血残惫，虚风动络。"近代医家对肝肾亏虚所致的中风认识进一步深入，《中风斠诠》曰："此证之火升气升，生风上激，扰乱神经，终属肝肾阴虚，虚阳陡动，必以滋养肝肾真阴为调理必需之品。"

中风多老年患者发病，《素问·阴阳应象大论第五》："年过四十而阴气自半也。"人入老年，脏腑功能减退，肾之真阴衰竭。《景岳全书·虚损》中："虚邪之至，害必归阴，五脏之伤，穷必及肾。"加上现代生活节奏加快，不良生活方式更易损伤肝肾之本，加重肝肾亏虚。因此肝肾亏虚贯穿中风病发病始终，肝肾亏虚，水不涵木，阴不制阳，肝之阳气升而无制而化风。《太平圣惠方》："肝肾久虚，气血不足，腠理开泄，风邪易侵。"叶氏《临证指南医案·中风门》曰："精血衰耗，水不涵木，木少滋荣，故肝阳偏亢，内风时起。""早用地黄饮子煎法以治下，晚用星附六君子以益虚宣窍。"《冯氏·锦囊秘录方脉中风合参》："中风一症，多由肝阴不足，肾水有亏，虚火上乘，无故卒倒，筋骨无养，偏枯不遂，故滋肾养肝，治本之至要。"可见无论内风、外风皆与肝肾亏虚相关。肾藏精，主骨生髓，而脑为髓海，肾脑关系密切，按照五行关系，肾水生肝木，体现母子关系，肝虚则子盗母气，导致肾虚，补肾亦补肝。

对于肝肾亏虚证的治疗，周教授通过多年临床经验，用药精炼总结如下：

女贞子，甘、苦，性凉。归肝、肾经。功能补益肝、肾，清虚热，明目。主头昏目眩，腰膝酸软，遗精，耳鸣，须发早白，骨蒸潮热，目暗不明。《本草经疏》记载："女贞子，气味俱阴，正入肾除热补精之要品，肾得补，则五脏自安，精神自足，百病去而身肥健矣。其主补中者，以其味甘，甘为主化，故能补中也。此药有变白明目之功，累试辄验。"

桑椹，甘，寒。归肝、肾经。功能补肝，益肾，息风，滋液。治肝肾阴亏，消渴，便秘，目暗，耳鸣，瘰疬，关节不利。《本草经疏》记载："桑椹，甘寒益血而除热，为凉血补血益阴之药。"消渴由于内热，津液不足，生津故止渴。五脏皆属阴，益阴故利五脏。阴不足则关节之血气不通，血生津满，阴气长盛，则不饥而血气自通矣。热退阴生，则肝心无火，故魂安而神自清宁，神清则聪明内发，阴复则变白不老。甘寒除热，故解中酒毒。性寒而下行利水，故利水气而消肿。

枸杞子，甘，平。归肝、肺经。功能养肝、滋肾、润肺。主肝肾亏虚，头晕目眩，目视一清，腰膝酸软，阳痿遗精，虚劳咳嗽，消渴引饮。《本草经疏》记载："枸杞子，润而滋补，兼能退热，而专于补肾、润肺、生津、益气，为肝肾真阴不足、劳乏内热补益之要药，老人阴虚者十之七八，故服食家为益精明目之上品。古人多谓其能生精益气，除阴虚内热明目者，盖热退则阴生，阴生则精血自长，肝开窍于目，黑水神光属肾，二脏之阴气增益，则目自明矣。"

《本草汇言》记载："俗云枸杞善能治目，非治目也，能壮精益神，神满精足，故治目有效。又言治风，非治风也，能补血生营，血足风灭，故治风有验也。"

山茱萸，酸，微温。归肝、肾经。功能补益肝肾，收敛固脱。主治头晕目眩，耳聋耳鸣，腰膝酸软，遗精滑精，小便频数，虚汗不止，妇女崩漏。《本草经疏》记载："山茱萸治心下邪气寒热，肠胃风邪、寒热头风、风去气来、鼻塞、面疱者，皆肝肾二经所主，二经虚热，故见前证。味酸而主敛，故精气益而阴强也。精益则五脏自安，九窍自利。又肾与膀胱为表里，膀胱虚寒，则小便不禁，耳为肾之外窍，肾虚则耳聋；肝开窍于目，肝虚则邪热客之而目黄。"《医学衷中参西录》记载："山茱萸，大能收敛元气，振作精神，固涩滑脱。收涩之中兼具调畅之性，故又通利九窍，流通血脉，治肝虚自汗，肝虚胁疼腰疼，肝虚内风萌动，且敛正气而不敛邪气。"

熟地，甘，温。归肝、肾经。功能补血滋润，益精填髓。主治血虚萎黄，眩晕心悸，月经不调，崩漏不止，肝肾阴亏，潮热盗汗，遗精阳痿，不育不孕，腰膝酸软，耳鸣耳聋，头目昏花，须发早白，消渴，便秘，肾虚喘促。《本经逢原》记载："熟地黄，假火力蒸晒，转苦为甘，为阴中之阳，故能补肾中元气。必须蒸晒多次，若但煮熟，不加蒸、曝，虽服奚益。脐下痛，属肾脏精伤；胫股酸，系下元不足；目如无所见，乃水亏不能鉴物，皆肾所主之病，非熟地黄不除。"《本草从新》记载："滋肾水，封填骨髓，利血脉，补益真阴，聪耳明目，一切肝肾阴亏，虚损百病，为壮水之主药。"

生地，甘、苦，寒。归心、肝、肾经。功能清热凉血，养阴，生津。用于热病舌绛烦渴，阴虚内热，骨蒸劳热，内热消渴，吐血，衄血，发斑发疹。《本经逢原》记载："干地黄，内专凉血滋阴，外润皮肤荣泽，病人虚而有热者益加用之。"戴元礼曰："阴微阳盛，相火炽强，来乘阴位，日渐煎熬，阴虚火旺之证，宜生地黄以滋阴退阳。"

女贞子、桑椹、枸杞子、熟地、山茱萸、生地几味药合用，入肝肾功补力专，治疗肝肾亏虚中风之主药。

首乌，苦、甘、涩，温。归肝、肾、心经。功能补益精血。《本草纲目》记载："能养血益肝，固精益肾，健筋骨，乌须发，为滋补良药，不寒不燥。"

桑寄生，苦、甘、平。归肝、肾经。功能补肝肾，强筋骨，除风湿，通经络，益血，安胎。治腰膝酸痛，筋骨痿弱，偏枯，脚气，风寒湿痹，胎漏血崩，产后乳汁不下。《本草求真》记载："桑寄生，号为补肾补血要剂。缘肾主骨，发主血，苦入肾，肾得补则筋骨有力，不致屡痔而酸感矣。甘补血，血得补则发受其灌荫而不枯脱落矣。故凡内而腰痛、筋骨笃疾、胎堕，外而金疮、肌肤风湿，何一不借此以为主治乎。"

川断苦、辛，微温。归肝、肾经。功能补肝肾，续筋骨，调血脉。治腰背酸痛，足膝无力，胎漏，崩漏，带下，遗精，跌打损伤，金疮，痔漏，痈疽疮肿。《本草汇言》记载："续断，补续血脉之药也。大抵所断之血脉非此不续，所伤之筋骨非此不养，所滞之关节非此不利，所损之胎孕非此不安，久服常服，能益气力，有补伤生血之效，补而不滞，行而不泄，故女科、外科取用恒多也。"

首乌、桑寄生、川断三药辅佐主药补肝肾同时益精血，调血脉，强筋骨。

旱莲草，甘、酸，寒。归肾、肝经。功能补益肝肾，凉血止血。主肝肾不足，头晕目眩，须发早白，吐血，咯血，衄血，便血，血痢，崩，漏，外伤出血。《本草经疏》记载："鳢肠善凉血。须发白者，血热也，齿不固者，肾虚有热也；凉血益血，则须发变黑，而齿亦因之而固矣。故古今变白之草，当以兹为胜。"

浮小麦，甘、咸，凉。归心经。功能治骨蒸劳热，止自汗盗汗。《本草纲目》记载："益气除热，止自汗盗汗，骨蒸虚热，妇人劳热。"

银柴胡，甘，微寒。归肝、胃经。清虚热，除疳热。用于阴虚发热，骨蒸劳热，小儿疳热。《本经逢原》记载："银柴胡，其性味与石斛不甚相远。不独清热，兼能凉血。"

青蒿苦、微辛，寒。归肝、胆经。《本草新编》记载："青蒿，专解骨蒸劳热，尤能泄暑热之火，泄火热而不耗气血，用之以佐气血之药，大建奇功，可君可臣，而又可佐可使，无不宜也。但必须多用，因其体既轻，而性兼补阴，少用转不得力。又青蒿之退阴火，退骨中之火也，然不独退骨中之火，即肌肤之火，未尝不共泻之也，故阴虚而又感邪者，最宜用耳。"

浮小麦、青蒿、银柴胡三药配伍功能清虚热，除骨蒸痨热，对于肝肾亏虚，阴血不足，产生的虚热具有治疗作用，旱莲草入血，能凉血止血，防治虚热迫血外溢。

菟丝子，辛、甘，平。归肝、肾经。功能补肝肾，益精髓，明目。治腰膝酸痛，遗精，消渴，尿有余沥，目暗。《本草汇言》记载："菟丝子，补肾养肝，温脾助胃之药也。但补而不峻，温而不燥，故入肾经，虚可以补，实可以利，寒可以温，热可以凉，湿可以燥，燥可以润。非若黄柏、知母，苦寒而不温，有泻肾经之气；非若肉桂、益智，辛热而不凉，有动肾经之燥；非若肉苁蓉、锁阳，甘咸而滞气，有生肾经之湿者比也。"

肉豆蔻辛，温。归脾、胃、大肠经，功能温中行气，涩肠止泻，用于脾胃虚寒、久泻不止、脘腹胀痛、食少呕吐。《本草经疏》记载："肉豆蔻，辛味能散能消，温气能和中通畅。其气芬芳，香气先入脾，脾主消化，温和而辛香，故开胃，胃喜暖故也。故为理脾开胃、消宿食、止泄泻之要药。"

菟丝子入肝肾，在众多滋阴药中一味补阳药，体现阴阳互根、阴中求阳的中医思想，肉豆蔻辛温入脾胃，使一众养阴清虚热药不伤胃阳，辛香走窜，让补药补而不滞，更好发挥效用。

眩晕是目眩与头晕的总称。眩即目眩，眼前昏花缭乱，晕为头晕，谓头部运转不定之感觉。感觉自身或外界景物旋转，站立不稳。由于二者常同时并见，故统称为"眩晕"。本病常反复发作，妨碍日常工作及生活质量，严重者可发展为晕厥或中风，甚至危及生命；发作的年龄常不限是年轻人或中老年人，发病率也有逐年增多的趋势，成为临床常见病证以及需要深入研究的课题之一。

历代医家对眩晕的论述很多，其中有不少具有真知灼见者。文献记载又称眩晕为"头眩""掉眩""目眩""眩冒""风眩""眩瞀"等。西医的周围性眩晕、中枢性眩晕、内耳眩晕、颈性眩晕、椎－基底动脉供血不足眩晕、原发性高血压、脑动脉硬化、贫血、外伤等所致的眩晕等，均属于本病的范畴。以《黄帝内经》、仲景学说为起点，到明清及近现代，众多医家及学者发表诸多经验心得，其间以宋金元时期学术争鸣最为活跃。新的观点不断提出。百家争鸣的结果，方药应用更为有效，理论水准与临床诊疗的进展也不断提高。迄至明清近代，中医诊治眩晕的内容更加丰富充实，眩晕从概念、病因病机、证候分型，到治法方药、预后转归的认识等都已十分完备，并逐渐趋于条理化与系统化，可谓达到了一个新的里程碑。近年来，中医学术界对眩晕病证的认识不断深化。

一、眩晕病的中医溯源

眩晕最早见于《黄帝内经》，称为"眩冒""眩"。《黄帝内经》对本病病因病机的论述主要包括外邪致病，如《灵枢·大惑论》说："故邪中于项，因逢其身之虚……入于脑则脑转。脑转则引目系急，目系急则目眩以转矣。"因虚致病，如《灵枢·海论》说："髓海不足，则脑转耳鸣，胫酸眩冒。"《灵枢·卫气》说："上虚则眩。"与肝有关，如《素问·至真要大论》篇云："诸风掉眩，皆属于肝。"与运气有关，如《素问·六元正纪大论》篇云："木郁之发……甚则耳鸣眩转。"

汉代张仲景对眩晕一病未有专论，仅有"眩""目眩"头眩""身为振振摇""振振欲地"等描述，散见于《伤寒论》和《金匮要略》中。其病因，或邪袭太阳，阳气郁而不得伸展；或邪郁少阳，上干空窍；或肠中有燥屎，浊气攻冲于上；或胃阳虚，清阳不升；或阳虚水泛，上犯清阳；或阴液已竭，阳亡于上；或痰饮停积胃中（心下），清阳不升等多个方面，并拟订出相应的治法方药。例如，小柴胡汤治少阳眩晕；大承气汤治阳明腑实之眩晕；真武汤治少阴阳虚水泛之眩晕；苓桂术甘汤、小半夏加茯苓汤、泽泻汤等治痰饮眩晕等，为后世论治眩晕奠定了基础。

隋、唐、宋代医家对眩晕的认识，基本上继承了《黄帝内经》的观点。如隋代巢元方《诸病源候论·风头眩候》说："风头眩者，由血气虚、风邪入脑而引目系故也……入脑则脑转而目系急，目系急故成眩也。"唐代王焘《外台秘要》及宋代《圣济总录》亦从风邪立论。唐代孙思邈的《备急千金要方》则提出风、热、痰致眩的论点。在治疗方面，诸家方书在仲景方药的基础上又有发展，如《外台秘要》载有治风头眩方9首，治头风旋方7首；《圣济总录》载有治风头眩方24首。

金元时期，对眩晕从概念、病因病机到治法方药等各个方面都有所发展。金代成无己在《伤寒明理论》中提出了眩晕的概念，还指出了眩晕与昏迷的鉴别："伤寒头眩，何以？眊非毛而见其毛，眩非元（玄）而见其元（玄，黑色）。眊为眼花，眩为眼黑。眩也、运也、冒也，三者形俱相近。有调之眩者，有谓之眩冒者；运为运转之运，世谓之头旋者是也矣；冒为蒙冒之冒，世谓之昏迷者是矣。"金代刘完素在《素问玄机原病式·五运主病》中给眩晕下的定义是："掉，摇也；眩，昏乱旋运也。"并主张眩晕的病因病机应从"火"立论："所谓风气甚而头目眩运者，由风木旺，必是金衰，不能制木，而木复生火，风火皆属阳，多为兼化；阳主乎动，两动相搏，则为之旋转。"张子和则从"痰"立论，提出吐法为主的治疗方法，他在《儒门事亲》中说："夫头风眩运……在上为之停饮，可用独圣散吐之，吐讫后，服清下辛凉之药。凡眩运多年不已，胸膈痰涎壅塞，气血颇实，吐之甚效。"元代朱丹溪更力倡"无痰不作眩"之说，如《丹溪心法·头眩》说："头眩，痰挟气虚并火，治痰为主，挟补气药及降火药。无痰则不作眩，痰因火动，又有湿痰者。"

明、清两代对眩晕的论述日臻完善。对眩晕病因病机的分析颇为详尽。刘宗厚《玉机微义》、李梴《医学入门》等书，对《黄帝内经》"上盛下虚"而致眩晕之论作了进一步的阐述，认为"下虚者乃气血也，上盛者乃痰涎风火也"。张景岳则特别强调因虚致眩，《景岳全书·眩运》记载"无虚不能作眩""眩晕一证，虚者居其八九，而兼火兼痰者，不过十中一二耳。"陈修园则在风、痰、虚之外再加上火，从而把眩晕的病因病机概括为"风""火""痰""虚"四字。此外，明代虞搏提出"血瘀致眩"的论点，值得重视。虞氏在《医学正传·眩运》中说："外有因呕血而眩冒者，胸中有死血迷闭心窍而然。"对跌仆外伤致眩晕已有所认识。

此外，元、明、清部分医家还认识到某些眩晕与头痛、头风、肝风、中风诸证之间有一定的内在联系，如朱丹溪云："眩运乃中风之渐。"张景岳亦谓："头眩有大小之异，总头眩也……至于中年之外，多见眩仆卒倒等症，亦人所常有之事。但忽运忽止者，人皆谓之头晕眼花；卒倒而不醒者，人必谓之中风中痰。"

总之，继《黄帝内经》之后，经过历代医家的不断总结，使眩晕的证治内容更加丰富、充实。近代学者对前人的经验与理论进行了全面的整理，并在实践的基础上加以提高，在本病的证论治、理法方药等方面都有进一步的发展。

二、中医对眩晕之病因病机的认识

（一）病因

眩晕的病因主要有外邪、情志、饮食、体质、年龄、作息、外伤等。明代徐春甫的《古今医统大全·眩运门》以虚实分论，提出虚有气虚、血虚、阳虚之分；实有风、寒、暑、湿之别，并着重指出"四气乘虚""七情郁而生痰动火""淫欲过度，肾家不能纳气归元""吐血或崩漏，肝家不能收摄营气"是眩晕发病之常见原因。

1.情志不遂

忧郁恼怒太过，肝失条达，肝气郁结，气郁化火，肝阴耗伤，风阳易动，上扰头目，发为眩晕。

2.年高体弱

肾为先天之本，主藏精生髓，脑为髓之海。若年高肾精亏虚，髓海不足，无以充盈于脑，或体虚多病，损伤肾精肾气，或房劳过度，阴精亏虚，均可导致髓海过度，发为眩晕。如肾阴素亏，水不涵木，肝阳上亢，肝风内动，亦可发为眩晕。

3.久病劳倦

若久病体虚，脾胃虚弱，或失血之后，耗伤气血，或忧思劳倦，均可导致气血两虚，气虚则清阳不升，血虚则清窍失养，故而发为眩晕。

4.饮食不节

嗜酒无度，过食肥甘，损伤脾胃，以致健运失司，水湿内停，积聚生痰，痰阻中焦，清阳不升，头窍失养，故发为眩晕；或饮食衰少，气血不足，致脑失所养，发为眩晕。

5. 外感六淫

寒则收引，热则弛张，颠顶之上惟风可到，湿性黏滞，燥性干涩，均致经脉运行失度，挛急异常，而致脑失所养，发为眩晕。眩晕可与风寒暑湿四气乘虚、七情致虚所致。如《灵枢·大惑论》指出"邪中于项，因逢其虚，其入深，则随眼系以入于脑，入于脑则脑转，脑转则引目系急。目系急则目眩以转矣。"丹波元坚《杂病广要·眩运》记载："如中伤风寒暑湿，在三阳经，皆能眩人，头部项强。"《东医宝鉴·外形篇》亦云："眩晕，有风，有热，有痰，有气，有虚，有湿。"《症因脉治·眩晕总论·外感眩晕》谓"燥火眩晕之因：《经》谓厥阴司天，客胜则耳鸣掉眩。又云，肝肺太过，善忘，忽忽冒眩。此皆运气加临之眩晕也。又有时令之热，感入肠胃，传于脏腑，上冲头目，则眼眩旋转，此人自感冒而为眩晕也。"

（二）病机

1. 肝阳上亢

素体阳盛，肝阳上亢，发为眩晕，或因长期忧郁恼怒，气郁化火，使肝阴暗耗，风阳升动，上扰清空，发为眩晕。或肾阴素亏，肝失所养，以致肝阴不足，肝阳上亢，发为眩晕。肝阴不足，肝风内动，丹波元坚《杂病广要·眩运》记载："盖风气通于肝，诸风掉眩，皆属于肝。"指出了由于肝阴不足，肝阳上亢，亦可致眩晕的发生。《奇效良方·眩晕》指出："其证妇人得之最多。盖妇人性多偏怒。经曰：天之气曰风，人之气曰怒。怒则致伤肝木，木动生风，令人头目眩运，皆由此哉。"指出性情易怒，怒则伤肝，肝风内动上扰，故妇人发为眩晕多为肝风内动所致。

2.气血亏虚

脾胃为后天之本,气血生化之源,主升清降浊,濡养清窍,如果脾胃虚弱,气血匮乏,则气血无以上注头面以养清窍,耳窍失养发为眩晕。因虚致眩,始于《黄帝内经》,因虚者,《黄帝内经》谓"上虚则眩""下虚上实"。宋元以后医家在《黄帝内经》因虚致眩说的基础上又有很大发展。认为疲劳过度,下虚上实,令人眩晕;认为下虚则肾虚,虚是脾虚胃弱,虚是阳虚,认为是气虚、血虚。明代张景岳强调因虚致眩,在《黄帝内经》上虚则眩的基础上,对下虚致眩作了论述。《景岳全书·眩运》:"头眩虽属上虚,然不能无涉于下。盖上虚者,阳中之阳虚也;下虚者,阴中之阳虚也。阳中之阳虚者,宜治其气,如四君子汤、五君子煎、归脾汤、补中益气汤,如兼呕吐者,宜圣术煎加人参之类是也。阴中之阳虚者,宜补其精,如五福饮、七福饮、左归饮、右归饮、四物汤之类是也。然伐下者必枯其上,滋苗者必灌其根。所以凡治上虚者,犹当以兼补气血为最,如大补元煎、十全大补汤诸补阴补阳等剂,俱当酌宜用之。"《灵枢·口问》记载:"上气不足,脑为之不满,耳为之苦鸣,头为之苦倾,目为之眩。"李用粹在《证治汇补·上窍门·眩晕》中指出:"血为气配,气之所丽,以血为荣。凡吐血崩漏产后亡阴,肝家不能收摄营气,使诸血失道妄行,此眩晕生于血虚也。"久病不愈,耗伤气血,或失血之后,虚而不复,或脾胃虚弱,不能健运水谷以生化气血,以致气血两虚,气虚则清阳不展,血虚则脑失所养,皆能发生眩晕。

3.肾精不足

肾为先天之本,藏精生髓,若先天不足,肾阴不充,或老年肾亏,或久病伤肾，或房劳过度，导致肾精亏耗，不能生髓，而脑为髓之海，髓海不足，上下俱虚，发生眩晕。水不涵木，肝风萌动。肾属水，主藏精。肝属木，赖肾水以养。若肾精不足，肾阴亏损，则肝木失养，风阳萌动，而致眩晕。正如林珮琴《类证治裁·眩晕》所云："或由高年肾精已衰，水不涵木……以至目昏耳鸣，震眩不定。"

4. 痰湿中阻

嗜酒肥甘，饥饱劳倦，伤于脾胃，健运失司，以致水谷不化精微，聚湿生痰，痰湿中阻，则清阳不升，浊阴不降，引起眩晕。无痰则不作眩，痰因火动，又有湿痰者，有火痰者。张仲景在《金匮要略》中多次提及从痰饮论治眩晕，仲景认为"痰饮"停留于上焦、中焦、下焦均可以引起眩晕。如"肺中冷，必眩，多涎唾"属于上焦水饮，肺为水之上源，主通调水道，故肺气虚寒，水饮停聚上焦而发为眩晕。"心下有支饮，其人苦冒眩""伤寒，若吐、若下后，心下逆满，气上冲胸，起则头眩"等论述都属于中焦水饮，饮食、误治等各种原因导致脾胃损伤，运化水湿的能力下降，故水饮痰湿停于中焦，引起眩晕。"假令瘦人脐下有悸，吐涎沫而癫眩""妊娠有水气，身重，小便不利，洒淅恶寒，起即头眩"等属于下焦水饮，下焦肾阳不足，寒水上犯故而引发眩晕。在仲景的论述中，还提到了孕妇眩晕发生的机制，主要是由于妊娠之后胎阻胞中，气机运行受阻，气不行则液不行，故水饮内停导致眩晕。

总之，眩晕的病机复杂，主要与"风""虚""痰饮"等因素有关。但无论"风""痰饮"均可纳入"虚实"二纲进行分析：一般而言，发作急暴，程度剧烈，病程短，体质盛，舌脉实者，其证多属实；而眩晕发作缓，程度轻，病程长，或遇劳作易发，体质弱，舌脉虚者，多属虚证或者虚实夹杂。所以临床治疗时，必须仔细审查，方能对证治疗。

三、中医对眩晕的辨证论治

中医在论治疾病时的基本原则是应明辨标本，权衡缓急，调整阴阳，动态观察，三因制宜，整体用药。许多中医学者曾对眩晕进行过大量的临床研究，大体归纳的原则是应注意几点：首先要重视急则治标、缓则治本；同时也要重视调整阴阳、整体用药；还要重视健脾化痰、平肝定眩；其次要注意饮食调整、防治结合。重点则在于整体调节，以补肾为主，兼调他脏，标本兼治，以达"阴平阳秘，精神乃治"之目的。

（一）肝阳上亢证

症见：眩晕，耳鸣，头目胀痛，口苦，失眠多梦，遇烦劳郁怒而加重，甚则仆倒，颜面潮红，急躁易怒，肢麻震颤，舌红苔黄，脉弦或数。

辨证：肝阳风火，上扰清窍。

治法：平肝潜阳，清火息风。

方药：天麻钩藤饮加减，天麻、石决明、钩藤平肝潜阳息风；牛膝、杜仲、桑寄生补益肝肾；黄芩、山栀、菊花清肝泻火；白芍柔肝滋阴。若肝火上炎较甚，口苦目赤，烦躁易怒者，酌加龙胆草、川楝子、夏枯草；若肝阴虚较甚，目涩耳鸣，腰酸膝软，可酌加何首乌、生地黄、玄参；若见目赤便秘，可选加当归、莱菔子等。

（二）痰湿中阻证

症见：眩晕，头重昏蒙，或伴视物旋转，胸闷恶心，呕吐痰涎，食少多寐，舌苔白，脉濡滑。

辨证：痰浊中阻，上蒙清窍，清阳不升。

治法：化痰祛湿，健脾和胃。

方药：半夏白术天麻汤加减，半夏、陈皮健脾燥湿化痰；白术、薏苡仁、茯苓健脾化湿；天麻化痰息风，止头眩。若眩晕较甚，呕吐频作，视物旋转，可酌加代赭石、竹茹、生姜、旋覆花；若脘闷纳呆，加砂仁、白豆蔻；若兼见耳鸣重听，可酌加郁金、石菖蒲、女贞子等。

（三）瘀血阻窍证

症见：眩晕，头痛，兼见健忘，失眠，心悸，精神不振，耳鸣耳聋，面唇紫暗，暗有瘀斑，脉涩或细涩。

辨证：瘀血阻络，气血不畅，脑失所养。

治法：祛瘀生新，活血通窍。

方药：通窍活血汤加减，川芎、赤芍、桃仁、红花活血化瘀，通窍止痛；白芷、菖蒲通窍理气，温经止痛；当归养血活血；地龙善入经络，镇惊祛风。若兼见神疲乏力，少气自汗等症，加入黄芪、党参；若兼心烦面赤，舌红苔黄者，加栀子、连翘、夏枯草、桑叶、菊花；若兼畏寒肢冷，感寒加重，可加附子、桂枝；头颈部不能转动者，加威灵仙等。

（四）气血亏虚证

症见：眩晕动则加剧，劳累即发，面色㿠白，神疲乏力，倦怠懒言，唇甲不华，发色不泽，心悸少寐，纳少腹胀，舌淡苔薄白，脉细弱。

辨证：气血亏虚，清阳不展，脑失所养。

治法：补益气血，调养心脾。

方药：归脾汤加减，党参、白术、黄芪益气健脾；当归、熟地、大枣补血生血养心；茯苓、白扁豆、生姜补中健脾；远志、茯神、龙眼肉养血安神。若中气不足，清阳不升，兼见气短乏力，纳少神疲，便溏下坠，脉象无力者，可合用补中益气汤；若自汗时出，易于感冒，当重用黄芪，加防风、浮小麦；若脾虚湿盛，腹泻或便溏，腹胀纳呆，舌淡舌胖，边有齿痕，可酌加薏苡仁、白扁豆、泽泻等；若兼见形寒肢冷，腹中隐痛，脉沉者，可加桂枝、干姜；若血虚较甚，面色㿠白，唇舌色淡者，可加阿胶、当归；兼见心悸怔忡，少寐健忘者，可加柏子仁、合欢皮、夜交藤等。

（五）肾精不足证

症见：眩晕日久不愈，精神萎靡，腰酸膝软，少寐多梦，健忘，两目干涩，视力减退；或遗精滑泄，耳鸣齿摇；或颧红咽干，五心烦热，舌红少苔，脉细数；或面色㿠白，形寒肢冷，舌淡嫩，苔白，脉弱尺甚。

辨证：肾精不足，髓海空虚，脑失所养。

治法：滋养肝肾，益精填髓。

方药：左归丸加减，熟地、山茱萸、山药滋阴补肾；龟板、鹿角胶、滋肾助阳，益精填髓；杜仲、枸杞子、菟丝子补益肝肾；牛膝强肾益精。

若阴虚火旺，症见五心烦热，潮热颧红，舌红少苔，脉细数者，可加知母、黄柏、丹皮、地骨皮等；若肾失封藏固摄，遗精滑泄者，可加芡实、桑螵蛸、紫石英等；若兼失眠，多梦，健忘者，加酸枣仁、柏子仁等。若阴损及阳，肾阳虚明显，表现为四肢不温，形寒怕冷，精神萎靡，舌淡脉沉者，可加配巴戟天、仙茅等。

四、周跃群教授辨治眩晕的学术特点

（一）血瘀理论与活血化瘀治疗眩晕

1. 血瘀阻络：气虚血滞脑失养，祛瘀生新通络……平素心气不足者，血运迟滞，易成气虚血滞阻络，不能上荣于脑，或因头部外伤，络伤血溢停瘀，或由失血后，血不归经，血瘀阻络，以致气血运行不畅，脑失所养而眩晕，此为虚中夹实证，主症：眩晕时作，或伴头痛如刺，胸闷短气、心悸、失眠、健忘、面唇色黯，舌有紫气瘀点，舌下络脉淡紫怒张，脉沉或涩或见结代。

2. 瘀血眩晕常与其他证候相兼，形成瘀血的原因很多，一是外伤引起体内出血，离经之血未能及时排出或消散，蓄积而为瘀血；二是气滞而血行不畅，或是气虚而运血无力以致血脉瘀滞，形成瘀血；三是血寒而使血脉凝滞；四是血热而使血行窒聚或血液受煎熬，以及湿热、痰火阻遏，脉络不通，导致血液运行不畅而形成瘀血。脉络瘀阻，清阳不展；清窍失养而致眩。此证可见眩晕而头痛，兼见健忘，失眠，心悸，耳聋耳鸣，面色暗红或黯黑。或唇甲青紫，舌质紫暗或暗红或有瘀斑，脉弦或弦涩。

3. 活血化瘀之药活之化之。周教授认为血瘀性眩晕，系血行不畅，经络瘀阻，"方书曰：血非气不行，气非血不化，血病影响气，气病影响血。若血行不利，乃产生血之停瘀。凡血之瘀，非活血化瘀不可。因瘀又可致脏腑及局部血供不足。然虽虚亦不能补血，若补之则瘀血日增，反为害更甚，应急以活血化瘀之药活之化之，其疾可望早除。"活血化瘀之药，周教授常用益母草、川芎、当归，丹参、红花等；再辅以木香、香附等行气消滞之品，加入活血化瘀药中，能调瘀散结，助气帅血行，改善脏腑及局部血供不足，将两组药物配伍合用，所以奏效尤捷。

4.通窍活血法，周教授认为头为诸阳之会，若因清窍空虚，外邪得以入踞脑户，阳气被遏，气血运行受阻，瘀血交滞不解，或因外伤跌仆，瘀血停留，阻滞经脉，清窍失养，导致眩晕。症见眩晕持续不已，并有头痛，巩膜瘀丝缕缕，脉细涩，舌紫或见瘀斑等症。外有因坠损而眩晕者，是宜行血清经，以散其瘀结。周教授常用通窍活血汤或桃红四物汤加减治疗。

5.气虚血滞，祛瘀生新通络法，周教授认为平素心气不足者，血运迟滞，易成气虚血滞阻络，不能上荣于脑，或因头部外伤，络伤血溢停瘀，或由失血后，血不归经，血瘀阻络，以致气血运行不畅，脑失所养而眩晕，此为虚中夹实证，临床症见：眩晕时作，或伴头痛如刺，胸闷短气、心悸、失眠、健忘、面唇色黯，舌有紫气瘀点，舌下络脉淡紫怒张，脉沉或涩或见结代。治以祛瘀生新，益气通络，周教授常用川芎、当归、赤芍、桃仁、红花等。偏气虚者，身倦无力、少气多汗加黄芪，量宜大，补气行血；兼阳虚者畏寒肢冷，酌加桂枝、炮附子温经行血；痰瘀互阻心脉者，胸闷刺痛加瓜蒌、薤白、半夏理气化痰祛瘀。

（二）善治颈性眩晕

周教授认为目前大多数医家对于颈性眩晕多以本虚标实立论。周教授总结名老中医的经验，认为颈性眩晕与痰饮、瘀血有关，提出活血祛痰为治疗大法，从虚论治，认为颈性眩晕多由气虚下陷、清阳不升、脑窍失养所致，指出补益中气、提升清阳为治疗原则；认为颈性眩晕与瘀血阻络及风寒湿邪侵袭有关，常用祛风活血为基础治疗。

周教授认为，颈性眩晕病机以虚为本，风痰瘀为标，且瘀贯穿病之始终。一味用补法，其效不显，究其因乃为因虚而致瘀者，须在补虚法中酌配化瘀活血之品，以宣畅经络，助补药恢复脏腑之功能才能获效。周教授认为颈性眩晕是由某些病因引起椎动脉供血不足而致椎－基底动脉缺血所出现的眩晕等症状。临床常见因颈椎退行性病变引起的椎动脉受压或痉挛而发病者。周教授根据前人对眩晕的不同论述，在临证之时辨明病因，施以不同的方药，取得了较好的疗效，具体分四型：

（1）肝阳上亢型，天麻钩藤饮加减。

（2）痰浊上扰型，半夏白术天麻汤加减。

（3）脾虚停饮型，苓桂术甘汤加减。

（4）肾虚络瘀型，杞菊地黄汤合补阳还五汤加减。

（5）气血不足型，补中益气汤合四物汤加减。

周教授还认为颈性眩晕是由于颈椎骨质发生退行改变，韧带、肌腱增生等造成颈动脉狭窄、血液流变性改变，血黏度增加，大脑供血不足，属于中医学眩晕范畴，病机与风、痰、瘀、虚密切相关。周教授治疗颈性眩晕时，把握气血瘀阻、精髓不足的病机特点，在辨证论治的基础上，始终加用活血祛瘀与补肾填精之品，取得了较好的临床疗效。

（三）善用经方

周教授在临证中将辨病辨证相结合，运用经方治疗眩晕，取得较好的疗效。

1.苓桂术甘汤

周教授用苓桂术甘汤加味（茯苓、桂枝、炙甘草、炒白术、姜半夏、陈皮、泽泻、生姜）治疗水饮内停所致眩晕。眩晕甚者加生龙骨、生牡蛎，呕吐甚者加旋覆花、代赭石、枳壳，耳鸣耳聋者加石菖蒲、血压偏高者加怀牛膝、地龙，头痛者加川芎、白芷等。

2.半夏白术天麻汤

周教授认为眩晕为临床常见病，多种疾患可成为本病的致病原因，其中以内耳眩晕者发病最高，其他次之。加味半夏白术天麻汤由半夏白术天麻汤与苓桂术甘汤加减而成，其功效温运中阳而化饮，和胃降逆而止呕，振奋中阳而痰饮自除，切中眩晕之病机。清阳升而浊阴自降，眩晕乃愈。

周教授近年来临证予半夏白术天麻汤加味论治各种原因引起的眩晕，收到较好疗效。周教授认为现代医学常以对症治疗为主，虽可减轻症状，但易复发，而半夏白术天麻汤加减治疗眩晕效果更佳且副作用小，愈后不易复发。周教授认为治疗眩晕当以治痰为主而兼用它药治宜燥湿化痰。方选燥湿化痰之半夏白术天麻汤加减，治疗痰湿中阻型眩晕在临床上值得推广。

3.六味地黄汤

中医学将眩晕的病机归纳为虚、痰、瘀、火、风五类，病位见于头之清窍而病变脏腑主要在肝肾，并与脾胃密切相关，其关键是肝阳亢于上，肾阴亏于下，上盛下虚，水火不济。六味地黄汤育阴潜阳，滋肾于下、平肝于上，是壮水之主以制阳光的主要方剂。

4.补阳还五汤

周教授应用补阳还五汤加减治疗颈性眩晕患者取得较满意的临

床效果。以王清任的活血化瘀的代表方剂——补阳还五汤来加减治疗瘀血所致的眩晕病，不仅能补气生血，还能行气活血，所以能够改善椎动脉缺血瘀血的情况，不但能补充血容量，而且能使阻滞的瘀血血流加快，提高灌注量，因此能有效地治疗眩晕病。

5.天麻钩藤饮

周教授用天麻钩藤饮加减，治疗椎–基底动脉供血不足性眩晕收到满意疗效。天麻钩藤饮加减方中，天麻祛风潜阳，钩藤清热息风降火，石决明镇肝潜阳，黄芩、栀子清肝泻火，牛膝、杜仲、桑寄生补益肝肾，茯神、夜交藤养血安神，益母草活血通经。全方共奏平肝潜阳、滋补肝肾之功。药理学研究证实，天麻有镇静镇痛、扩血管作用，钩藤能抑制血管运动中枢、扩张周围血管，有明显的镇静作用。故以天麻钩藤为主药治疗椎–基底动脉供血不足性眩晕能收到满意疗效。

五、验案举例

＜验案一＞

患者王某，女性，42岁，2018年7月5日初诊。

主诉：眩晕、恶心、呕吐2天。

病史：患者长期伏案工作，有颈椎病史。平时很少有体育运动，生活不规律，饮食不节，身体肥胖，2天前因练习颈椎"米字操"后出现头晕耳鸣，头重如裹，胸闷恶心，食少多寐。无高血压、心脑血管及内耳疾病。

检查：颈椎X线片提示寰枢关节不稳，颈4、颈5椎体排列不稳。苔白腻，脉濡数。

诊断：颈性眩晕——脾虚停饮。

辨证：患者平素喜食肥甘厚腻，因饮食不节，损伤脾胃，脾失运化，痰湿内生，以及运动不合理，阻滞气机，清阳不升，而发眩晕。

治法：健脾化湿，和胃理气。

处方：苓桂术甘汤加减。

茯苓 15g，白术 10g，天麻 10g，陈皮 10g，

桂枝 10g，半夏 10g，猪苓 10g，泽泻 10g，

甘草 10g。

7 剂水煎服，每日 1 剂，分 2 次口服。

二诊：2018 年 7 月 12 日。患者耳鸣，头重如裹明显好转，仍偶有头晕，无胸闷恶心，苔薄白，脉沉。

验案分析：颈性眩晕是因颈椎退行性改变或外伤使颈椎内外平衡失调而引起的以眩晕为主要症状的临床综合征。颈性眩晕属中医学"眩晕"范畴。周教授认为本病属本虚标实之证，所谓本虚以肝肾脾胃气虚为主，标实是以风火痰瘀为主。本病例属脾虚停饮，治以健脾化湿、和胃理气为主，茯苓、白术、泽泻健脾利湿，善治痰饮眩悸；加入天麻治疗头目眩晕，不论虚实，均为要药。加入陈皮、半夏增加化痰祛湿和胃的功效。

＜验案二＞

患者李某，男性，50 岁，2018 年 8 月 7 日初诊。

主诉：发作性头晕 20 余天。

病史：患者 20 余天无明显诱因出现头晕，头晕呈昏沉感，常在抬头和低头时发生，时伴有视物模糊、双眼黑蒙，右侧头面部及双手麻木感，偶有双侧眼睑痉挛，平素嗜酒肥甘，无走路不稳，无视

物重影，无头痛，无耳聋耳鸣，无恶心呕吐，无饮水呛咳，无意识障碍，无肢体抽搐及活动障碍，无大小便失禁。

查体：舌紫暗，苔薄，脉沉缓微涩。

既往史：颈椎病、腰椎病史10余年，未系统治疗。

中医诊断：眩晕——痰瘀阻络。

西医诊断：颈椎病，腰椎病。

鉴别诊断：

1.中医鉴别诊断

（1）厥证：厥证以突然昏仆、不省人事为主，伴有四肢厥冷为特点，发作后一般在短时间内逐渐苏醒，醒后无偏瘫、失语、口舌㖞斜等后遗症。严重者也可一厥不醒而死亡。眩晕发作严重者也可有眩晕欲倒的表现，但一般无昏迷不省人事的表现。

（2）中风中经络

中风中经络也可出现眩晕、头痛等症状，但中风病一般发病较急，常常以突然昏仆、偏侧肢体活动不灵等症状为首发，眩晕可为中风先兆，反复发作可能会诱发中风。

2.西医鉴别诊断：

耳石症：耳石症与眩晕临床表现皆有眩晕，但耳石症眩晕发作与体位变动明显相关，于体位变动时加重，故可排除。

治法：活血化痰，通络开窍。

处方：半夏白术天麻汤加减。

清半夏10g，茯苓15g，白术10g，党参10g，

陈皮10g，竹茹15g，炒枳实10g，石菖蒲10g，

天麻10g，红花5g，赤芍10g，川芎5g，

甘草 10g。

14 剂水煎服，每日 1 剂，早晚分服。

验案分析：本病病位在清窍，由气血亏虚、肾精不足致脑髓空虚，清窍失养，或肝阳上亢、肝火上炎、痰瘀阻窍扰动清窍发为眩晕，与肝、脾、肾三脏关系密切。该患者平素嗜酒肥甘，饥饱劳倦，伤于脾胃，健运失司，以致水谷不化精微，聚湿生痰，痰湿阻络，瘀血内生，痰瘀互阻，扰动清窍，发为本病，舌紫暗，苔薄，脉沉缓微涩俱为佐证。治当活血化痰，通络开窍。方中党参、茯苓、白术、甘草补心益脾；陈皮、清半夏利热燥而祛痰；天麻平肝息风；竹茹清燥开郁；枳实破痰利膈；石菖蒲开窍通心，使痰消火降，则经通而舌柔矣；红花、赤芍、川芎活血消瘀，推陈致新。诸药合用，共奏活血化痰、通络开窍之功。

＜验案三＞

患者商某，女，67 岁。2018 年 11 月 21 日初诊。

主诉：头晕头迷 1 个月。

病史：1 个月来头晕，两眼自感模糊，脸颊通红，神疲乏力，夜寐不宁，纳谷不香，口干，平素情绪急躁，大便秘结。

查体：舌尖淡红，少苔，舌根部苔白腻，脉细弦。血压：160/100mmHg。

中医诊断：眩晕——肝阳上亢。

西医诊断：原发性高血压。

辨证：肝阳上亢，肝风上扰兼心脾两虚，脾失健运。

治法：平肝息风，清热活血，滋阴柔肝兼养心安神，健脾助运。

处方：天麻钩藤饮加减。

天麻 10g，石决明 15g，钩藤 10g，珍珠母 15g，

黄芩 10g，夏枯草 10g，柏子仁 10g，酸枣仁 10g，

枸杞子 10g，栀子 10g，牛膝 10g，夜交藤 15g，

蒺藜 10g，茯苓 10g，当归 10g，丹参 10g

7 剂水煎服，每日 1 剂，分早晚 2 次服。

二诊：2018 年 11 月 28 日。患者精神好转，疲劳感也减轻，偶尔会有一过性头晕，夜能寐但易醒，面红已褪，纳食一般，情绪易急躁，大便日行一次，不干，舌质淡红，苔薄白腻，脉细弦。血压：130/88mmHg。

上方加川芎 5g，竹茹 10g，焦三仙各 10g，杜仲 10g，续断 10g，桑寄生 10g。继服 7 剂，症状基本消失。

验案分析：患者因年老体衰，肾水不足，水不涵木，肝阳偏亢，阳亢化风，风阳上扰，故头晕，眼花，面红；肝阳有余，化热内扰心神，故夜寐不宁而失眠；长期情绪急躁，肝气横逆侵犯脾胃，脾失健运，气血生化不足，故纳谷不香，神疲乏力。本证病机以阳亢化风上扰为标，肝肾阴虚为本，标急本缓。治宜先标后本，初诊主以平肝息风，清热活血，兼养心安神，健脾助运。复诊在治标的同时兼顾根本，滋补肝肾，健脾调胃。方用天麻、钩藤二药为君，均入肝经，并有平肝息风之效，且天麻有定眩晕之专长。石决明、珍珠母性味咸平，平肝潜阳，除热明目，安神定惊，共为臣药，以助君药平肝息风之功。配黄芩、夏枯草、蒺藜清热泻火，使肝经之热不致上炎内扰；伍当归养血活血，丹参活血凉血，除烦安神，有利于滋阴柔肝，平降肝阳，亦合乎"治风先治血，血行风自灭"之理；再用杜仲、桑寄生、续断补益肝肾；夜交藤、柏子仁、酸枣仁、茯苓宁心安神，竹茹、

焦三仙健脾助运；诸药合成方，为平肝息风、清热宁神、滋补肝肾、养心健脾之剂，是治疗高血压病肝阳偏亢之良方。

在临床上，很多高血压患者单服用降压药血压控制不良，常常表现出头晕，头痛，失眠，或眼花，或耳鸣，或平素情绪急躁，或面红，或口舌生疮，舌质红，苔薄白，脉细弦等症状，中医诊断为眩晕，证属肝阳上亢、肝风上扰。遇到此类症状者，我们均可以天麻钩藤饮加减治疗，并辨证与辨病相结合，加用其他平肝清热之类药物进行治疗。

天麻钩藤饮是平肝息风的代表方，其制方原理一方面选药以中医理论为指导，另一方面根据药理实验证实具有降压作用，对治疗原发性高血压肝阳偏亢之证有较好的指导意义，因此，在临床上周教授根据病情选用一些清热平肝、滋阴降火、宁心安神的方药，如夏枯草、蒺藜、黄芩、枸杞子、夜交藤、酸枣仁等，均收到较好的疗效。

便秘是指大肠传导功能失常，导致大便秘结，排便周期延长，或周期不长，但粪质干结，排便艰难，或粪质不硬，虽有便意，但排出不畅的病证。便秘既是可见于其他疾病伴发的一个症状，又可以是单独的一个病证。社会日益进步发展，人们竞争越发激烈，随着生存压力增加、生活方式及饮食结构的变化，便秘的发病率越来越高，呈逐年上升的趋势。中国有关便秘的相关流行病学调查报告显示，我国的便秘发病率为 6.07%，在我国便秘的发病率受地区性影响，显示出地区差异性，但该病的发病率都高于 2%。在老年人群甚至可达到 15%~20%。便秘症状顽固，患者痛苦不已，严重影响广大人民群众的生活质量，此病还可产生多种并发症，而且还是老年性痴呆、肝性脑病等病的诱发因素，便秘甚至可以诱发脑血管意外或急性心肌梗死，从而对患者生命产生直接的威胁。周跃群教授在临床工作的 60 余年中，积累了丰富的临床经验，兼具扎实的中医基础，对便秘发生的病因病机理论及治疗有独特的见解，提出"无虚不致病"之观点，临床中应用"养真固本"之法治疗便秘，疗效显著。

一、便秘的中医溯源

各代医家对便秘有不同的称谓，最早作为一个临床症状出现在古籍中，后来慢慢被医家们全面认识而作为一个独立的疾病，这是一个逐渐认识发展的过程。

秦汉时期，《黄帝内经》中将便秘称为"大便难""后不利"等。《素问·厥论》篇曰："太阴之厥，则腹胀后不利。"指出的"后不利"的病证。至东汉年间，张仲景在《伤寒论》中的记载则更为详细，如"不大便六七日""大便难""燥屎"等，描述排便时间的延长，大便干结难解；在《伤寒杂病论》有阴结、阳结、不更衣、脾约等记载，张仲景对便秘有了较全面的认识，提出了寒、热、虚、实不同的发病机制，设立了承气汤的苦寒泻下，麻子仁丸的养阴润下，厚朴三物汤的理气通下，以及蜜煎导诸法，为后世医家认识和治疗本病确立了基本原则。

隋唐时期，巢元方《诸病源候论》在"大便病诸候"中，有"大便难""大便不通"的描述，并以独立的病来论述，唐代孙思邈《备急千金要方》开始对便秘专篇论述，称之为"秘涩"。

宋金元代，朱肱在《类证活人书》中首次提出"大便秘"一词。《丹溪心法》称之为"燥结。严用和在"秘"的基础上，冠以"风""湿""热""冷""气"的病因病机描述，提出了"风秘""湿秘""热秘""冷秘""气秘"等病名。

明清时期，对便秘病因病机及症状有了全面的认识，各医家仍沿用既有病名。张景岳在《景岳全书》中有"秘结"的专篇，"便秘"之名，首见于清代《杂病源流犀烛》中。明代李梴在《医学入门》中曰"一日一便为顺，三四日不便为秘"，对便秘做出了比较明确的时间定义。至此，便秘成为比较统一的病名，为后世医家所用至今。

二、中医对便秘病因病机的认识

祖国医学认为其病因不外乎内因、外因两大类。其基本病机为大肠传导失司，并且与肺、脾、肝、肾、胃等脏腑的功能失调密切相关。《黄帝内经·素问》言："大肠者，传导之官，变化出焉。"饮食入于胃，经脾胃运化，水谷精微为身体所受用，而其剩下之糟粕由大肠传导而出，经魄门排解出体外，其中糟粕即为大便，故大肠传导功能是排便正常的关键。

在《黄帝内经》中提出导致便秘的病因主要有寒、热、湿邪。《素问·举痛论》篇曰："热气留于小肠，肠中痛，瘅热焦渴，则坚干不得出，故痛而闭不通矣。"论述了"痛而闭不通"的机理，因"热气留于小肠"出现"坚干不得出"，是热邪导致的便秘，《素问·长刺节论》篇阐述寒邪客于腹，此为寒疝，可导致大小便不通、腹痛。《素问·至真要大论》篇言"湿淫所胜……大便难"，提出湿邪阻滞气机，郁热内生，导致便难。《素问·五脏别论》中有记载："魄门亦为五脏使……"魄门与前阴同为肾之开窍，同时大便的排出与脾胃运化、肺的肃降、肝的疏泄作用均有密切关系。《素问·玉机真脏论》曰："脾不足，令人九窍不通。""肾恶燥"，燥伤肾水，津液亏虚，则小便少，大便干燥难排。《灵枢·杂病》也明确指出肝经病变可致便秘，亦可致"扁肠不便"。

汉代张仲景在《金匮要略》中首次提出"脾约"一词，"趺阳脉浮而涩，浮则胃气强，涩则小便数，浮涩相搏，大便则坚，其脾为约。麻仁丸主之"，阐明胃热过度，制约脾的传输津液的功能，导致肠道津液受损，大便干结难解。仲景认为各种原因导致的肠道津液亏损是便秘的主要原因，如过汗、失血、呕吐、尿多等，均能肠道津液亏损，使肠道失润，大便干燥，引起便秘。并将便秘分为阴结和阳结："脉浮而数，能食，不大便，此为实，名曰阳结也，期十七日当剧，其脉沉而迟，不能食，身体重，大便反硬者，名曰阴结。"

隋唐时期，巢元方《诸病源候论·大便难候》说："大便难者，由五脏不调，阴阳偏有虚实，谓三焦不和则冷热并结故也。"又云："大便脾之传输不通者……津液竭燥，故令糟粕痞结，壅塞不通也。""邪在肾亦大便难。""渴利之家，大便亦难"，提出大便难发病原因与五脏阴阳虚实相关，五脏失调，阴阳有虚实偏颇，导致三焦气化失常，脾的运化转输失司，肠道失于濡养，肠道干涩，大便燥结。

宋金元时期，宋代太医院编撰《圣济总录》中云："大肠者传导之官，变化出焉，产后津液减耗，胃中枯燥，润养不足，糟粕壅滞，故令大便难，或致不通；盖新产之人喜病者，由去血过多，内亡津液故也。"指出产后体内气血俱虚导致肠道失于濡养而发便秘。在金元四大家中，刘完素提出"火热论"，认为六气皆从火化，火热是导致便秘的主要原因。张从正认为燥、热是便秘的主要病因，燥邪伤阴，阴伤便干，其书《儒门事亲》曰："燥于下，则便溺结闭。"

热结肠道，久则肠道滞涩，故有"大肠热结则后不圊"。李东垣则强调饮食劳逸与便秘的关系，并指出治疗便秘不可妄用泻药，如《兰室秘藏·大便结燥门》谓："若饥饱失节，劳逸过度，损伤胃气，及食辛热厚味之物，而助火邪，伏于血中，耗散真阴，津液亏少，故大便燥结。"又有记载"年老气虚，津液不足而结燥者"。表明气血虚或津液不足为老年人便秘的病因病机。《丹溪心法·燥结》则认为便秘是由于血少，或肠胃受风、涸燥秘涩所致。

至明清时，《景岳全书·秘结》曰："秘结一证，在古方书有虚秘、风秘、气秘、热秘、寒秘、湿秘等说，而东垣又有热燥、风燥、阳结、阴结之说，此其立名大烦，又无确据，不得其要，而徒滋疑惑，不无为临证之害也。不知此证之当辨者惟二，则曰阴结、阳结而尽之矣。""阳结证，必因邪火有余，以致津液干燥。""凡下焦阳虚则阳气不行，阳气不行则不能传送而阴凝于下，此阳虚而阴结也。"表明肾阳虚，阴寒凝结、津液枯竭而便秘。张景岳按仲景之法将便秘分为阴结和阳结，认为火为阳结，无火为阴结。明代王肯堂《证治准绳·杂病·第六册》阐述了风、冷、气、热、虚五秘的病机。风秘：由风搏肺脏，传于大肠，故传化难；冷秘：由冷气横于胃肠，凝阴固结，津液不通，胃道秘塞；气秘：由于气不升降，谷气不行，其人多噫；热秘：面赤身热，肠胃胀闷，时欲得冷，或口舌生疮，此由大肠热结；虚秘：老人津液干燥，妇人分产亡血，病后血气未复，皆能作秘，俱宜麻仁丸。明代秦景明《症因脉治·大便秘结论》谓："诸气拂郁，则气奎大肠，而大便乃结；若元气不足，肺气不能下达，则大肠不得传道之令，而大便亦结矣。"肝主疏泄，可调畅气机，大肠之通降也有赖于肝气相顺应，肝郁气滞则可致大便秘结。清代唐容川在《血证论》提出了瘀血病因导致便秘，由失血之后，血积未去，或跌打损伤致瘀血停积不行，其人大便多色黑；也指出"肺气不降则便结"，肺与大肠相表里，肺气不降，肺失宣化，肺主通调水道，则大肠津液不通，干涩便结。

总结从古至今的便秘病因，大致可有外邪侵犯、饮食伤、情志伤、病后产后体虚、年老体衰等。这些内因、外因作用下，人体阴阳失衡，可导致以下几个方面：热盛津亏，如外感热邪，邪热入里，伤津耗液，引起便秘；饮食习惯不良，偏嗜肥甘辛辣，膏粱厚味，损伤脾胃，气滞肠壅，化热伤津则便秘。气血亏虚，年老体衰、病后以及各种原因导致气血津液亏虚，因气血津液同源，最终皆可造成肠道失去濡润，推动无力发生便秘。

三、中医对于便秘的辨证论治

对于便秘的治疗，不同时期的医家各有其不同的认识和独到见解。

（一）内治法

《素问·至真要大论》中为后世留下了治疗便秘的基本治则："引而竭之，其在下者。""中满者，泻之于内"。汉代医圣张仲景对于便秘的认识，将其大致分为阳明腑实证、阳明兼少阳证、脾约证、阳虚寒凝证四类，并分别予以泻下通便、表里双解法、润肠通便法、温阳通便法论治。其方药根据痞满、燥、实的不同而分别选用调胃承气汤、小承气汤及大承气汤攻下实热，荡除燥结；用小柴胡汤和解少阳枢机，使三焦气机通畅；用麻子仁丸润下通便；以桂枝附子汤化解虚寒。仲景从六经辨证为后世医家确立了便秘治疗的基本原则。

唐代药王孙思邈在《千金方》中将便秘分为虚实两类，虚证有阳虚、气虚、血虚，实证阴寒凝滞、热结、气滞等，并用温脾汤治疗脾胃虚寒、积滞内阻而导致的冷积便秘。

《圣济总录》提出便秘的治疗应顺应阴阳，去除风寒热外邪，疏散瘀滞，应用导引法的同时应用补虚方法，不可忽视其一，当辨证论治。宋代严用和在《济生方》中首次提出"风、气、湿、冷、热"五秘，并总结出"燥则润之、湿则滑之、秘则通之、寒则温之"治疗便秘的四个原则。

元代朱震亨关于便秘的治疗在《丹溪心法·燥结》中提出：血少不能润泽所致的燥结，应首先注重养阴，如果盲目使用峻利药治疗，则造成津液、气血损耗，即使大便通畅了也是暂时的。治大肠虚秘而热可用白芍、陈皮、归身、甘草。明确指出便秘的治疗要针对发病原因投药，治疗便秘不能滥用泻药，并说明滥用泻药会导致严重后果。

明清时期，对于便秘的认识更加完备，治疗便秘的药物也很多，明代张介宾《景岳全书》明确提出对于便秘虚证和实证的治法以及辨证用药的原则。《景岳全书·秘结》指出：秘结证，属与下列情况如老人、虚弱人、妇女产后、病后、汗吐泻后或亡血失血后，产生燥结时，不是气血亏虚，而是津液消耗所致，治疗时应须详察虚实，不可轻易使用大黄、芒硝、芫花、大戟、牵牛、巴豆等药及承气汤等剂。如果妄加使用，大便痛快是暂时的，只能加重病情，使虚者更虚，以致根本衰竭，再次出现便秘症状的时候，再无药可用。张景岳则认为便秘有"不得不通"者，但"元气已虚"，不应急攻下，用济川煎"无有不达"，至今仍为临床广泛应用。明代方隅在《医林绳墨·秘结》中特别提出了攻下的适应证"秘不可通，通则不利；结不可下，下不可妄投，如脉实大或沉而有力方下"。明代万全《万密斋医学全书》记载："妊娠便秘，便难之病，蓄热属血虚，宜润肠丸主之，火麻仁二两，桃仁一两。"明代李梴在《医学入门·大便燥结》中也提出，便秘有热燥、风燥、火燥、气血虚燥、阳结、阴结、气血虚结之分。少阴津液不足引起的便秘用辛以润之，太阴有燥粪引起的便秘用苦以泻之。治疗的同时应给予服润血生津之剂，以免再次出现便秘，再出现再通下，反反复复，恶性循环，必伤元气。《金匮要略·便秘统论》："实秘有寒有热，热实者宜寒下，寒实者宜温下。麻仁丸、厚朴三物汤，治实而热者；逐气丸、温脾汤，治实而寒者也。"陈士铎所著《石室秘录》对肾阴肾阳及五脏之火有论述。《证治汇补》中提出"燥"属肾、"结"属脾的认识。

（二）外治法

古人在辨证施治、予内服药物治疗之外，还有诸多外用方法。张仲景提出，便秘之人如津液内竭，即使大便燥结，也不可强行攻下，需"因势利导"，等患者欲便之时，用蜜煎做成肛门栓药润滑助便，这也是首创了便秘之外用药物。晋代葛洪发明了灌肠术，将木瓜根捣汁，"筒吹入肛内，取通"。沈金鳌认为治疗便秘若内服药物效果不佳，可用外导之法，"宜蜜煎，加盐、皂角各五分，冷秘宜酱瓜姜，热秘宜猪胆汁"，也是在仲景蜜煎导方基础上的发挥。明代《古今医统大全》中对服药仍不便者，给予热熨法，"以盐炒热布裹熨肋下须臾即通"。《普济方》记载将甘遂细末与生面相调成糊，后涂于脐上，并用手将揉按以促进吸收，大便立可通畅的敷贴方法。

清代外治专著《理瀹骈文》中云"治大肠燥结，当归二两，大黄一两，芒硝、甘草各五钱，煎汤摩腹"。

（三）针灸

针灸治疗便秘早在《黄帝内经》中就有记载，如《素问·刺疟》篇第三十六有："肾疟者，令人洒洒然，腰脊痛，婉转大便难……刺足太阳少阴。"《素问·刺腰痛》篇第四十一有："腰痛……大便难，刺足少阴。"等内容，总结出古代应用针灸治疗便秘的穴位特点有：循经取穴多取膀胱经及肾经穴，其次为任脉、脾经、胃经、肝经、三焦经；分部取穴由多到少依次是足阴面、小腹部、下背部、腿阳面、胸脘部；单穴穴次，照海居第 1 位，支沟居第 2 位；另外，古人很少取大、小肠经穴，也未选用其下合穴上巨虚、下巨虚，对此应进一步探讨。

（四）临床分型

中医对便秘的病因病机及治疗方面，是基于经典理论和临床实践为基础，并形成中医治疗便秘的理论体系。临床上常见的便秘分型如下：

1.热秘

多因素体阳盛，或肺热肺燥，下移大肠，或过食醇酒厚味，过食辛辣，致肠胃积热，耗伤津液，肠道干涩失润而成"热秘"。如《景岳全书·秘结》曰："阳结证，必因邪火有余，以致津液干燥。"症状：大便干结，腹胀腹痛，面红身热，口干口臭，心烦不安，小便短赤，舌红，苔黄燥，脉滑数。治法：泄热导滞，润肠通便。主方：依据病情轻重选方用药。火热症状较轻者用小承气汤（生大黄、枳实、厚朴）；严重者用大承气汤（生大黄、芒硝、枳实、厚朴）为主方。

肠燥便秘者用麻子仁丸。若口舌干燥、津液亏虚严重者加玄参、生地、石斛；若大便坚硬者加芒硝；若痰热壅肺加瓜蒌仁、黄芩；若便血者因痔疮者加槐花、地榆；若燥热不甚，或药后大便不爽者，可用青麟丸。

2. 气秘

多因忧愁思虑过度，肝郁伤脾，木乘脾土，脾伤气结，或恼怒易急，肝郁气滞，气机郁滞，或少动久坐，气机不利，均导致腑气郁滞，通降失常，糟粕内停，不得下行，或欲便不出，或便后不爽，或大便干结而成气秘。如《金匮翼·便秘》曰："气秘者，气内滞而物不行也。"症状：大便干结，或不甚干结，欲便不得出，或排便不畅，每于情绪不好时便秘加重，肠鸣矢气，腹中胀痛，胸胁满闷，嗳气频作，纳谷不香，舌淡红，舌苔薄腻，脉弦。治法：顺气导滞，降逆通便。主方：六磨汤枳实、木香、乌药、沉香、槟榔、生大黄（后下）。若腹部手术后出现便秘不通，属气滞血瘀者，可用桃核承气汤为主方。若兼气郁日久化火者，加栀子、龙胆草；兼七情郁结、郁闷少言者加柴胡、合欢皮、白芍；兼气逆呕吐者，加半夏、陈皮、代赭石；兼腹部胀痛甚，加厚朴、柴胡、莱菔子。

3. 冷秘

多因阴寒积滞，恣食生冷，或感受寒邪，或过服寒凉，阴寒内结，凝滞胃肠，传导失常，糟粕不行，而成冷秘。如《金匮翼·便秘》曰："冷秘者，寒冷之气横于肠胃，凝阴固结，阳气不行，津液不通。"症状：大便艰涩，腹痛拘急冷痛，胀满拒按，手足不温，呃逆呕吐，舌苔白腻，脉弦紧。治法：温里散寒，通便导滞。主方：温脾汤（大黄、附子、人参、甘草、干姜）合半硫丸（高良姜、小茴香）。兼便秘腹痛，加枳实、厚朴、木香；兼腹部冷痛，手足不温，加高良姜、小茴香。

4.气虚便秘

多因素体虚弱，或年老体弱，或久病产后，气虚阳衰，正气未复，气虚则大肠传导无力，便下无力，使排便时间延长，形成便秘。症状：大便干或不干，虽有便意，但临厕排便困难，需努挣方出，挣得汗出气短，便后乏力，体质虚弱，面白神疲，肢倦懒言，舌淡苔白，脉弱。治法：补脾益肺，润肠通便。主方：黄芪汤（黄芪、陈皮、火麻仁、白蜜）。兼乏力出汗者，加白术、党参；兼排便困难，腹部坠胀者，加补中益气汤；兼气息低微，懒言少动者，加生脉散，兼肢倦腰酸者，可用大补元煎；兼脘腹痞满，舌苔白腻者，加白扁豆、薏苡仁；兼脘腹胀满，纳少者，加炒麦芽、砂仁。

5.血虚便秘

失血亡血之后，血虚则大肠不荣，肠道失润，大便干结，便下困难，而成便秘。《医学心悟·大便不通》："若老人精血不足，新产妇人气血干枯，以致肠胃不润，此虚闭也，四物汤加松子仁、柏子仁、肉苁蓉、枸杞子、人乳之类以润之，或以蜜煎导而通之。若气血两虚，则用八珍汤。"症状：大便干结，排出困难，面色无华，心悸气短，健忘，口唇色淡，舌淡，苔薄白，脉细。治法：养血润肠。主方：玉烛散（当归、川芎、熟地黄、白芍、大黄、甘草）合五仁丸。兼面白、眩晕甚，加玄参、何首乌、枸杞子；兼手足心热，午后潮热者，加知母、胡黄连等。

6.阴虚便秘

素体阴虚，精亏血少；或年高体弱，阴液亏虚；阴亏则大肠干涩，肠道失润，大便干结，便下困难，而成便秘。如《医宗必读·大便不通》说："更有老年津液干枯，妇人产后亡血，及发汗利小便，病后血气未复，皆能秘结。"症状：大便干结，如羊屎状，形体消瘦，头晕耳鸣，心烦失眠，潮热盗汗，腰膝酸软，舌红少苔，脉细数。治法：滋阴增液，润肠通便。主方：增液汤（玄参、生地、麦冬）。兼口干面红、心烦盗汗者，加芍药、玉竹；若便秘干结如羊屎状，加火麻仁、柏子仁、瓜蒌仁；兼胃阴不足，口干口渴者，可用益胃汤；若肾阴不足，腰膝酸软者，可加六味地黄丸；若阴亏燥结，热盛伤津者，可用增液承气汤。

7. 阳虚便秘

多因年老体弱，气虚阳衰，气虚则大肠传导无力，便下无力，阳虚则畏寒肢冷，而成便秘。症状：大便或干或不干，皆排出困难，小便清长，面色白，四肢不温，腹中冷痛，得热痛减，腰膝冷痛，舌淡苔白，脉沉迟。治法：温阳润肠。主方：济川煎（肉苁蓉、当归、牛膝、枳壳、泽泻、升麻）。兼寒凝气滞，腹痛较甚，可加肉桂、木香；兼胃气不和，恶心呕吐者，加半夏，砂仁。

8. 特殊类型的便秘

慢性便秘多是一种病证，急性便秘常是一个症状。在急性肺部疾病，如肺炎、肺气肿、肺心病急性发作时，以及肺癌患者常有大便燥结，同时伴胸满喘促，咳嗽痰多，黄稠痰，查舌质红，苔黄腻，脉滑数。此时辨证为痰热阻肺之热秘，可以根据肺与大肠相表里的理论，治以清肺化痰，通腑泻下，主方宣白承气汤。药用生石膏、生大黄（后下）、全瓜蒌、杏仁。便秘解除，腑气一通，则咳喘也自愈。此乃表里同治之法，亦为釜底抽薪法，临床上常取得意想不到的效果。另外临床上见于有较严重的外伤史或手术史的患者以及不完全性肠梗阻患者。表现为大便秘结不解，胸腹胀痛、拒按，痛有定处。病变偏重于上腹部者，或有呃逆日久不止，或干呕，呕吐；病在少腹部者，少腹痛甚，甚至夜间发热，谵语烦渴等；舌质暗或紫暗，或有瘀斑，脉弦或沉实有力。辨证为瘀血便秘，治以活血化瘀，行气通便。主方用吴鞠通所创桃仁承气汤。

四、周跃群教授辨治便秘的学术特点

（一）无虚不致病

对于老年习惯性便秘，周教授认为是由于肾精亏虚，五脏失养，气血阴阳俱虚，肠道推动无力，失于濡养，大肠传导功能失司，则发为便秘，是以虚为本，因虚致秘，实属本虚标实之证。

（二）治秘从肾入手

肾司二便，为先天之本，乃元阴、元阳之府。《素问·金匮真言论》曰"北方黑色，入通于肾，开窍于二阴，藏精于肾"，即北为水王之方，肾为主水之脏，因此二气相通，黑为水之色，二便为肾之窍，水之精气藏于肾，可见二便疾病与肾脏密切相关；《灵枢·邪气脏腑病形》论五脏之病见症，指出"肾脉……微急为沉厥奔豚，足不收，不得前后"；《素问·至真要大论》指出阴痹伴大便难，虽与湿淫相关，但实则病在肾；《素问·至真要大论》也有相似论述，其治取昆仑、涌泉，可知其从肾论治，故此处大便难当责之于肾；《诸病源候论》云："肾脏受邪，虚则不能制小便，则小便利，津液枯燥，肠胃干涩，故大便难。"指出邪在肾，肾脏受邪，则小便清长，大便难出；血虚、津液亏枯，肠道干涩失润，使大便难出。《杂病源流犀烛·大便秘结源流》云："大便秘结，肾病也。"《沈氏尊生书》云："肾主五液，津液盛则大便调和。"均提出大便难与肾有密切的关系。《景岳全书·秘结》曰："凡下焦阳虚，则阳气不行，阳气不行则不能传送，而阴凝于下，此阳虚而阴结也"。大肠排泄糟粕的功能有赖于肾主气化，肾阳的温煦推动，肾阳气虚衰，寒自内生，肠道传送无力，故大便艰涩，排出困难，予温阳补阳，则大便得以畅行矣。周教授治病基于经典，但又不拘泥于经典，提出治秘不在润大肠而在于补肾，因大肠居于下流，最难独治，应从肾以润之。

（三）养真固本

周教授的学术思想"以虚立论"，主论治病必求"虚"之本，"虚"是致病的根本，周教授的"虚"包括气虚、阴虚、血虚。气是生理功能活动的动力，血是饮食经过脾胃运化生成的，循环全身，周流不息，以维持人体的正常生理活动和功能，气和血是不可分割的，中医认为"气为血之帅，血为气之母"，气行则血行，气滞则血瘀，由此可见气与血，一阴一阳互相配合，进行循环流动。周教授治病的理念也是在这个学术思想的基础上产生的。现代的理解，真气是由先天的元气与后天水谷之精气结合而化生，能够在经络中被传输转运输布的能量，真气是维持全身组织、器官生理功能的基本物质及动力。真气得养、生命之本得以坚固，人的身体自然会延年益寿，这就是"养真固本"法的来源。周教授在治疗便秘方面，也基于此法，治秘从肾入手，养真固本。由于肾不仅是先天之本，更重要的肾主藏精。用滋补肾精的中药为基本方，主要有女贞子、桑椹、枸杞子、生地、熟地、山茱萸等，便秘为有形之邪引起的证候，《素问·至真要大论》曰："其实者，散而泻之。""其下者，引而竭之""留者攻之"等原则，且"六腑以通为用"，因此，配伍行气消滞药，使腑气通畅，气血调和，标本同治，故周教授常加以行气消滞药如陈皮、半夏、枳实、厚朴、莱菔子、焦三仙等，莱菔子可加至50g，若伴有气虚疲乏，少气懒言，排便无力者，予生黄芪、炙黄芪、炒白术，黄芪可加至60g，若伴有腰膝酸软、四肢不温等症状的肾阳不足者，予制附子、肉苁蓉、锁阳；若伴有失眠多梦，思虑过度者，予合欢、远志、夜交藤、郁金、茯神；若伴有血虚面色萎黄，头晕乏力者，予熟地、当归、何首乌、鸡血藤；若伴有腹部胀满、大便不通等气滞较重者，则加延胡索、香附、木香等，若平素情志抑郁、忧思难解，伴胁肋胀痛、舌质暗、苔腻等症者，予郁金、丹参、白芍、炒栀子、瓜蒌等。周教授在使用药物治疗的同时，注重对患者饮食的调整，要求少食辛辣之品，多食蔬菜和粗纤维食品，同时对于患者心理的疏导也尤为重视，常以和蔼可亲、循循善诱的谈话方式，缓解患者的焦虑情绪。

（四）现代西医学研究对周跃群教授学术思想的影响

现代医学将便秘根据病因分为两类，即继发性便秘和功能性便秘。

1.继发性便秘：内分泌和代谢性疾病是导致继发性便秘最主要的原因，是因为上述疾病会对平滑肌功能产生影响而引起继发性便秘。此外还有其他原因如医源性、食物性因素、外伤性及神经系统疾病等也会导致继发性便秘的发生。

2.功能性便秘（FC）：对于FC的认定是指未发现上述原因引起的便秘。从FC在病理生理学机制角度分为3种类型：（1）慢传输型（STC）；（2）出口梗阻型（OOC）；（3）混合型（MIX）。

在便秘的几种类型中，慢传输型便秘（slow transit constipation STC）发病率约占整个便秘患者的 45.5%，所占比例很高。慢传输型便秘又称结肠无力型便秘，是指结肠、直肠无明显器质性病变，而以食物通过胃肠道排出体外的时间延长为特征的一种排便障碍，主要表现为便次减少、腹胀、肠鸣音减少、便意缺乏、大便干燥、排出困难、久蹲难下等。辅助检查证实，STC 有全胃肠或结肠通过时间延缓或结肠动力低下。

目前对慢传输型便秘的病因、发病机制的探讨主要集中在对肠神经系统改变、肠神经递质以及胃肠道肽类激素的改变、结肠动力紊乱、cajal 间质细胞（interstitial cells of cajal，ICC）等方面的异常，但任何一种病因都不能完全涵盖 STC 的所有情况。

周教授认为慢传输型便秘，属于粪便在肠内停留时间延长，肠蠕动变慢，肠动力不足，相当于中医虚秘的证型，即气虚无以推动，阳虚无以温煦，阴虚无以润泽，血虚无以滋养，导致大肠传导失司，发为便秘。周教授以虚立论，从肾入手，养真固本，滋补肾精，使气血得以充养，肾精得以封藏，阳气推动有力，增加胃肠的蠕动，动力十足，大便得以排出。周教授还认为便秘作为一种慢性、渐进发展性的疾病，要及早治疗，尤其早期以疾病的一个症状出现时，不可忽视，以防演变成一种慢性疾病，增加治疗的难度。

周教授在治疗便秘的过程中，除了中医的辨证论治以外，结合中药现代药理来加强治疗效果。其中肉苁蓉对促进排便的作用明显，它对小肠推进速度可以显著提高，肠蠕动功能得以改善，肠蠕动增强。对阿托品抑制排便作用产生对抗，同时明显地抑制大肠对水分的吸收作用，从而改善粪便的性状和大肠的排出功能，使粪便湿润，顺利排出。肉苁蓉所含的有效物质即对排便作用的影响的有效成分为新水性木胶质类多糖和无机盐类，肉苁蓉负离子测定和水溶液元素分析显示该药含有硫酸根、磷酸根等负离子和钠、镁等阳离子，这些成分对排便有促进作用。

周教授在中药药量的应用方面，细心大胆，对于重症加大药量，如莱菔子最大可至 60g，但前提是基于现代药理学和毒理学的研究，既做到安全用药又取得满意的疗效。

五、验案举例

＜验案一＞

患者肖某，女，66 岁。2015 年 11 月 28 日初诊。

主诉：便秘 20 余年。

病史：患者有慢性结肠炎病史，便秘 20 余年，大便干结，5~7 天一次大便，伴腹胀，口干，腰膝酸软。

查体：舌红少苔，脉沉细微。

诊断：便秘

辨证：肾虚便秘

治法：强肾益气，养血通便

处方：肉苁蓉 15，女贞子 15g，桑椹 15g，枸杞子 20g，

生地 15g，熟地 15g，山茱萸 5g，枳壳 10g，

陈皮 15g，半夏 10g，厚朴 10g，莱菔子 30g，

三仙各 15g。

14 剂水煎服，日 1 剂，分 2 次口服。

二诊：2015 年 12 月 12 日。患者症状缓解，便秘略有减轻。舌

脉同前。续服上方，莱菔子加至50g。再服21剂。便秘好转，为巩固疗效，患者坚持服用上方2个月，便秘消除。

验案分析：周教授提出以"虚"立论，治病求本，肾为先天之本，此病为肾精不足，不能濡养肠道，亦肾中之阳气无法温煦、推动肠中糟粕运行，而留于肠中，导致便秘，方中肉苁蓉、女贞子、桑椹、枸杞子、山茱萸、生地、熟地合用，强肾益气，助元阳利二阴，通二便。肉苁蓉，味甘、咸。归肾、大肠经，补肾阳、益精血、润燥、滑肠，治血枯便秘。《神农本草经》"主五劳七情，补中、养五脏、强阴、益精气"。药理研究能增强体液和细胞免疫功能；对中枢神经系统能增加去甲肾上腺素（NE）和5-羟吲哚乙酸（5-HIAA）含量，并增加多巴胺（DA）与二经苯乙酸（DOPAC）比值；具有延缓衰老的作用；能显著提高小鼠小肠推进度，缩短通便时间，能有效对抗阿托品的抑制排便作用，同时对大肠的水分吸收也有明显抑制作用。有调整内分泌、促进代谢及强壮作用。女贞子，《神农本草经》记载：味苦，平。《本草经疏》记载：入足少阴经。《本草再新》记载：入肝、肺、肾三经。补肝肾，强腰膝。《本草经疏》记载："女贞子，气味俱阴，正入肾除热补精之要品，肾得补，则五脏自安，精神自足，百病去而身肥健矣。"《广西中药志》记载："治老人大便虚秘。"桑椹味甘、酸，性寒，归肝、肾、心经，滋阴养血，生津，润肠，主肝肾不足和血虚精亏的肠燥便秘。地黄因炮制方法不同则有生地和熟地之分，张元素认为"地黄补肾，血衰者须用之。又脐下痛，属肾经，非熟地黄不能除，乃通肾之药也"。周教授生、熟地黄同用，有引药入肾补肾之意，全方在给予滋补药的同时，又加入行气导滞药，有两方面的原因：一是防滋腻过度，闭门留寇，二是标本同治，润中兼行大肠之气。

< 验案二 >

患者王某，女，48 岁。2018 年 7 月 12 日初诊。

主诉：习惯性便秘病史 8 年，加重 3 月。

病史：患者有习惯性便秘病史 8 年，近 3 个月来症状加重，以往自行口服泻药如大黄胶囊或芦荟胶囊，现症：大便不干，排出困难，腹中冷痛，得热则减，腰膝酸软，舌紫暗苔白。

查体：舌脉粗张，脉涩尺沉无力。西医检查无异常。

诊断：便秘——虚秘兼血瘀。

辨证：患者便秘病史 8 年不愈，脉涩尺沉无力，可知为虚证，大便不干，排出困难，腹中冷痛，得热则减，腰膝酸软，舌紫暗可知为虚秘兼血瘀。

治法：温补肾阳，化瘀通便。

方药：肉苁蓉 15，肉桂 3g，女贞子 15g，生地 15g，

熟地 15g，山茱萸 5g，枳壳 10g，陈皮 15g，

半夏 10g，厚朴 10g，桃仁 10g。

14 剂水煎服，每日 1 剂，分 2 次口服。

二诊：2018 年 7 月 26 日。患者症状稍有减轻，腹痛，腰膝酸软明显减轻，精神好转，但便秘仍未减，舌脉同前。续服原方加当归 30g，牛膝 15g，30 剂水煎服，便秘好转。效不更方，续服 1 个月，大便已转为正常。

验案分析：周教授提出"无虚不致病""有病便有瘀"之理论。便秘的病位虽在大肠，但与肾之本关系密切，脾肾阳气不足，推动无力，导致大肠传导失常，糟粕内停。气行则血行，脾肾阳气虚衰、

运血无力、血行迟缓导致肠道瘀血。同时"久病入络、久病多瘀"。瘀血内阻，可致肠道气阻、津亏等而引发或加重便秘。故采用温阳化瘀法组方治疗本病，临床疗效令人满意。方中肉苁蓉甘、咸、性温，入大肠，能温肾益精，暖腰润肠。《金匮翼》云："内生之寒温必以补。"具有"以补药之体，作泻药之用"的特点，肉桂温壮元阳，祛散寒邪，扶阳抑阴，共为君药，无阴则阳无以生，故加用熟地、生地、女贞子、山茱萸为臣药，枳壳入脾、大肠经，功效是消积、破气，治食积胁胀《神农本草经》记载："健脾开胃，调五脏、下气、止呕逆，利大小肠，亦治便秘、脱肛。"配伍半夏、陈皮燥湿行气，厚朴入肠经、脾经、胃经，功效是温降散滞，温中下气，消痰燥湿，治疗宿食不消、腹满胸痞痛胀及寒湿泻痢。《本草发挥》记载"能治腹胀"。《药性论》记载："主疗积年冷气，腹内雷鸣，宿食不消。"《名医别录》记载："消痰下气，疗霍乱及腹痛胀满。"牛膝补肾益精，引药下行，《本草经疏》记载："牛膝走而能补，性善下行。" 当归性散走而不守，辛散温通，用之本病既可润肠通便，又可养血活血；桃仁既善于活血化瘀，又能润肠通便；且甘润多脂，且性质平和，合用后气血并调。如此，阳虚得温，血瘀得化，则便秘自通。

咳嗽是肺系疾患的一个主要证候，多由六淫外邪侵袭肺系，或脏腑功能失调，内伤及肺，肺气不清，失于宣肃而上逆所成，以咳嗽或咯吐痰液为主要表现。古代曾将无痰而有声者称为咳，无声而有痰者称为嗽，既有痰又有声者称为咳嗽。

一、咳嗽的中医溯源

有关咳嗽的论述，最早见于《黄帝内经》。《素问·咳论》篇记载："皮毛者肺之合也，皮毛先受邪气，邪气以从其合也。"《素问·阴阳应象大论》记载："秋伤于湿，冬生咳嗽。"《素问·气交变大论》篇记载："岁火太过，炎暑流行，金肺受邪，民病疟，少气咳喘。"《素问·咳论》篇确立了以脏腑分类的方法，分为肺咳、心咳、肝咳、脾咳、肾咳等，并详细论述了各类咳的证候特征，从病机转归来说，《黄帝内经》首先认为咳嗽是肺的病变，《灵枢·经脉》曰："肺手太阴之脉。是动则病肺胀满，膨膨而喘咳……是主肺所生病者。咳上气喘……"但《素问·咳论》篇又指出："五脏六腑皆令人咳，非独肺也。"说明其他脏腑受邪，皆可影响到肺而发生咳嗽。其传变规律是，五脏之咳，日久不愈则传于六腑，从脏腑表里关系相传。而五脏六腑之咳"皆聚于胃，关于肺"，认为胃为五脏六腑之海，而肺主气为百脉之朝会，故脏腑受邪，必聚于胃，并循肺脉而影响于肺。《黄帝内经》的上述内容，为后世医家对咳嗽的辨证论治奠定了理论基础。

汉代张仲景在《伤寒论》和《金匮要略》中对咳嗽证治作了许多具体的论述。如《伤寒论》治疗伤寒表不解、心下有水气、干呕发热而咳的小青龙汤；《金匮要略·肺痿肺痈咳嗽上气病脉证治》治表邪夹寒饮咳喘气逆的射干麻黄汤等。

隋代巢元方《诸病源候论》，在论述《黄帝内经》五脏六咳的基础上又把咳嗽分为"风咳""寒咳""支咳""肺咳""肝咳""心咳""脾咳""肾咳""胆咳""厥阴咳"等10种，并对这10种咳嗽作了症状的描述及鉴别。

自隋唐以后，对咳嗽病因、病机及辨证治疗的论述更趋完善。宋代陈无择《三因极一病证方论》将咳嗽分为内因、外因、不内外因所致的三类。至金代刘完素、张子和更明确地把咳嗽与六气联系起来，提出"风、寒、暑、湿、燥、火皆令人咳"及"嗽分六气，无拘以寒说"，进一步说明咳嗽与自然界"六淫"的关系。元代朱丹溪《丹溪心法·咳嗽》则将咳嗽分为风寒、痰饮、火郁、劳嗽、肺胀五种。

明代医家对咳嗽的辨证论治更有新的补充，王纶《明医杂著·论咳嗽证治》指出："治法须分新久虚实。新病风寒则散之，火热则清之，湿热则泻之。久病便属虚、属郁，气虚则补气，血虚则补血，兼郁则开郁，滋之、润之、敛之则治虚之法也。"强调治咳须分六淫七情及五脏相胜、脾肺虚实。李中梓《医宗必读·咳嗽》在申明"咳嗽总其纲领，不过内伤外感而已"的前提下，对外感内伤的治疗原则提出了自己的见解，指出"大抵治表者，药不宜静，静则留连不解，变生他病，故忌寒凉收敛。治内者，药不宜动，动则虚火不宁，燥痒愈甚，故忌辛香燥热。"

历代医家对咳嗽的分类证治有广泛而深入的研究，使理论与实践经验不断得到充实。

二、中医对咳嗽病因病机的认识

《素问·宣明五气论》记载："五气所病……肺为咳。"指出咳嗽病位在肺。《素问·藏气法时论》中说："肺病者，喘咳逆气。"喻嘉言也提出"咳者，肺之本病也"，明确了咳嗽的病位在肺。肺为脏腑之华盖，主气，司呼吸，主宣发肃降。邪气犯肺，气失宣降，上逆而咳。咳嗽是肺气失宣的表现。张志聪说："肺主气而位居尊高，受百脉之朝会，是咳虽肺证，而脏腑之邪，皆能上归于肺而致咳。"由此可见，凡咳必关乎肺。

（一）病因

《黄帝内经》指出咳嗽有内、外两个方面因素。张景岳指出："咳嗽之要，止惟二证，何为二证？一曰外感，一曰内伤而尽之矣。"

外感咳嗽为六淫外邪侵袭肺系,内伤咳嗽为脏腑功能失调,内邪干肺。

1.外感六淫

外感咳嗽为六淫之邪,从口鼻或皮毛而入,侵袭肺系,或因吸入烟尘、异味气体,肺气被郁,肺失宣降。多因起居不慎,寒温失宜,或过度疲劳,肺的卫外功能减退或失调,以致在天气冷热失常、气候突变的情况下,外邪入客于肺导致咳嗽。《素问·咳论》说:"五脏各以其时受病……人与天地相参,故五脏各以治时,感于寒则受病,微则为咳……"寒邪可致咳,风、湿、热诸邪亦能使人咳嗽,《河间六书·咳嗽论》谓:"寒、暑、燥、湿、风、火六气,皆令人咳。"由于四时主气不同,因而人体所感受的致病外邪亦有区别。风为六淫之首,其他外邪多随风邪侵袭人体,所以外感咳嗽常以风为先导,或夹寒,或夹热,或夹燥,表现为风寒、风热、风燥相合为病。

2.内邪干肺

内伤咳嗽总由脏功能失调、内邪干肺所致,可分其他脏病变涉及于肺和肺脏自病两端。它脏及肺由于饮食不调者,可因嗜烟好酒、烟酒辛温燥烈而熏灼肺胃;或因过食肥甘辛辣炙煿,酿湿生痰;或因平素脾运不健,饮食精微不归正化,变生痰浊,肺脉连胃,痰邪上干,乃生咳嗽;或由情志不遂,郁怒伤肝,肝失条达,气机不畅,日久气郁化火,因肝脉布胁而上注于肺,故气火循经犯肺,发为咳嗽。肺脏自病者,常因肺系疾病迁延不愈,阴伤气耗,肺的主气功能失常,以致肃降无权,肺气上逆作咳。

(二)病机

咳嗽的主要病机为邪犯于肺,肺气上逆。因肺主气司呼吸,上连气道、喉咙,开窍于鼻,外合皮毛,内为五脏华盖,其气贯百脉而通它脏，不耐寒热称为"娇脏"，易受内外之邪侵袭而致宣肃失司。肺脏为了祛除病邪外达，以致肺气上逆，冲激声门而发为咳嗽。诚如《医学心悟》所说："肺体属金，譬若钟然，钟非叩不鸣，风寒暑湿燥火六淫之邪，自外击之则鸣，劳欲情志，饮食炙煿之火，自内攻之则亦鸣。"咳嗽病变主脏在肺，与肝、脾有关，久则及肾。高世栻也曾说："肝心脾胃，虽先受之，皆传于肺而为咳。"

外感咳嗽属于邪实，为六淫外邪犯肺，肺气壅遏不畅所致。因于风寒者，肺气失宣，津液凝滞；因于风热者，肺气不清，热蒸液聚为痰；因于风燥者，燥邪灼津生痰，肺气失于润降，则发为咳嗽。

内伤咳嗽，病理因素主要为"痰"与"火"。痰有寒热之别，火有虚实之分。痰火可互为因果，痰可郁而化火，火能炼液灼津为痰。因其常反复发作，迁延日久，脏气多虚，故病理性质属邪实与正虚并见。它脏有病而及肺者，多因实致虚。如肝火犯肺者，每见气火炼液为痰，灼伤肺津。痰湿犯肺者，多因湿困中焦，水谷不能化为精微上输以养肺，反而聚生痰浊，上干于肺，久延则肺气虚，气不化津，痰浊更易滋生，此即"脾为生痰之源，肺为贮痰之器"的道理。甚则病及于肾，以致肺虚不能主气，肾虚不能纳气，由咳致喘。

外感咳嗽与内伤咳嗽可相互为病。外感咳嗽如迁延失治，邪伤肺气，更易反复感邪，而致咳嗽屡作，肺脏益伤，逐渐转为内伤咳嗽。内伤咳嗽，肺脏有病，卫外不强，易受外邪引发或加重，在气候转冷时尤为明显。久则肺脏虚弱，阴伤气耗，由实转虚。

三、中医对咳嗽的辨证论治

（一）外感咳嗽

单纯外感咳嗽一般临床表现比较典型，多为新感，发病快，病程短，初起多兼有恶寒发热、咳嗽咯痰、头痛、鼻塞、流涕等肺卫症状，属于邪实。主要体现在以下几方面：第一，有明确的外感病史；第二，急性起病；第三，因感受风、寒、暑、湿、燥、热（火）等不同外邪而具有不同的咳嗽咯痰表证及舌脉的特点；第四，短期内容易治疗，治愈概率大，病程短；第五，具有明显的季节性、地域性。基于上述典型表现，外感咳嗽的诊断并不困难。西医学上呼吸道感染、急性支气管炎、肺炎等所见咳嗽，可参照外感咳嗽辨证论治。

辨治外感咳嗽，区分病邪性质为要。风、寒、暑、湿、燥、火为六淫之邪，临证中，周教授根据发病性质和病程辨识内伤咳嗽和外感咳嗽后，对于外感咳嗽再仔细审查患者的舌脉症等表现，确定所感之邪，辨证治之。

1. 伤风咳嗽

伤风咳嗽，感风邪较轻者，仅袭皮肤，不伤经络，即所谓伤风感冒，或名冒风。伤风咳嗽症状一般是肌肤微热，头重恶风，鼻塞身重，频打喷嚏，时流清涕，自汗发热，亦间有不发热者，胸闷腹胀，咳嗽则有轻有重，恶风泡沫痰。舌质红润，苔多薄白，脉多浮缓。伤风咳嗽轻症，治疗不宜重剂，只须辛散轻扬，疏达皮毛，清金降火，调畅肺气为主，周教授常用荆芥、防风、柴胡、前胡、茯苓、陈皮、半夏、桔梗等辛温解表、发散风寒、宣肺理气，并佐少量川芎以活血祛风止痛，甘草调和诸药、缓急止咳为使药。

2.风寒咳嗽

风寒咳嗽，风寒两伤，营卫同病，其症状为头痛，恶寒，发热，怕风，但寒重热轻，无汗，四肢酸痛，鼻塞流清涕，咳嗽，咳痰稀薄色白，舌质淡红，苔薄白，脉浮弦或浮紧。法以祛风散寒，宣肺止咳。周教授常用麻黄宣肺散寒，杏仁、桔梗、前胡、甘草等宣肺利气，化痰止咳。若夹痰湿，加半夏、厚朴、茯苓以燥湿化痰，咳嗽迁延不已，加紫菀、百部温润降逆，若心烦、身热，加生石膏、黄芩以解表清里。

3.风热咳嗽

风热咳嗽，症状为头胀痛，发热恶寒，热重寒轻，汗出不多，口苦咽干，甚至咽痛红肿，咳嗽吐黄痰，或痰黏不爽，鼻干喉痒，口渴思饮，舌苔薄黄，脉浮数。治以疏风清热，宣肺止咳。周教授常用桑菊饮加味治之。桑叶、菊花、薄荷、连翘疏风清热，杏仁、桔梗、前胡、牛蒡子、浙贝母清肃肺气，化痰止咳。若高热不退，热盛伤津，烦躁不安，口臭气粗，乃火郁肺急，防发斑疹，常用白虎汤加减治之。

4.风燥咳嗽

风燥咳嗽，症见头微痛，恶寒发热，无汗，鼻塞咽干，甚至咽痛音哑，咳而痰稀，或干咳无痰，或痰中带有血丝，口中津液干燥，舌红少津，苔薄白，脉浮数。治以疏风清肺，润燥止咳。周教授常用桑杏汤加减，桑叶、菊花、薄荷疏风解表，杏仁、前胡、牛蒡子肃肺止咳，麦冬、天花粉、芦根生津润燥。痰中夹血，加白茅根清热止血，心烦口渴，加石膏、知母清肺泄热。

5. 伤寒咳嗽

临症中，伤寒咳嗽发病较多，《黄帝内经》咳论谓："人与天地相参，故五脏各以治时，感于寒则受病，微则为咳。"凡咳嗽甚而症见头痛，项强，身潮热，恶风寒，腰背痛，骨节烦疼，无汗，吐清痰或泡沫样痰。舌苔薄白或腻，或无苔而润，脉浮紧有力而滑。属表寒实证，周教授常用麻黄汤加减。麻黄汤是仲景《伤寒论》中治疗无汗恶寒的主方，方中只有4味药，药虽不多，但方义周匝。临证变化之时，可随证加减。若兼见恶风泡沫痰多，甚至吐清水，舌苔白腻微黄，可以甘草麻黄汤加半夏、干姜以降逆止咳，兼化水湿。若具麻黄汤证而兼有风邪，致喉痒咳甚，宜加紫苏、防风以清血分之风。若具麻黄汤证而咳嗽干呕，表寒特重者，宜加半夏、生姜以降逆止呕，散寒止咳。若喘鸣气促之咳嗽，泡沫水样之痰，发热，浮肿，干呕，不渴，而心下痞塞，舌苔多白而滑，脉浮而弦细，是外感寒邪，内挟水饮，宜小青龙汤为治剂。今所谓支气管炎、肺炎、百日咳及湿性胸膜炎等病出现小青龙汤证者，均能治之。周教授谨记徐灵胎的要旨，方中五味酸收，治外感初期咳嗽，本不相宜。凡治寒咳初起，如用五味，必须配伍干姜或细辛。否则，闭塞寒邪外出之路，久咳不愈，临证不可疏忽。

6. 伤热咳嗽

伤热咳嗽者，表现为发热重，有汗，口渴思饮，烦躁，咽干喉痛，咳嗽甚而痰亦多，舌质红绛，苔黄腻，脉浮数，而兼洪大者，周教授常用银翘散加减，此为温病学派治温病在表之主方。若邪热内迫于肺，不随汗出，高烧不退，头昏痛，自汗，口渴饮冷，便时觉胀，里急后重，其色金黄，小便黄浊，舌质红，苔绛，脉洪大而紧，则为火刑于肺，治宜麻杏石甘汤治之。周教授认为，麻杏石甘汤利肺、清热、消炎、止咳之力，强于桑菊饮、银翘散两方。若咳嗽发高烧，久热不退，甚至谵语，吐黄浊浓臭痰，应酌情加石膏、杏仁、贝母以清热、止咳、化痰。

（二）内伤咳嗽

内伤咳嗽，多为宿疾，常反复发作，迁延不愈，常兼他脏病证，多属邪实正虚。咳嗽作为肺系疾病的一个主要症状，在很多慢性肺系疾病中均可出现，当咳嗽作为主要症状时，并排除其他如肺痈、肺痨、肺痹、肺积、悬饮等，即可诊断为咳嗽。内伤咳嗽的特点，主要体现在以下几方面：第一有慢性咳嗽病史；第二常由外感引发，饮食、情志、劳倦可诱发加重；第三可能兼有脾、肝、肾等他脏病证或所对应的六腑病证；第四常表现为虚实夹杂；第五治疗难取速效，多呈慢性反复发作。西医学慢性单纯型支气管炎、支气管扩张等平时慢性咳嗽、咳嗽变异型哮喘、胃食管反流性咳嗽、感染后咳嗽以及喉源性咳嗽等，也可参照内伤咳嗽辨证论治。

论治内伤咳嗽，当从脏腑辨证。内伤咳嗽多起病缓慢，病程较长，迁延难愈或易于复发，为五脏六腑为邪所伤，病机多属正虚邪实，治疗上需辨清标本缓急，虚实主次。对于内伤咳嗽，有先贤云："后人不明此义，一遇咳嗽，不辨其所以致咳之由，但从肺治，又安怪其效者少，而不效者多耶？"说明内伤咳嗽辨治分型、分别对待很重要，周教授主张通过望、闻、问、切收集的四诊资料分析论证而寻求治病之本。中医讲究辨证论治，治病求本，非见咳必责之于肺，因五脏六腑均能引起咳嗽，临床上必须审症求因，才能从本质上将疾病治愈。根据病情表现和五脏的相关性，内伤咳嗽可归纳为心咳、肝咳、脾咳、肺咳、肾咳。

1. 心咳

《素问·咳论》云："心咳之状，咳则心痛，喉中介介如梗状，甚则咽肿，喉痹。"心咳的主要临床表现为咳嗽后引起心胸部疼痛，喉咙梗咽不顺，病情较重者会出现咽喉肿胀、疼痛等症状。心咳的病机主要是心火亢盛，上炎犯肺，灼伤肺金，肺失清肃，引起肺气上逆致而咳。治以清心泻火、宣肺止咳之法。周教授常用黄芩、黄连、淡竹叶、莲子心清心肺之热，配以前胡、陈皮、浙贝、杏仁以化痰止咳，麦冬以养阴。

2. 肝咳

肝咳的主要临床表现为：咳嗽，伴两侧胁下疼痛，痛甚者躯体转侧不利，转侧会引起两侧胸胁下胀满不舒。此因肝失调达，气郁不舒，郁久化火，木火刑金，致使肺失宣降，从而上逆致咳，治疗上宜疏肝降火、顺气止咳为主。周教授常用桑白皮清泄肺热，止咳平喘，地骨皮清降肺中伏火，柴胡、郁金疏肝理气，甘草养胃和中；若胸闷甚者加瓜蒌、枳壳理气宽胸；痰少而黏者，加知母、贝母滋阴清热润肺；咳嗽日久，火邪伤津，口燥咽干者，加益阴生津之沙参、麦冬、天花粉等。

3. 脾咳

脾咳的临床表现为：咳嗽，伴右侧胸胁下疼痛，牵涉至肩背部，肩背部隐痛，痛甚者无法活动，活动后咳嗽加剧。亦可兼见口中流涎，咳引少腹之证。其病在脾肺，因脾主运化，运化失职则水液代谢紊乱，引起水湿停滞，日久成痰，所谓"脾为生痰之源""肺为贮痰之器"，脾失健运，痰湿内生，贮聚于肺，壅遏肺气，以致肺气不利，出现咳嗽。

对于慢性咳嗽，临证更应该注意肺脾并治，调畅气机，健脾化痰。治疗上常以健脾燥湿、理气化痰之法，周教授常用二陈汤和平胃散以燥湿化痰、理气和胃，配莱菔子降气消食，甘草调和诸药。

4. 肺咳

"肺为贮痰之器"，肺失宣肃，发为咳嗽自不必说，心、肝、脾、肾功能失调虽皆可引起咳嗽，但其标始终在肺，《素问·咳论》曰："肺咳之状，咳而喘息有音，甚则唾血。"指出肺咳的主要临床表现是咳时气喘有声，重者出现咳血。其病机不外乎肺阴不足或肺气亏虚，肺阴不足每致阴虚火旺，炼津成痰，肺失濡润，肺气壅遏，宣降失宜，气逆而咳，肺阴亏虚之咳多见干咳、咳声短促、痰少或痰中带血丝，或声音逐渐嘶哑、口干咽燥、盗汗、形体消瘦等。治以滋养肺阴、化痰止咳为主，周教授常用沙参麦门冬汤加减以滋养肺阴、生津润燥、化痰止咳。

5. 肾咳

肾咳的临床表现：咳嗽，兼见腰背部互相牵引作痛，亦可引起耳聋、听力下降，病重则会出现咳嗽涎唾。《医述·咳嗽》谓："肺金之虚，多由肾水之涸，而肾与肺又属子母之脏而呼吸相应，金水相生，若阴损于下，阳孤于上，肺苦于燥，则咳不已，是咳虽在肺，而根实在肾。"其病机主要是肾阴不足，无以滋养肺脏，肺失濡润，以致肺肾两虚，燥热内生，肺失宣降，引起咳嗽。治疗采用金水相生法，重在补肾，补肾水以益其母。以滋养肾阴、润肺止咳为主。周教授常用百合固金汤加减以滋养肺肾之阴血，兼以清热化痰止咳，标本兼顾。

四、周跃群教授治疗咳嗽的学术特点

周教授善治"虚咳"。咳嗽,虽然分型治法日渐丰富,然而还经常可以遇到部分病情咳嗽日久,病情迁延,逐成慢性,症状虽以咳嗽为主症,但多兼症并存,虚证尽显,气虚、阳虚、阴虚均可见到,且虚中夹实,难以界定,往往使用通常治法,不见良效。对于这样的顽固性咳嗽,周教授主张治病必求"虚"之本,"虚"是治病的根本。咳嗽一病病位在肺,病因病机十分复杂,与五脏六腑皆相关,证型往往虚中有实、实中有虚、虚实夹杂,在治疗中一定要抓住中心、突出重点,又要分清主次,兼顾全面、系统地综合施治。

周教授所指的虚治法,是确立治疗原则、潜方立法的思路,是治疗疾病的着眼点,它兼顾了脏腑之间的密切关系和发病规律,绝不是五脏六腑同时施治的均治法,因而周教授认为使用虚治法必须辨别脏腑气血阴阳之盛衰,分清主次,进行辨证论治,确立主要病位病机,制定临证治疗重心,从不同侧面、不同角度重点突破,同时兼顾全局,这一系统治疗方法充分体现了整体观念和辨证施治的原则,临床上收到良好的效果。

(一)阴虚咳嗽

症见:干咳无痰,或痰少不爽,口干舌燥,或见咯血。舌红少苔,脉细数。属阴虚内热所致,阴虚内燥,肺失滋润,以致肃降无权、肺气上逆为本证的主要病机。阴虚肺燥,故干咳无痰或痰少而黏,口干舌燥;咳伤肺络,则见咯血。舌红少苔,脉细数,为阴虚内热之象。治以养阴润肺、宁嗽止咳为主。周教授常用麦冬、天冬滋阴润燥,知母、贝母清润止咳,口干舌燥甚者,加沙参、百合、生地养阴润燥;

咳嗽甚者，加百部、紫菀、款冬花润肺止咳；咯血者加白及、茜草、藕节止血。若见心烦口干、心惊不寐、口舌生疮等心阴偏虚证，方中以玄参、沙参、麦门冬养阴清热；竹叶、灯心草清热降火；用柏子仁、合欢花、丹参、茯神养心安神；川贝母、桔梗、杏仁润肺止咳；共奏清心降火、宁肺止咳之功。若见咳声连连、五心烦热、腰膝酸软、梦遗滑精者，为肾阴偏虚，方中以六味丸滋阴泻火，麦冬、五味子补肾润肺、敛肺止咳。

（二）气虚咳嗽

症见：咳嗽声低无力，气短，痰多清稀，神疲，畏风，自汗，易于感冒。苔薄白、舌质淡，脉弱。属久咳伤肺所致，或平素体弱，肺气不足，或脾虚运化不健，水谷精微不能上荣于肺，则肺气日虚。肺气亏损，肃降失司则咳嗽，声低、气短。肺气虚卫外不固，腠理不密，故畏风，自汗，易感冒；神疲、舌淡苔白、脉弱，均为气虚之象。治以补益肺气、化痰宁嗽为主。周教授常用党参、黄芪益气补肺，熟地、五味子滋肾敛肺，共同起到肺肾双补的作用；配以紫菀、桑白皮止咳平喘；痰多清稀者，可去桑白皮，加白术、茯苓、款冬花以增强益气健脾、化痰止咳的功效，白术可协同党参、黄芪增强益气固表的作用。若见痰多、色白易排出，脘腹痞胀，食少便溏，面色萎黄或微浮，舌质淡、苔白腻者，为脾气偏虚。治宜健脾化湿、补肺祛痰，常用六君子汤加味：本方以党参益气补中，扶脾养胃；白术健脾燥湿，以资运化；茯苓渗湿，辅白术以健脾；甘草和胃，佐党参以益气；更加半夏、陈皮燥湿化痰，共奏健脾化痰之功。或加厚朴、杏仁以加强降气化痰之力。

（三）阳虚咳嗽

症见：咳嗽反复发作，痰涎清稀，头眩，心悸，畏寒，肢体沉重，或兼小便不利。舌苔白润，脉沉滑。属脾肾阳虚、水气上泛所致，阳虚不运，水饮内停，上干于肺，故咳嗽、痰涎清稀；阳气虚衰，卫外不固，易感外邪而诱发，故咳嗽反复发作；水气上泛故头眩、心悸；水气游溢肢体故肢体沉重；肾阳亏虚，不能化气行水，则小便不利；阳虚生外寒故见畏寒。苔白润，脉沉滑，为阳气不足、寒水内停之象。

治以温阳散寒，化气行水为主。周教授常用炙附子温肾祛寒；茯苓、白术健脾利水，导水气下行；生姜温散水气，芍药与附子同用，能入阴和阳。咳甚者，可加干姜、细辛、五味子散寒化饮，敛肺止咳；气机不利，胸胁满闷者，加陈皮、旋覆花祛痰降气；短气甚者，加党参益气补虚；大便稀溏者，加干姜温中散寒。

五、验案举例

＜验案一＞

患者温某，男性，30岁，初诊2017年5月9日。

主诉：咳嗽1月余。

病史：自诉4月初在外地出差1周，其间曾饮用大量冰镇啤酒，后又遭雨淋，回家后即开始咳嗽，起初是清稀白痰，咳嗽5天后转成黄色黏痰。就诊时咳声重浊，痰黄且难以咳出，伴有胸胁部疼痛，稍微饮食即有饱胀感，寐差，盗汗，小便可，大便黏滞不爽。

查体：舌暗苔黄腻，脉细滑数。

诊断：咳嗽。

辨证：风寒化热兼湿。

治法：宣肺止咳，清热化湿。

处方：前胡10g，法半夏6g，款冬花10g，紫菀10g，

枳壳10g，砂仁6g，焦槟榔10g，炒莱菔子10g，

紫苏叶10g，浙贝母10g，桔梗10g，黄芩10g。

7剂水煎服，每日1剂，分2次口服。

嘱其禁食油腻、生冷、辛辣、酸甜之品，多饮热水。

二诊：2017年5月16日。患者咳嗽有所好转，仍有咳嗽，少量黄色黏痰，夜间已能安然睡眠，仍有盗汗，偶有胃胀，脉弦滑数，舌暗苔薄腻。原方加海螵蛸15g，甘草10g，7剂水煎服。

三诊：2017年5月23日。患者已无咳嗽、咳痰症状，盗汗明显好转，偶有鼻塞（有慢性鼻炎病史），无其他不适。舌红苔薄腻，脉平缓。辨证为阴虚内热，肺气不固所致。治疗以滋阴清热、祛风理肺为主。

处方：沙参10g，麦冬15g，防风6g，桔梗10g，牡丹皮10g，地骨皮10g，枳壳6g，蝉蜕6g。7剂水煎服，嘱其日常饮食宜清淡，忌油腻、生冷、辛辣、酸甜之品。后随访，服药后咳嗽未复发。

验案分析：肺为娇脏，易受外感邪气侵袭，患者出差之时饮用了很多冰啤酒，复外感风寒，正所谓"形寒饮冷则伤肺"，肺失宣发肃降，初期症状可见咳嗽、清稀痰。患者平素喜食辛辣之品则易生内热，长期伏案夜间工作，思虑过度，思伤脾，脾失健运，湿气停滞，湿与热合阻滞中焦症见大便黏滞不爽、饭后有饱胀感、脉细滑数、舌暗苔黄腻等症状。外感风寒、内有湿热，内外合邪，外感之邪亦迅速入里化热，故1周后清稀痰变为黄色黏痰。久咳伤及胸部脉络，加上肝郁气机不畅则胸胁部疼痛。针对此复杂病情，周教

授运用轻清宣透之法，前胡、桔梗、紫苏叶等药宣肺止咳，正所谓"治上焦如羽，非轻不举"；枳壳清中有透，既能运化脾胃，又能止咳。后期为阴虚内热所致，治以养阴清热为主，用沙参、麦冬以滋养肺阴，地骨皮以清虚热，辛夷花、苍耳子、白芷以宣通鼻窍，蝉蜕现代药理研究有抗过敏作用。

＜验案二＞

患者张某某，女性，67 岁，2018 年 11 月 3 日初诊。

主诉：咳嗽半月有余。

病史：咳嗽，昼轻夜重，不能平卧，气急，痰黏难以咳出，纳呆，口干不欲饮，常有心中烦闷，寐差，梦多，小便可，大便干。自诉每年冬季必犯支气管炎，且服用一般止咳化痰药无效，必须接受抗生素加支气管解痉药静脉滴注多日方能缓解。

查体：观其形体偏瘦，舌红苔薄白，脉轻按浮数，沉取细而无力。

诊断：咳嗽。

辨证：风寒化热，素体阴虚。

治法：养阴清热，化痰止咳。

处方：前胡 10g，桔梗 10g，栀子 10g，连翘 10g，

沙参 15g，麦冬 15g，淡豆豉 10g，杏仁 10g。

7 剂水煎服，每日 1 剂，分 2 次口服。

嘱其日常饮食宜清淡，忌油腻、生冷、辛辣、酸甜之品。

二诊：2018 年 11 月 10 日。患者白天咳嗽已止，但夜间平躺后仍有咳嗽，偶有烦闷不适，咽喉干痛，纳呆，舌红苔薄，脉细数但重按无力。辨证为肺胃失和、阴虚内热所致。治以宣肺养胃、滋阴清热为主。处方：前胡 6g，枳壳 10g，砂仁 6g，紫苏叶 10g，焦

三仙各 10 g, 沙参 10 g, 炙枇杷叶 10 g, 瓜蒌 10 g, 牛蒡子 10 g, 7剂水煎服。

三诊: 2018 年 11 月 17 日。患者自述服完上述药物后, 咳嗽、烦闷症状全消失, 夜间亦能安然平卧, 食欲好转, 但仍有便秘, 观其舌红苔薄, 脉象趋于平和。上方去前胡、枇杷叶, 加生地黄 15 g, 芡实 10 g 补肾增水做善后调理, 并嘱咐其清淡饮食。后咳嗽未再发。

验案分析: "瘦人多火, 肥人多湿", 体型偏瘦之人体内多有蕴热, 本患者即属此类情况, 形体瘦、心中烦闷、咳嗽昼轻夜重、口干不欲饮、梦多且大便干、舌红等症状均属于"阴虚内热"; 加上此患者属于老年人, 有多年老慢支病史, 正气消耗日久, 肺、脾、肾功能衰竭, 常常内有"痰饮"。所以每逢冬季天气转凉, 外寒(邪)引动内饮且于热相交织, 病情复杂, 迁延难愈, 治疗起来也颇为棘手, 滋阴清热则痰饮更甚, 温化水饮则阴火更旺。周教授用清轻宣透之法, 收到较好的疗效, 方中前胡、白前、桔梗轻宣散热, 化痰止咳; 连翘清内热而不碍湿; 炒山栀子苦寒, 能升能降, 既能宣散郁热, 又能降泄心火, 且山栀子炒之后不至于过于寒凉, 配淡豆豉宣阳解表, 为《伤寒论》名方"栀子豉汤", 是治疗心烦懊恼的要药。二诊时咳嗽已基本好转, 但周教授抓住"咽喉干痛"这一"阴虚火旺"病机的主症, 妙用全瓜蒌、牛蒡子开宣肺气, 肺气通畅, 则一身气机通畅, 津液四布, 营卫通合, 则咽干、咳嗽自止; 紫苏叶配枳壳一升一降, 疏调气机, 上可宣泄肺气, 下可除湿消痞, 再配合焦三仙、砂仁健胃消食, 故纳呆自除。

纵观两则医案, 周教授对于咳嗽治疗用药特点: 一是药味偏少, 且多是轻清之品, 诸如前胡、白前、紫菀之流。即使清热, 也仅用炒山栀子、连翘，忌用大黄、石膏等大寒之品，否则会凉遏冰伏，导致病变入里加重。二是药物用量小，大多单味药5~10g，最多15 g，这种小剂量不仅体现了"轻清宣透"的辨证思想，同时也顺应了"肺为娇脏"之生理特点。总之，"轻清宣透"的用药思路本质是"给邪以出路"，既能达到止咳的目的，又不损伤正气。此外"饮食禁忌"也是"轻清宣透"法的重要组成部分，此两则医案，周教授均强调要禁食生冷、甜食以及油腻之品，因甘能生湿，寒则气血凝滞，均不利于咳嗽的治疗，总体大致体现了周教授的治病必求"虚"之本，"虚"是治病的根本要点。

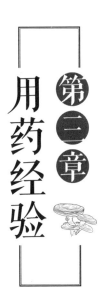

第二章

用药经验

第一节
善用对药
第一节

一、对药的配伍原则

两药组合成对，古方中屡见不鲜，"对药"是历代医家配方用药的常用方法。周教授在临床上也经常善用一些行之有效的对药，双药合用，互相配合，互为制约，增强疗效。对药是两味药的合用，是中药配伍应用中最基本的形式。《中药概论》记载："药物从单味到复合，从复合而成为方剂，这是一个发展过程。""对药"又称"药对"，系用相互依赖、相互制约，以增强疗效的两味药组方治病。始见于《黄帝内经》半夏秫米汤治疗胃不和则卧不安证；首创于东汉张仲景《伤寒杂病论》，据统计有 147 对。对药，不是任意两种药物的简单机械拼凑，而是根据病情和药物的性能有规律、有针对性治疗的药物组合。王付《经方药对》前言论述对药目的："一是提高与扩大单味药应用范围，二是改变与利用单味药部分性能及功用，三是控制或减弱或消除单味药的毒性或不良反应。"

对药的配伍规律和法则有以下几方面：

（一）同类药物相配伍

同类药物相配伍，提高药物原有功效，治疗疾病发生的主要原因。这种配伍方法应用甚广，但是这种方法并不是任意两种同类药物的机械拼凑，而是根据疾病的病位、病性、病势、病程，结合药物的性味、归经、功能有选择地通过一定的配伍而相互促进，取长补短，从而达到适合病情、增强疗效的作用。

1. 以性味相同为基础

依据药物的寒、热、温、凉、酸、苦、甘、辛、咸等性味加以组合来提高药物的功效。如黄芩和黄连两药均味苦性寒，相伍之后，清热泻火以解毒的功效加强，此类对药属于药物配伍中的相须关系。

2. 以归经相同为基础

"归经"是金代张元素所提出，他在其《珍珠囊》一书中，几乎每味药都注有归某经字样，他认为药物各归其经，则力专而效灵。如紫菀和款冬花同归肺经，配伍使用，润肺化痰、止咳平喘功效增强。

3. 以功能相似为基础

功能相似为基础亦是药对配伍的主要方法。如麻黄、桂枝均是解表之品，二者配伍，相须为用，麻黄重在宣肺气开腠理；桂枝重在强壮心阳，温通经脉，解肌发汗。麻黄得桂枝之佐，发汗之力倍增，若单用麻黄则发汗力弱，单用桂枝则无发汗之功。

（二）异类药物相配伍

异类药物相配伍，治疗阴阳、气血、升降、开合失调和寒热、虚实相兼证。中医把人体看成是一个以脏腑经络为核心的有机整体，把人体和自然界一切事物都看成是阴阳对立的两个方面。因此，虽然疾病的发生发展错综复杂，千变万化，但就其病理过程来讲，总不外乎阴阳失调、邪正消长、升降失常几个方面。

1.表里、上下药物相配伍，治疗表里同病、上下同病

疾病在发生发展过程中，经常出现两个不同部位同时发生病变。常见的是表病及里、表里同病、里病及表和上下同病，此时，常应用两个部位同治的法则。如风寒束表、肺胃郁热的证候，则需要以麻黄和石膏配伍，麻黄发汗解表散寒，使表邪尽散；石膏清热泻火，使肺胃郁热得清。

2.寒热、补泻药物相配伍，治疗寒热挟杂、虚实相兼症

寒热挟杂、虚实相兼是临床常见证候，常需采用寒热并用、攻补兼施的方法治疗。如"伤寒，胸中有热，胃中有邪气，腹中痛，欲呕吐者，黄连汤主之。"证为胸中郁热，胃中有寒，仲景则以黄连清热，干姜祛寒，同时以人参、甘草、大枣扶正，共使寒热去，正气复，阴阳和，升降顺，诸症解。

3.升降、开合药物相配伍，治疗升降失常，开合失宜所致的病变

升降、开合是脏腑功能活动的表现，在失调情况下，则应采用调和的治疗法则，升降药并用、开合药并用的组药法。使其升降、开合各有所治，均得其常。如四逆散中，柴胡和枳实相伍，柴胡主升，走肝，枢转气机，疏散郁结，使阳气透达于表；枳实主降，走脾，破气行痰，散结消痞，使浊气通利于下，共使枢机运转，肝脾调和，

诸证自痊。

4.气分药和血分药相配,治疗气血亏损、气血逆乱之证

"气为血之帅,血为气之母。"二者相互依存,相互促进。病理情况下,气虚则引起血虚,气滞则引起血瘀,反之亦然。因此气血病变,补气药和养血药,行气药与活血药往往相须为用。如人参和当归,前者补气,后者补血,两药配伍则气血双补。

（三）主药与辅、佐、使药相伍,提高主药治疗效果

方剂的组成原则概括起来是主、辅、佐、使,对药的配伍亦包涵了这样的内容。即选用针对病因或疾病本质或主证而起主要治疗作用的药物作主药,以解决疾病的主要矛盾;同时辅以协助之药,增强药效,作为辅药,配以治疗兼证,或监制主药,制约其毒性和烈性的药物,作为佐药配以具有引经和调和作用的药物,作为使药。如半夏与生姜相伍,二者相须为用,使降逆止呕之功增强,同时半夏与生姜又具有相畏关系,使半夏毒解。

二、周跃群教授在临床上常用的对药

（一）荆芥和防风

（1）单味药功效:荆芥为唇形科植物荆的干燥地上部分。味辛,性微温,归肺、肝经,具有祛风解表、透疹、消疮、止血之功效。

防风为伞形科植物防风的干燥根。味辛、甘,性微温,归膀胱、肝、脾经,具有祛风解表、胜湿止痛、止痉之功效。

（2）药对功效:荆芥气清香,质轻上浮,长于发表散风,且微温不烈,药性和缓,对于外感表证,无论风寒、风热或寒热不明显者,均可广泛使用;防风辛而不烈,甘缓不峻,微温不燥,药性和缓,

故被誉为"风药中之润剂",亦为治风通用之品。二药相须配伍,既能发散风寒,又能去经络中之风邪,故为四季外感表证及风疹皮肤瘙痒症的常用药对。

(3)现代药理研究:荆芥、防风二药均含有挥发油类成分,具有解热、镇痛、抗炎、抗菌、抗病毒、抗过敏、影响免疫功能作用。

(4)用量用法:荆芥6~10g,防风6~10g,水煎服。

(5)用药心得:荆芥味辛香,长于祛风解表,且微温不烈,药性和缓,外感风寒或风热者,均可应用;《本草纲目》记载:"散风热,清头目,利咽喉,消疮肿,治项强……"防风散寒力较弱,又能胜湿、止痛,外感风寒、风湿、风热均可配伍使用;《神农本草经》记载:"味甘温,无毒。主大风头眩痛,恶风,风邪目盲无所见,风行周身,骨节疼,烦满。"周教授用其治疗一年四季外感表证,风寒风热均可。本药对发汗之力不及麻黄、桂枝峻烈,药力和缓,温而不燥。外感风寒表证,症见头痛身痛、恶风寒者,常与羌活等药同用;外感风热表证,症见发热恶风、咽痛口渴者,常与金银花、连翘等药同用;四时感冒,头痛项强,鼻塞流涕,身体疼痛,发热恶风,胸脘痞闷,常与紫苏叶、陈皮、秦艽、川芎等药同用。

荆芥、防风均具有祛风、除湿止痒之功,周教授还常用其治疗风疹、湿疹、荨麻疹等皮肤病,与白鲜皮、地肤子、蛇床子等药同用。

(二)苍耳子和辛夷

(1)单味药功效:苍耳子为菊科植物苍耳的干燥成熟带总苞的果实,味辛、苦,性温,有毒,归肺经,具有发散风寒、通鼻窍、祛风湿、止痛之功效。

辛夷为木兰科植物望春花或玉兰的干燥花蕾,味辛,性温,归肺、胃经，具有发散风寒，通鼻窍之功效。

（2）药对功效：苍耳子辛、苦，温，归肺经，善散风寒，通鼻窍而治鼻渊等，且辛散祛风，苦以燥湿，温以祛寒，而有祛风湿、止痛止痒之功，而治风湿痹证，皮肤瘙痒。辛夷芳香质轻，气味俱薄，虽解表之力较弱，然可入肺经，善散肺经风邪而通鼻窍，入胃经而能引胃中清阳之气上达于脑而止头痛，故为治鼻渊、鼻塞、头痛要药。二药均味辛性温，皆入肺经，均有散风通窍作用，相须为用，并走于上，散风宣肺而通鼻窍之力倍增，为治疗鼻渊的常用配伍。

（3）现代药理研究：苍耳子煎剂对金黄色葡萄球菌、乙型链球菌和肺炎球菌有抑制作用；苍耳子甲醇提取物有一定的抗炎和镇痛作用。辛夷油有较强的抗炎效应；辛夷治疗鼻部炎症时能产生收敛作用而保护黏膜表面，并由于微血管扩张，改善局部血液循环。

（4）用量用法：苍耳子3~6g，辛夷3~6g，水煎服。苍耳子有小毒，不宜大剂量使用，辛夷宜用纱布包煎。

（5）用药心得：苍耳子为治疗鼻渊等鼻科疾病之良药，《本草备要》记载："善发汗，散风湿，上通脑顶，下行足膝，外达皮肤。治头痛，目暗，齿痛，鼻渊，去刺。"辛夷为治疗各种鼻炎的主要药，具有抗菌、抗病毒作用。《本草纲目》记载："辛夷之辛温，走气而入肺，能助胃中清阳上行通于天，所以能温中、治头面目鼻九窍之病。"周教授用其治疗鼻渊、流涕不止、过敏性鼻炎，过敏性鼻炎兼哮喘等。偏寒者，多与细辛、白芷、防风等药同用；偏热者，多与金银花、黄芩、薄荷等药同用。

（三）石膏和竹叶

（1）单味药功效：石膏为硫酸盐类矿物硬石膏族石膏，主要为含水硫酸钙，味甘、辛，性大寒，归肺、胃经，具有清热泻火、除烦止渴（生用）、敛疮生肌、收湿、止血（煅用）之功效。

竹叶为禾本科木本植物淡竹的叶，味甘、淡，性寒，归心、胃、小肠经，具有清热除烦、生津、利尿之功效。

（2）药对功效：石膏辛、甘，大寒，归肺、胃经，而能外透肌肤之热、内泻肺胃之火，为清气分实热要药，凡外感有实热及肺热胃火诸疾皆可用之。竹叶甘、淡、寒，质轻，善清肺胃气分之热而生津止渴，且"清香透心""味淡利窍"，导心经之火下行而利小便，适用于热病烦热口渴及心火上炎口舌生疮等。

二药配伍，清泻胃火之功增强，同时，竹叶有清上导下之功，引石膏升降，以清心经之热，并甘缓石膏之猛性，石膏之清热更有利于竹叶清心除烦功用的发挥。

（3）现代药理研究：天然石膏煎剂注射于人工发热动物有解热作用；竹叶水浸膏剂对酵母引起的大鼠发热有解热作用；生石膏是生津药，也是很好的补钙药。竹叶有一定的利尿作用，能增加尿中氯化物的排泄量；其水煎剂对金黄色葡萄球菌、溶血性链球菌有抑制作用。

（4）用量用法：石膏 10~30g，先煎；竹叶 6~12g，后下。

（5）用药心得：生石膏治疗各种发热都有效，不仅是高热、实火可以使用，周教授在临床上对高热、低热、内热、实火、虚火都使用，只是配伍不同而已。竹叶也用于治疗各种发热性疾病。周教授用其治疗热病后期余热未清、气津两伤所致热病烦渴，常与党参、麦冬、甘草等药同用，也常用其治疗心胃之热所致呕吐、心烦、失眠等，若胃热呕吐，牙痛，口渴喜饮，常与生姜、半夏、百合等药同用；

若心火内炽所致口舌糜烂、心烦、失眠，常与栀子、黄连等药同用。

（四）海螵蛸和黄芩

（1）单味药功效：海螵蛸又叫乌贼骨，其形如海螵，且生于海中，故名海螵蛸，为软体动物乌贼科乌贼鱼的骨状内壳；味咸、涩，性微温，归肝、胃、肾经。本品功效收敛固涩，有止血止带、涩精止遗、止泻之效，又能制酸止痛。

黄芩为唇形科多年生草本植物黄芩的根，味苦，性寒，归肺、脾、胆、胃、大肠经。本品苦能燥湿，寒能清热，为清热燥湿、泻火解毒之品；其性味体轻主浮，又善清上焦肺火；此外，黄芩还有清热安胎之功。

（2）药对功效：二药均能入胃经，海螵蛸禀水中阳气，有止血止泻、制酸止痛作用，黄芩有清热燥湿、泻火解毒、止血安胎之功，二药合用，清热止血、制酸止痛作用增强。

（3）现代药理研究：海螵蛸含碳酸钙80%~85%，有抑制和中和胃酸分泌的作用，对于醋酸所致的大白鼠慢性胃溃疡，用海螵蛸治疗能显著促进其溃疡愈合。黄芩苷、黄芩素可促进家兔胆汁分泌，使血中高胆红素含量降低，还有解热、保肝、降脂作用。

（4）用量用法：海螵蛸15~30g，黄芩10~15g，水煎服。

（5）用药心得：海螵蛸一药，内科医生用以止酸，妇科医生用以止带，外科医生用以收创面和溃疡，止血在各科都用；黄芩是清化胃肠湿热的重要中药，也是重要的清肝药。周教授用其治疗慢性胃炎、胃溃疡等，常与延胡索、鸡内金、焦三仙等药同用。在治疗肝炎、肝硬化或其他疾病时也常配伍这两味药以起到护胃制酸作用。

（五）金钱草和海金沙

（1）单味药功效：金钱草为报春花科多年生草本植物过路黄的全草，味甘、咸，性微寒，归肝、胆、肾、膀胱经，具有利水通淋、除湿退黄、解毒消肿之功效。

海金沙为海金沙科多年生攀缘蕨类植物海金沙的成熟孢子，味甘，性寒，归膀胱、小肠经，具有利水通淋之功效。

（2）药对功效：金钱草既能利尿通淋，又能清热解毒消肿，尤善消结石；海金沙善清膀胱小肠血分湿热，功长利水，对热淋茎中痛尤为有效。正如《本草纲目》谓其："治湿热肿满，小便热淋，膏淋，血淋，石淋，茎痛，解热毒气。"

二药配伍，性味相近，皆归膀胱经，然金钱草长于通淋排石，清热利湿退黄；海金沙长于通淋止痛，尤善止尿道涩痛，相须为用，相辅相成，增强清热利尿，通淋排石功效。

（3）现代药理研究：金钱草有利尿排石作用，金钱草水煎液能明显促进胆汁分泌，使胆管泥沙状结石易于排出，胆管阻塞和疼痛减轻，黄疸消退，本品有抑菌作用，还有抗炎和调节免疫作用。海金沙煎剂对金黄色葡萄球菌、脓杆菌、福氏痢疾菌、伤寒杆菌等均有抑制作用，海金沙还有利胆作用。

（4）用量用法：金钱草 30~60g，水煎服；海金沙 15~25g，宜纱布包煎。

（5）用药心得：金钱草、海金沙是治疗尿路结石的首选药物。周教授常用其治疗淋证，如热淋，常与郁金、石韦等药同用；如石淋，常与滑石、甘草、鸡内金、车前子等药同用；周教授亦用其治疗湿热黄疸，常与郁金、茵陈蒿、栀子等药同用。

（六）牡丹皮和地骨皮

（1）单味药功效：牡丹皮为毛茛科多年生落叶小灌木植物牡丹的根皮，味苦、辛，性微寒，归心、肝、肾经，具有清热凉血、活血散瘀之功效。

地骨皮为茄科植物枸杞或宁夏枸杞的根皮，味甘、淡，性寒，归肺、肾经，具有凉血退蒸、清泻肺火之功效。

（2）药对功效：牡丹皮，味辛、苦，气芳香，微寒，入血分，寒以清热，辛香以散血瘀，苦以泻火，入心肝则清热凉血，入肝肾则泻火存阴，又善治血中伏火，故有清热凉血、活血化瘀之功效。地骨皮甘寒清润，入肾走骨，"能凉骨中之髓，而去骨中之热"，为治阴虚骨蒸潮热之品，入肺经"降肺中伏火"而治肺热咳嗽，且入血清热，凉血止血。二药合用，相辅相成，清热凉血作用增强。

（3）现代药理研究：牡丹皮所含牡丹酚及其以外的糖苷类成分均有抗炎作用，牡丹皮的甲提取物有抑制血小板作用，牡丹酚有镇静、降温、解热、镇痛、解痉等中枢抑制作用及抗动脉粥样硬化、利尿作用，牡丹皮水煎剂对痢疾杆菌、伤寒杆菌等多种致病菌及致病性皮肤真菌均有抑制作用。地骨皮具有解热作用，地骨皮水提取物有显著的解热降温作用，其水煎剂还有降血压、降血糖、降血脂作用。

（4）用量用法：牡丹皮10~15g；地骨皮10~15g，水煎服。

（5）用药心得：牡丹皮配地骨皮，见于《医宗必读》拯阴理劳汤。李杲："四物汤内加地骨皮、牡丹皮，治妇人骨蒸最妙。"周教授常用其治疗阴虚发热、骨蒸潮热、热病后期余热未清、低热等，常与熟地黄、白芍、当归等药同用，无论有汗、无汗皆可用之。

（七）枳实和厚朴

（1）单味药功效：枳实为芸香科植物酸橙及其栽培变种或甜橙

的干燥幼果，味苦辛、酸，性温，归脾、胃、大肠经，具有破气除痞、化痰消积之功效。

厚朴为木兰科植物厚朴的干燥干皮、根皮及枝皮，味苦、辛，性温，归脾、胃、肺、大肠经，具有燥湿消痰、下气除满之功效。

（2）药对功效：枳实辛行苦泄，行气力强，属于破气之品，长于破滞气、行痰湿、消积滞、除痞塞，又能降浊气以升清气。厚朴苦辛而温，其气芳香，味辛能行气而消胀，味苦能下气以平喘，气香能化湿以散满，性温能散寒而止痛，善除肠胃之气滞，而燥脾家之湿浊，为行气、导滞、燥湿常用药，既能下有形之积（食、湿、痰），又能散无形之滞（气、寒）。二药配伍，具有较强的破气除满、祛痰消痞作用。

（3）现代药理研究：枳实对胃肠平滑肌呈现出双重功能，既能兴奋胃肠，使蠕动增强，又有降低肠平滑肌张力和解痉作用；枳实能缓解乙酰胆碱或氯化钡所致的小肠痉挛，可使胃肠收缩节律增加；枳实还能使胆囊收缩、奥狄氏括约肌张力增加。厚朴碱能松弛横纹肌；对肠管，小剂量出现兴奋，大剂量则为抑；厚朴酚对实验性胃溃疡有防治作用；厚朴还有降压和抗肝损害作用。

（4）用量用法：厚朴5~10g，枳实5~10g，水煎服，两药均破气，不宜大剂量使用。

（5）用药心得：枳实和厚朴同用，对肠管调节有协同作用，周教授常用其治疗阳明热结证，常与黄芩、黄连、川楝子等药同用，治疗气滞痰郁所致之胸腹胀满、脘腹痞闷或喘满呕逆，常与陈皮、半夏、瓜蒌等药同用，若便秘不通，常与莱菔子、桃仁、当归等药同用。

（八）半夏和陈皮

（1）单味药功效：半夏为天南星科植物半夏的块茎，味辛、性温，有毒，归脾、胃、肺经，具有燥湿化痰、降逆止呕、消痞散结之功效。

陈皮为芸香科植物橘及其栽培变种的成熟干燥果皮，味辛、苦，性温，归脾、肺经，具有理气健脾、燥湿化痰之功效。

（2）药对功效：半夏味辛性温而沉降，归脾、胃兼入肺经。辛者散也，散结气，开痞气；温燥者，祛寒湿；沉降者，下逆气，入脾则使湿去脾健痰无生源，入肺则肺得宣化而痰无留所，入胃则使气降而呕逆自止，故有燥湿化痰、降逆止呕、散结消痞之功，为治湿痰寒痰要药。陈皮味辛、苦，性温，气芳香，归脾、肺；辛以行气，苦以降气；又苦以燥湿，芳香以化湿，温化寒湿，湿去则脾健，脾健则水湿得运，水湿得运则无以为痰。且痰去气自顺，气顺痰自消，气顺痰消则咳呕自止，故为行气健脾、燥湿化痰、降逆止呕要药。半夏得陈皮之助，则气顺而痰自消；陈皮得半夏之助，则痰除则气自下，理气和胃之功更著。二药配伍，相互促进，散降有序，使脾气运而痰自化，气机畅则痞自除，胃和降则呕自止，共奏燥湿化痰、健脾和胃、理气止呕之功。

（3）现代药理研究：半夏可抑制呕吐中枢而止呕，各种炮制品对实验动物均有明显的止咳作用；半夏有显著的抑制胃液分泌作用，水煎醇沉液对多原因所致的胃溃疡有显著的预防和治疗作用。陈皮煎剂对家兔及小白鼠离体肠管、麻醉兔、犬胃及肠运动均有直接抑制作用：小量煎剂可增强心脏收缩力，使心输出量增加，冠脉扩张，使冠脉流量增加，大剂量时可抑制心脏；陈皮水溶性总生物碱具有升高血压作用。

（4）用量用法：陈皮 5~10g，半夏 5~10g，水煎服。

（5）用药心得：半夏、陈皮配伍，见于《太平惠民和剂局方》之二陈汤，主治痰饮为患，或恶心呕吐，或头眩心悸。历代医家用者甚多。周教授常用其治疗咳嗽痰多，若湿痰咳嗽、痰多色白，常与茯苓、甘草等药同用；若寒痰咳嗽，常与麻黄、前胡等药同用；若热痰咳嗽，常与杏仁、黄芩等药同用。也常用其治疗痰湿内停、胃失和降所致恶心呕吐、反胃呃逆，常与生姜、大枣等药同用；若胃热呕吐，常与黄连、竹茹等药同用。周教授还用其治疗气滞痰阻所致的胸痹、心悸气短等，常与瓜蒌、薤白等药同用。

（九）熟地黄和生地黄

（1）单味药功效：熟地黄为地黄以酒、砂仁、陈皮为辅料，经反复蒸晒而成。味甘，性微温，归肝、肾经，具有养血滋阴、补精益髓之功效。

生地黄为玄参科植物地黄的新鲜或干燥块根，味甘、苦，性寒，归心、肝、肾经，具有清热凉血、养阴生津之功效。

（2）药对功效：熟地黄味甘微温，补而不燥，归肝、肾经，既补血滋阴，又益精生髓，为补血要药，凡阴血亏虚、精髓不足之证皆可用。生地黄甘苦寒质润，归心、肝、肾经，苦寒清热凉血，甘寒养阴生津，善凉心肝之血以泄热，滋心肾之阴以润燥，凡血热诸疾及热盛津亏诸证皆可用。二药合用，相互促进，其功益彰，共奏补血养阴、清热凉血之功。

（3）现代药理研究：地黄能对抗连续服用地塞米松后血浆皮质浓度的下降，并能防止肾上腺皮质萎缩。地黄煎剂灌胃能显著降低大白鼠肾上腺维生素 C 的含量，可见地黄具有对抗地塞米松对垂体－肾上腺皮质系统的抑制作用，并能促进肾上腺皮质激素的合成。地黄还有抗溃疡和保肾作用。

（4）用量用法：熟地黄 10~15g，生地黄 10~15g，水煎服。

（5）用药心得：地黄首载于《神农本草经》上品，曰："干地黄一名地髓。味甘寒……填骨髓，长肌肉，作汤，除寒热积聚，除痹。生者尤良。久服轻身不老。"熟地黄与生地黄伍用，出自《兰室秘藏》中的当归六黄汤，主要是用来治疗阴虚内热者，现代常用于甲状腺功能亢进症。周教授非常赞同古人提出的人体"阴常不足，阳常有余"的观点，自小到老，常需补阴，其首选的补阴药就是地黄，包括生地黄和熟地黄。生地养阴滋阴，补血生津，既能治病，又能补养，长期使用能起到平衡阴阳、强壮体魄、消退低热和清除内火、清热而不伤正的养阴清热功效。周教授常用其治疗阴虚血少精亏或血虚兼血热者，若血虚发热，常与柴胡、当归等药同用；若阴虚盗汗，常与山药、山茱萸、黄芩等药同用。

（十）仙茅和淫羊藿

（1）单味药功效：仙茅为石蒜科多年生草本植物仙茅的根茎，味辛、性热，有毒，归肾、肝、脾经，具有补肾助阳、祛风除湿之功效。

淫羊藿为小檗科多年生草本植物淫羊藿、箭叶淫羊藿、柔毛淫羊藿和朝鲜淫羊的叶，味辛、甘，性温，归肝、肾经，具有补肾壮阳、

（2）药对功效：仙茅辛热燥烈，既善补命门而兴阳道，又能除寒湿而暖腰，故有温肾壮阳、祛寒除湿之功。淫羊藿辛、甘，性温，归肝、肾经。甘温能温肾壮阳，辛温可祛风除湿，所以既能内壮肾阳而强筋健骨，又能外散风湿而通痹止痛。二药合用，相得益彰，温肾壮阳、祛风除湿之力增强。

（3）现代药理研究：仙茅可延长实验动物的平均存活时间，仙茅醇浸剂可明显提高小鼠腹腔巨噬细胞吞噬百分数和吞噬指数；淫羊藿能增强下丘脑垂体－性腺轴及肾上腺皮质轴、胸腺轴等内分泌系统的分泌功能，淫羊藿提取液能影响"阳痿"模型小鼠DNA合成；淫羊藿煎剂及水煎乙醇浸出液给兔、猫、大鼠静注，均呈降压作用。

（4）用量用法：仙茅3~5g，淫羊藿5~10g，水煎服。

（5）用药心得：本药对能促进精子的生长发育及活动度，又可促进排卵而助孕，周教授常用其治疗阳痿、精子缺乏症、不孕症等属下元虚寒者，常与巴戟天、菟丝子等药同用；也常用于治疗阴虚火旺所致的眩晕耳鸣、腰膝酸软，常与知母、黄柏等药同用；治疗风寒湿痹痛兼肾阳虚者，常与熟地黄、山药等药同用。

（十一）女贞子和桑椹

（1）单味药功效：女贞子为木犀科植物女贞的成熟果实，味甘、苦，性凉，归肝、肾经，具有滋补肝肾、清虚热、乌发明目之功效。桑椹为桑科植物桑的干燥成熟果穗，又名桑椹子，味甘、酸性寒，归肝、肾、心经，具有滋阴补血、生津润燥之功效。

（2）药对功效：女贞子甘苦而性凉，既补肝肾之阴，又能清虚热、益阴名目；桑椹甘寒质润，既能补益肝肾之阴，兼能凉血退热，又能生津止渴，润肠通便，二药合用，相互促进，相得益彰，补益肝肾之阴、保肝养血之功效增强。

（3）现代药理研究：女贞子有增强免疫功能的作用，女贞子于对细胞免疫和体液免疫功能均有促进作用，能显著增强小鼠巨细胞的吞噬功能和淋巴细胞活性；女贞子对Ⅰ型、Ⅲ型、Ⅳ型变态反应均有明显的抑制作用；女贞子还对实验性炎症有明显的抑制作用。

桑椹亦有增强免疫作用，桑椹对正常小鼠和氢化可的松引起免疫低下的小鼠能显著增强其溶血素水平；桑椹水煎液对小鼠巨噬细胞百分率和吞噬指数有明显的提高作用，并有防止地塞米松抑制白细胞和吞细胞非特异性免疫功能的作用；桑椹还有降脂、升白和抗衰老作用。

（4）用量用法：女贞子 10~15g，桑椹 10~15g，水煎服。

（5）用药心得：女贞子为一味清补退热之品。《本草备要》记载："益肝肾，安五脏，强腰膝，明耳目，乌须发，补风虚，除百病。"桑椹有补益肝肾、养阴润燥功效，作用平和，《随息居饮食谱》记载："滋肝肾，充血液，祛风湿，健步履，息虚风，清虚火。"周教授常用其治疗肾阴亏虚所致头晕耳鸣、目暗昏花、心悸失眠、须发早白等症，常与生地、熟地黄、枸杞子、菟丝子等药同用；用其治疗阴虚发热，常与麦冬、天花粉等药同用；兼气虚者，又常与西洋参、太子参、黄芪等药同用；治疗大肠津亏之大便秘结，常与麻子仁、郁李仁等药同用。

（十二）酸枣仁和栀子

（1）单味药功效：酸枣仁为鼠李科植物酸枣的干燥成熟种子，味甘、酸，性平，归肝、胆、心经，具有养心补肝、宁心安神、敛汗、生津之功效。

栀子为茜草科植物栀子的成熟果实，味苦，性寒，归心、肝、胃、肺经，具有泄火除烦、清热利湿、凉血解毒，外用消肿止痛之功效。

（2）药对功效：酸枣仁甘酸而平，能养肝血、益心阴而宁心安神，善治心肝血虚引起的心烦失眠、惊悸怔忡等。栀子苦寒，清热泻火、凉血解毒。栀子取仁入药，擅入心经，长于清心透邪、除烦解郁，多用治心经留热之心中懊恼、虚烦不眠等。二药配伍同用，酸枣仁敛心阴、养心血为治本，栀子仁导热下行、清心经之火而治标。二药配伍，一补一泻，一清一敛，清心凉肝，除烦安神，二者相用，属相使之用，务在清心热，养心神。

（3）现代药理研究：酸枣仁对鼠、猫、犬等动物和人均有显著的镇静催眠作用，对动物自发活动或被动活动均有明显的抑制作用，酸枣仁水煎剂灌服或腔注射，无论白天或是夜间，正常状态或是咖啡因兴奋状态，也均表现为镇静催眠作用，并且酸枣仁与镇静催眠药有协同作用，酸枣仁镇静催眠的有效成分有酸枣仁油乳和酸枣仁黄酮；酸枣仁总皂苷可明显保护缺氧缺糖和氯丙嗪所致的心肌损伤；酸枣仁水提物有明显的抗心律失常作用，酸枣仁注射液能使离体或在体蛙心和小鼠心脏的心率减慢，收缩力增强，并使微血管明显扩张；酸枣仁还具有降压、降脂和抗粥样硬化作用。栀子水提液和藏红花素、藏红花酸家兔注射对胆汁分泌有明显的增加作用，对人胆囊有明显的收缩作用，故而栀子有利胆退黄作用；栀子和不同炮制品的醇提液均有解热作用，以生栀子的解热作用较强；栀子水浸液对多种皮肤真菌有抑制作用，对溶血性链球菌有抑制作用。

（4）用量用法：酸枣仁 10~30g，栀子 5~10g，水煎服。

（5）用药心得：酸枣仁味甘，能养心阴，补肝血而有安神之效，为养心安神常用要药。《神农本草经》记载："主心腹寒热，邪结气聚，四肢酸痛湿痹，久服安五脏，轻身延年。"《本草图经》记载："睡多，生使；不得睡，炒熟。"栀子苦寒清降，能清泄气分实热，尤长于泻心火而除烦，栀子能清泻三焦之火邪，栀子还能清利肝胆湿热而退黄。周教授常用其治疗血虚阴亏、热扰心神之神不守舍、惊悸不宁、心烦不安，常与柏子仁、百合、龙骨、牡蛎等药同用；
用于治疗心肾不交的失眠多梦，常与远志、夜交藤、五味子等药同用；
治疗肝虚有热之虚烦不眠，常与知母、茯苓、川芎等药同用。

第二节 单味药应用心得

周跃群教授善于用药，经过几十年的临床实践，积累了丰富的用药经验。周教授不仅善于用方、用对药，也善于对单味药进行灵活应用，例如叶下珠、白花蛇舌草等药，周教授在临床上用量很大，每剂药中用量可达数十克，均取得了很好的疗效，而且患者未出现过不良反应及毒副作用。下面对周教授在临床上常用的几味中药进行总结。

一、叶下珠

（一）概述

叶下珠，为大戟科植物叶下珠的带根全草，别名日开夜闭、珍珠草、阴阳草、老鸦珠、夜盲草等，味微苦，性凉，无毒，归肝、脾、肾经。功效：内服叶下珠清热平肝、解毒利胆、清肝明目、消疳止痢、利尿；外用解毒消肿。用于治疗痢疾、泄泻、黄疸、浮肿、热淋、石淋、目赤、夜盲、疳积、痈肿、毒蛇咬伤等。《植物名实图考》记载："能除瘴气。"

（二）药理作用

叶下珠具有保护肝脏、抗菌、抗肿瘤作用。木脂素类的叶下珠素和叶下珠次素对四氯化碳诱导的肝细胞损伤有保护作用，叶下珠对乙肝病毒有明显的抑制 HBV-DNA 和 DNA 聚合，叶下珠保护肝细胞损伤作用可能与其抗脂质过氧化和膜保护作用有关。叶下珠还具有杀伤人肝癌细胞和抑制其增殖的作用，能抑制癌细胞的增殖。同时还具有镇痛、提高机体抗病毒的能力和抗细菌作用。

（三）应用特色

周教授取其清热平肝、解毒利胆之功在临床上常用大量叶下珠配方治疗肝病患者，疗效确切，安全有效，并无明显的毒副作用。常用于治疗肝胆湿热所致的胁痛、腹胀、纳差、恶心、便溏、黄疸及急、慢性乙型肝炎，肝硬化见上述证候患者。治疗肠炎腹泻，可单用叶下珠15~20g水煎服；治单纯性消化不良：叶下珠15g，水煎服。还用于治疗肾炎浮肿，泌尿系感染、结石，肠炎等。周教授常用叶下珠15~30g，最大量用致40~45g。

（四）验案举例

患者孟某，男性，54岁，初诊2018年8月7日。

病史：长期饮酒史，患酒精性肝硬化6余年，近2年病情加重，常感腹胀，反复出现腹水，经口服利尿剂等药治疗，病情好转不明显。

查体：皮肤及巩膜明显黄染。舌淡，苔厚腻，脉沉细。

实验室检查：肝胆脾彩超检查提示：肝脏表面不光滑，肝实质回声不均匀，肝静脉变细，门静脉增宽，脾大，肝前腹水深约1.0cm，腹腔可见游离液性暗区，最大深度5.0cm。诊断为肝硬化，脾大，腹水。化验肝功：谷丙转氨酶62U/L，谷草转氨酶44U/L，谷氨酰转移酶80U/L，总胆红素46.2μmol/L，直接胆红素25.4μmol/L，间接胆红素20.8μmol/L，均偏高。乙肝五项：均阴性。

中医诊断：臌胀——湿热瘀阻。

西医诊断：肝硬化，腹水。

辨证：长期饮酒，湿热内侵，横逆脾胃，肝气郁结，气滞而血瘀，气化失司，湿热瘀阻于腹而为臌胀。

治法：清热利湿，疏肝化瘀。

处方：自拟益肝康汤加减。

处方：白术20g，陈皮15g，法半夏15g，柴胡15g，
郁金15g，鳖甲15g，当归15g，叶下珠20g，
白花蛇舌草20g，丹参15g，女贞子15g，桑椹15g，
茯苓20g，猪苓20g，茵陈15g，甘草15g。
14剂水煎服，每日1剂，分2次口服。

二诊：2018年8月21日。仍有腹胀，按上方增加化瘀清热利湿之药，加量至女贞子25g，叶下珠25g，丹参20g，当归20g，茵陈25g，14剂水煎服。

三诊：2018年9月4日。腹胀较前好转，巩膜黄染亦有好转，上方加栀子15g，加茯苓至25g，猪苓至25g，14剂水煎服。

四诊、五诊：加泽泻20g，加量至白花蛇舌草25g，叶下珠35g。

六诊：2018年10月23日。饮食增加，经彩超检查，门静脉增宽有所好转，腹腔未见明确游离液性暗区，腹水消失，按上方增加清热化湿、解毒之剂，以增重抗病毒治本之功，按原方加量至白花蛇舌草为30g，叶下珠40g，茵陈20g治疗2个月。

2019年1月8日，行彩超检查，仍脾大，但未见腹腔内游离液体。患者在服用中药治疗期间，未再服利尿药，复查肝功：谷丙转氨酶51U/L，谷草转氨酶38U/L，谷氨酰转移酶62U/L，总胆红素以降至28.5μmol/L，其中直接胆红素8.9μmol/L，间接胆红素19.6μmol/L，均较前明显好转。至2019年4月9日复查，腹腔内未见游离性暗区，已半年多腹水未见复发，疗效稳定，水湿完全消退，肝功基本恢复正常。

二、白花蛇舌草

（一）概述

白花蛇舌草为茜草科植物白花蛇舌草的干燥全草，味微苦、甘，性寒，归胃、大肠、小肠经。功效清热解毒、利湿通淋。《泉州本草》记载："清热散瘀，消痈解毒。治痈疽疮疡，瘰疬。又能清肺火，泄肺热，治肺热喘促，嗽逆胸闷。"

（二）药理作用

白花蛇舌草有抗癌作用，本品体外试验在高浓度下对艾氏腹水癌、吉田肉瘤、多种白血病细胞有抑制作用，使癌细胞的有丝分裂显著受到抑制，癌组织变性坏死程度也较对照组明显；白花蛇舌草还具有增强小鼠体液免疫和细胞免疫功能的作用，增强网状内皮系统和白细胞的吞噬功能，并能增加抗体形成。

（三）应用特色

本品苦寒，有较强的清热解毒作用，周教授常用其配方治疗热毒所致诸证，治腹胀腹痛；本品还有清热利湿通淋之效，周教授常用其配方治疗热淋涩痛，小便不利。周老常用白花蛇舌草20~30g，最大量用至40g。

（四）验案举例

患者栾某，女，69岁。初诊2014年9月10日。

病史：患乙型肝炎多年，近2个月纳呆疲乏，右胁痛，尿黄。

查体：巩膜黄染，舌淡苔腻，脉沉细。

实验室检查：肝功为慢性肝损伤，乙肝病毒为大三阳，HBV-DNA阳性，甲胎蛋白36np/mL，彩超：肝脏形态不规则，表面不光滑，肝内可见2处低回声，最大2.3cm×2.4cm，门脉主干1.2cm，脾脏厚4.4cm。

中医诊断：黄疸，积聚。

西医诊断：乙肝肝硬化，肝内占位性病变。

中医辨证：肝气郁结，气滞血瘀，积聚胁下，横逆犯脾，湿热壅遏为黄疸。

治则：疏肝化瘀，祛湿解毒。

处方：自拟益肝康汤加减。

柴胡15g，郁金15g，白术15g，当归15g，

虎杖15g，苦参15g，丹参15g，鳖甲15g，

女贞子20g，甘草20g，黄芪25g，叶下珠25g，

白花蛇舌草35g，半枝莲30g，茵陈15g。

15剂水煎服。

二诊：9 月 25 日。饮食增加，胁痛减轻，大便不整，日达 2-3次，查：巩膜黄染，舌淡苔腻，脉沉细，按上方加量至白花蛇舌草40g，黄芪 30g，丹参 25g，当归 20g，川芎 5g，以增强益气化瘀之功，15 剂水煎服。

三诊：2014 年 10 月 10 日。体力饮食好转，胁痛减轻，巩膜仍黄染，脉沉细，舌淡，苔白厚，上方 30 剂水煎服。以后在原方基础上加茯苓 15g，猪苓 15g，泽泻 10g，桃仁 10g，红花 10g，15 剂水煎服，以增强祛湿化瘀之功治之。

末诊：2014 年 6 月 18 日。彩超复查：肝表面不光滑，肝实质回声粗糙，肝内未见占位性病变，门脉主干 1.1cm。肝硬化得到缓解。继按上方服 2 个月余巩固疗效。

三、夏枯草

（一）概述

夏枯草为唇形科植物夏枯草的果穗，味辛、苦，性寒，归肝、胆经，功效清肝泻火、明目、散结消肿。《滇南本草》记载："祛肝风，行经络。治口眼㖞斜，疏肝气，开肝郁，止筋骨疼，目珠痛，散瘰疬周身结核。"

（二）药理作用

夏枯草水浸液和醇浸液能使动物血压下降，对于正常和肾型高血压犬灌腹后均有降压作用；夏枯草总皂苷对结扎冠脉的麻醉大鼠有抗心律失常作用，腹腔注射可显著保护其室早、房早、室颤的发生，并使心肌梗死的范围明显缩小，病死显著降低；夏枯草有降糖作用，降糖的机制可能与促进胰岛素分泌或增加组织对糖的转化利用有关；

夏枯草有显著的抗炎作用，还有抗肿瘤作用。

（三）应用特色

本品苦寒，归肝、胆经，长于清泻肝火，周教授常用其配方治疗肝火上炎所致的目赤肿痛、头痛眩晕等高血压、炎性眼病及甲状腺功能亢进等，也常用其配方治疗肝郁化火、灼津为痰、痰火郁结而致的瘿瘤瘰疬、乳房胀痛等症。周教授常用夏枯草20~25g。

（四）验案举例

患者姜某，男，77岁，初诊2019年5月28日。

主诉：患者头晕、头迷两年，加重1个月。

病史：患者两年来反复出现头晕头迷，动则加剧，曾就诊于当地医院，诊断为原发性高血压3级，口服氨氯地平片10mg每日1次，病情控制时好时坏，反复发作头晕头迷，血压最高达180/100mmHg。近1个月来，病情加重，头晕头迷，偶有恶心无呕吐，无视物旋转，饮食尚可，大便秘结，夜寐欠佳。

查体：舌质红，苔薄白，脉沉弦。

中医诊断：眩晕——肝阳上亢。

西医诊断：原发性高血压。

处方：夏枯草20g，白蒺藜20g，菊花25g，草决明15g

地龙25g，钩藤25g，天麻15g，珍珠母25g，

黄芩15g，海螵蛸25g，茯苓25g，泽泻15g

14剂水煎服。

二诊：2019年6月11日。患者仍有阵发性头晕头迷，但发作次数较前减少，无恶心呕吐，偶有头胀头痛，血压最高达160/95mmHg，舌质暗，苔薄黄，脉沉弦。患者病情虽有好转，但

疗效不显著，加重天麻用量，取其平抑肝阳、祛风通络之功。患者仍有大便秘结，且头胀明显，苔薄黄，说明肝经有热，加重蔓荆子、夏枯草用量，取其疏散风热清利头目之功。在原方基础上夏枯草加至25g，加蔓荆子20g，14剂水煎服。

三诊患者头晕、头迷、头胀症状较明显好转，只在劳累后稍有不适，无恶心呕吐，饮食及二便正常，夜寐欠佳，血压最高达150/85mmHg，氨氯地平片减至5mg，每日1次口服。原方14剂水煎服。

四、五味子

（一）概述

五味子为木兰科植物五味子或华中五味子的干燥成熟果实，味酸、甘，性温，归肺、心、肾经，具有收敛固涩、益气生津、补肾宁心的功效。《神农本草经》记载："主益气，咳逆上气，劳伤羸瘦，补不足，强阴，益男子精。"《本草备要》记载："性温，五味俱全，酸咸为多，故专收敛肺气而滋肾水，益气生津，补虚明目，强阴涩精，退热敛汗，止呕住泻，宁嗽定喘，除烦渴。"《医林纂要》记载："宁神，除烦渴，止吐衄，安梦寐。"

（二）药理作用

五味子具有升白细胞及增强机体免疫功能作用，北五味子粗多糖能明显对抗环磷酰胺所致小鼠外周血白细胞的减少，对抗环磷酰胺免疫抑制小鼠胸腺和脾脏重量减轻，延缓胸腺退化和增强单核巨噬细胞系统吞噬功能；五味子有保肝和抗氧化作用，能明显改善组织学肝细胞病变及坏死，促进肝细胞的修复与再生，促进肝细胞内蛋白质的合成与代谢；五味子提取液具有抑制心肌收缩性能，减慢心率的作用；对呼吸系统作用能使呼吸加深、加快，有明显的呼吸兴奋作用；五味子还具有镇静作用，五味子醇甲有广泛中枢抑制作用，能延长戊巴比妥钠所致的睡眠时间，减少小鼠自主活动，还具有抗肿瘤作用。

（三）应用特色

本品味酸收敛，甘温而润，能敛肺止咳平喘，又补肺气，滋肾阴，为治久咳虚喘之要药，周教授常用其配方治疗肺虚久咳及肺肾两虚之喘咳；本品能涩肠止泻，周教授常用其配方治疗脾肾虚寒泻泄；本品还能收敛止汗，并可益气养阴，为治疗虚汗常用之品，周教授常用其配方治疗气虚自汗及阴虚盗汗；本品既能补益心肾，又能宁心安神，周教授亦常用其配方治疗阴血亏损、心神失养或心肾不交所致的虚烦心悸，失眠多梦。因其味酸，恐其伤胃，周教授用量不大，常用量5~10g。

（四）验案举例

患者刘某，女，58岁，初诊2019年3月5日。

主诉：失眠多梦2年，加重1个月。

病史：患者2年来反复失眠多梦，近1个月加重，每晚睡眠3~4小时，醒后难以入睡，伴白天倦怠乏力，饮食欠佳，小便正常，大便秘结。

查体：舌淡，苔薄白，脉沉细数。

中医诊断：不寐——阴血亏损。

西医诊断：失眠。

方药：麦冬15g，酸枣仁20g，炙甘草10g，柏子仁15g，

五味子6g，川芎5g，百合10g，栀子15g，

党参 15g， 龙骨 20g， 牡蛎 15g， 夜交藤 10g。

14 剂水煎服，每日 1 剂，分 2 次口服。

二诊：2019 年 3 月 19 日。患者失眠明显好转，每晚睡眠 4~6 小时，醒后可以入睡，但仍多梦，仍乏力，大便可，脉沉细，舌苔薄白，上方加量至酸枣仁 25g，五味子 10g，加女贞子 15g，桑椹 15g。

14 剂水煎服。

三诊：2019 年 3 月 26 日。患者失眠多梦明显好转，偶有情绪影响时失眠多梦，二便正常。上方继服 14 剂。

五、蒺藜

（一）概述

蒺藜为蒺藜科植物蒺藜的干燥成熟果实，又名刺蒺藜，味辛、苦，性微温，有小毒，归肝经，功效平肝解郁，活血祛风，明目，止痒。《神农本草经》记载："主恶血，破癥结积聚，喉痹，乳难。久服，长肌肉，明目。"

（二）药理作用

白蒺藜的水浸液有降低麻醉动物血压的作用；蒺藜苷有扩冠脉、改善冠脉循环、减慢心率的作用，还能抑制血小板聚集，有抗心肌缺血和缩小心肌梗死范围的作用；蒺藜苷对机体有一定的强壮作用，对机体衰老过程中某些退化性变化有一定的抑制作用。

（三）应用特色

本品入肝经，有平肝抑阳之功，周教授常用其配方治疗肝阳上亢、头痛眩晕、目赤肿痛之高血压、颈椎病等；本品轻扬疏散，有活血祛风止痒之功，周教授也常用其配方治疗风疹、湿疹、荨麻疹等皮肤病。周教授常用量15~25g。

（四）验案举例

患者孙某，男，48岁，初诊2019年4月2日。

主诉：头晕头迷2天。

病史：患者2天来阵发性头晕头迷，视物旋转，动则加剧，偶有恶心，无呕吐，饮食欠佳，二便正常。

查体：舌红，苔薄白，脉弦。

检查：颈椎间盘CT提示C3~C4间盘突出。

中医诊断：眩晕——肝阳上亢。

西医诊断：失眠。

处方：天麻10g，钩藤10g，夏枯草15g，蒺藜15g，

菊花20g，枸杞子15g，栀子10g，川芎5g，

百合10g，决明子15g，女贞子15g，桑椹15g，

7剂水煎服，每日1剂，分2次口服。

二诊：2019年4月9日。患者头晕头迷、视物旋转明显好转，无恶心呕吐，舌淡红，苔薄白，上方加量至夏枯草20g，蒺藜20g，女贞子20g，桑椹20g。

7剂水煎服以巩固疗效。

六、莱菔子

（一）概述

莱菔子为十字花科植物萝卜的干燥成熟种子，味辛、甘，性平，归肺、脾、胃经，功效消食除胀，降气化痰。《本草纲目》记载："下气定喘，治痰，消食，除胀，利大小便，止气痛，下痢后重，发疮疹。"

（二）药理作用

莱菔子能增强胃、十二指肠平滑肌收缩力，对肠道输送功能有明显抑制作用，可以使食物在小肠中停留的时间延长，有利于营养物质的吸收；莱菔子水提物具有明显的降压作用；还具有降低体循环血管阻力及肺血管阻力作用；还有镇咳、平喘作用；莱菔子水提物对葡萄球菌和大肠杆菌等有显著抑制作用；莱菔子体外与细菌外毒素混合后有明显的解毒作用。

（三）应用特色

莱菔子味辛能散，消食化积之中，长于行气消胀。周教授常用其配方治疗胸闷腹胀、嗳腐吞酸、大便秘结等胃肠疾病，治疗便秘，疗效显著；莱菔子入肺经，能降气化痰，止咳平喘，周教授也常用其配方治疗咳喘气逆、痰多等呼吸系统疾病。周教授常用量20~30g，最大量40~45g。

（四）验案举例

患者李某，男性，78岁，初诊2019年4月9日。

主诉：大便秘结1年。

病史：1年来大便秘结，3~4日一行，胃脘部胀满不适，嗳气，无恶心呕吐，食少纳呆，夜寐欠佳。

查体：舌淡红苔薄微黄，脉弦紧。

中医诊断：便秘——肝气犯胃。

治法：疏肝解郁，和胃降气。

处方：陈皮10g，清半夏10g，枳壳10g，川楝子10g，
　　　当归10g，厚朴10g，莱菔子20g，海螵蛸15g，
　　　焦三仙各10g。

14剂水煎服，每日1剂，分2次口服。

二诊2019年4月23日。患者大便秘结好转2日一行，胃脘胀痛明显好转，饮食稍有改善，夜寐欠佳，舌暗，苔薄白，脉弦。上方加量至莱菔子30g，海螵蛸20g，加麻子仁10g，14剂水煎服。

七、茵陈

（一）概述

茵陈为菊科植物茵陈或滨蒿的干燥地上部分，味苦、辛，性微寒，归脾、胃、肝、胆经，功效清利湿热，利胆退黄。《神农本草经》记载："主风湿寒热邪气，热结黄胆。"

（二）药理作用

茵陈水煎剂、热水提取物、水浸剂等均有促进胆汁分泌和排泄的作用；茵陈有一定的抗动脉粥样硬化作用，茵陈注射液可使离体兔心冠脉流量增加，有抗凝及促进纤维蛋白溶解作用；体外试验表明，茵陈煎剂对金黄色葡萄球菌、白喉杆菌、绿脓杆菌、大肠埃希菌、痢疾杆菌等有不同程度的抑制作用；茵陈复方煎剂有抗肝损害、减轻其损害程度的作用；茵陈蒿汤复方的有效成分能非常显著地降低急性黄疸大鼠的血清谷丙转氨酶和谷草转氨酶的含量；茵陈蒿汤还有显著的抗炎镇痛作用。

（三）应用特色

茵陈苦泄下降，性寒清热，善清利脾胃肝胆湿热，使之从小便排出，为治黄疸要药。周教授常用其配方治疗目黄面黄、小便短赤等肝胆病及肝功能异常的慢性肝损伤患者，也用其治疗身热倦怠、胸闷腹胀、小便短赤等湿热并重者。周教授常用量20~30g，最大量

50~60g。

（四）验案举例

患者汪某，男性，45岁，初诊2019年4月23日。

主诉：右胁肋部胀闷不适半年。

病史：半年来右胁肋部胀闷不适，无恶心呕吐，每于生气时加重，偶有嗳气，食少纳呆，夜寐欠佳，大便干燥。自诉3个月前曾化验肝功，谷丙转氨酶及谷草转氨酶均升高2倍左右，具体不详。

查体：舌红苔薄黄，脉弦紧。全腹软，无压痛、反跳痛及肌紧张。

中医诊断：胁痛——肝郁气滞。

治法：疏肝理气，清肝泄热。

方药：陈皮10g，清半夏10g，枳壳10g，川楝子10g，

柴胡10g，茵陈20g，莱菔子15g，海螵蛸15g，

黄芩10g，郁金10g。

7剂水煎服，每日1剂，分2次口服。

二诊2019年4月30日。患者右胁肋部胀闷不适稍有好转，大便干燥好转，但仍2~3日一行，饮食稍有改善，夜寐欠佳。上方加量至茵陈25g，莱菔子20g，海螵蛸20g。14剂水煎服。

三诊2019年5月14日。患者右胁肋部胀闷不适明显好转，大便正常，饮食及夜寐可。原方14剂水煎服，嘱患者复查肝功。

患者未再就诊，1个月后电话随访，患者自诉在当地医院复查肝功，谷丙转氨酶稍偏高，谷草转氨酶正常。

八、千年健

（一）概述

千年健为天南星科植物千年健的干燥根茎，味苦、辛，性温，归肝、肾经，功效祛风湿、强筋骨。《本草纲目拾遗》记载："壮筋骨，浸酒；止胃痛，酒磨服。"《饮片新参》记载："入血分，祛风湿痹痛，强筋骨，治肢节酸疼。"

（二）药理作用

千年健挥发油有显著抑制布鲁菌的作用，可完全抑制该菌在平板上生长；千年健甲醇提取物对角叉胶引起的大鼠足肿胀有抑制作用，千年健水提原液有较强的抗凝血作用；千年健醇提取液对组胺致豚鼠气管平滑肌收缩有明显的拮抗作用。

（三）应用特色

千年健辛散苦燥温通，能祛风湿，强筋骨，周教授常用其配方治疗腰膝冷痛、筋骨痿软、下肢拘挛麻木等风寒湿痹。周教授常用量15~25g。

（四）验案举例

患者李某，女性，55岁，初诊2018年7月10日。

主诉：双膝关节疼痛2个月，加重1周。

病史：患者2个月来双膝关节疼痛反复发作，劳累后加重，晨起僵硬明显，活动受限，伴腰酸不适，近1周加重，右膝关节轻度肿胀，遇寒加重。饮食欠佳，大便溏薄，夜寐欠佳。

查体：双膝关节轻度压痛，舌淡苔薄白，脉沉细。

中医诊断：痹病——肝肾阴虚。

西医诊断：膝骨关节炎。

治法：滋补肝肾，强筋壮骨。

方药： 羌活10g， 独活10g， 威灵仙15g， 桑寄生15g，

川断15g， 地枫15g ，千年健15g， 杜仲15g

生地15g， 熟地15g， 淫羊藿5g， 牛膝10g，

当归10g。

14剂水煎服，每日1剂，分2次口服。

二诊：2018年7月24日。患者双膝关节疼痛明显好转，右膝关节仍轻度肿胀，劳累后疼痛加重，晨起仍有僵硬感，较前有所好转，舌脉同前。上方加量至川断20g， 地枫20g ，千年健20g。14剂水煎服。同时配盐酸氨基葡萄糖1粒，每日2次口服。

半个月后电话随访患者病情明显好转，关节已无肿胀，嘱继续口服盐酸氨基葡萄糖3个月。

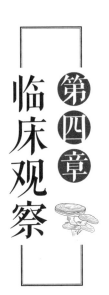

第四章 临床观察

"心者，五脏六腑之大主也"，心为"君主之官"，《内经·素问六节藏象论》中"心者，生之本"明确指出心是人体生命活动的根本，在五脏六腑中居于首要地位，统摄协调其他脏腑的各项生理功能。心主血脉推动血液在脉内正常运行以营养周身，心脏的搏动依赖心气的推动和协调，心气充沛，心脏搏动有力，频率适中，节律均匀。当心搏异常时会出现心悸等心系病，这与西医学中各种原因引起的心律失常以及心功能不全等相参论治。无论是心脏本身病变，还是他脏病变都可引起心脏病证。心律失常包含激动形成异常和传导异常。窦房结是心脏正常的起搏点，心脏传导系统的供血异常，窦房结动脉起源于冠状动脉（右占 60%，左占 40%），房室结的血供通常来自右冠状动脉，希氏束，左右束支的血液供应来自冠状动脉前降支和后降支。心律失常临床上辨证类型虽然分很多种，但以心气亏损、心血瘀阻较为多见。周教授本着心主血脉的观点，运用中医传统诊疗方法，以益心复脉、活血化瘀法治疗心气亏损、心血瘀阻所致心系病，对从脉象节律异常、心电图出现心律失常的患者进行治疗，取得了很好的疗效。

心气亏虚、心血瘀阻是心系病临床常见证候类型，临床表现多以心悸气短、胸闷疼痛、活动后加重、头晕自汗、倦怠乏力、面色㿠白，精神不振等症为主，脉象是反映心气亏损、心血瘀阻证的重要体征，但目前对异常的细、微、弱等虚证脉象尚无统一认识。而脉象节律异常如涩、结、代等脉象结合心电图诊断心律失常判断心气虚证，则有较明确的客观科学指标。生理上《素问·六节脏象论》指出："心者，生之本，神之变也；其华在面，其充在血脉，为阳中之太阳，通于夏气。"《素问·经脉别论》进一步指出："食气入胃，浊气归心，淫精于脉。脉气流经，经气归于肺，肺朝百脉，输精于皮毛。毛脉合精，行气于腑，腑精神明，留于四脏。气归于权衡，权衡以平，气口成寸，以决死生。"可见只有心脏搏动正常，心主血脉，方可达到血脉"营周不休、阴阳相贯、如环无端"样的循环。如果一旦心脏出现病变，必然导致心主血脉生理功能障碍，从而导致血脉循行的异常。《素问·金匮真言论》指出："南方赤色，入通于心，开窍于耳，藏精于心，故病在五脏。其味苦，其类火，其畜羊，其谷黍，其应四时，上为荧惑星，是以知病之在脉也。"可见心脏病变能引发脉象的异常。

通过脉象可以得知心病状态，如单就从节律和数率来看，《素问·三部九候论》指出："参伍不调者病，三部九候皆相失者死。"

脉象节律失常是心脏病变的临床表现。《素问·脉要精微论》指出："夫脉者，血之府也。长则气治，短则气病，数则烦心，大则病进，上盛则气高，下盛则气胀，代则气衰，细则气少，涩则心痛。"明确指出代脉主心气虚衰。《素问·平人气象论》指出："人一呼脉一动，一吸脉一动，曰少气。"可见迟脉多由心气不足引起。而《灵枢·经脉》篇指出"手少阴气绝则脉不通，脉不通则血不流，血不流则髦色不泽。故其面黑如漆柴者，血先死。"心脏气绝，血脉失循则循环骤停。综上所述，可见心律不齐、速率减慢，多由正气不足、心气虚衰引起。

一、对象与方法

（一）对象

纳入对象：心气亏损、心血瘀阻型心系病。

主证：心悸气短，动劳后加重；胸闷疼痛；神疲力乏；善太息；自汗。

舌脉：舌质淡，舌体胖大有齿痕。脉涩、结、代。

实验室检查：心电图有心律失常改变，以缓慢心律失常、房室传导阻滞、室内束支阻滞、心房纤颤、各类早搏为主。

诊断方法：以主证再加脉象一项，须有心电图结合，辨证为心气亏损、心血瘀阻型，收入治疗观察。

（二）治疗方法

确诊心气亏损、心血瘀阻后，根据"因其衰而彰之，形不足者，补之以气，精不足者，补之以味"的原则，选用人参、党参、麦冬、黄芪、五味子、丹参、川芎、当归、赤芍、陈皮、半夏、枳壳、降香等具有养心益气、活血化瘀作用的中药组成舒心复脉汤，每日1剂，水煎分2次口服。每服药1~2周做1次心电图观察疗效。一般轻者只须服 1~2 周，重者须服 2~3 个月坚持治疗。

二、疗效观察及验案举例

（一）舒心复脉汤治疗缓慢性心律失常疗效观察及验案举例

1. 一般资料

收治缓慢心律失常包括病窦综合征、窦性心动过缓、交界性逸搏性心律、心脏传导阻滞的一度和二度房室传导阻滞、室内束支传导阻滞等。大部分有冠心病、心肌炎、风心病等基础疾病。

根据缓慢性心律失常多有心悸、胸闷、疼痛、少眠多梦、头晕疲乏、气短不足以息，每因动劳而病情加重。检查面色苍白，舌质淡，苔薄白，舌体胖大，脉迟、结、代等表现。辨证认为由于心气不足、气血双亏、气虚血滞、血脉循行不畅。用舒心复脉汤治疗，取得较好疗效。

2. 缓慢性心律失常临床症状疗效评定标准

（1）显效：治疗后症状基本消失接近正常。

（2）好转：治疗后症状减轻一半以上。

（3）无效：治疗后症状缓解未达以上标准。

（4）恶化：经治疗后，症状加重。

缓慢性心律失常临床症状疗效评定表

心电图诊断 ＼ 疗效评定	显效	好转	无效	小计
窦性心动过缓	6	1	0	7
病窦综合征	4	1	0	5
一度房室传导阻滞	6	0	0	6
二度房室传导阻滞	1	1	0	2
高二度房室传导阻滞	2	0	0	2
左前分支阻滞	3	1	1	5
右束支阻滞	7	1	1	9

3.缓慢性心律失常心电图疗效评定标准：

（1）显效：指心电图治疗后有明显改进并正常（左束支阻滞心电轴为左偏45度以下判定为显效）。

（2）有效：指治疗后心电图有明显改善，但仍不正常。

（3）无效：指治疗后无任何变化。

（4）恶化：经治疗后，心律失常加重。

缓慢性心律失常心电图疗效评定表

心电图诊断＼疗效评定	显 效	好 转	无 效	小 计
窦性心动过缓	5	2	0	7
病窦综合征	4	1	0	5
一度房室传导阻滞	5	1	0	6
二度一型房室传导阻滞	1	1	0	2
高二度房室传导阻滞	1	1	0	2
左前分支阻滞	3	1	1	5
右束支阻滞	0	0	9	9
总　　计	19	7	10	36

4.验案举例

＜验案一＞

患者于某，男，59岁。2013年3月11日初诊。

病史：心悸气短，胸闷疼痛阵阵发作，头晕疲乏，动劳尤重，已病3年，近2个月加重。

查体：精神不振，形体较胖，舌质淡，舌体胖大，舌苔薄白，脉沉迟，脉搏46次／分，心音纯正。心电图为窦性心动过缓，46

次/分，冠状动脉供血不足。经阿托品试验为阴性，心率为78次/分。

中医诊断：心悸，胸痹。

西医诊断：冠心病——心绞痛，窦性心动过缓。

辨证：心气不足，气滞血瘀。

治法：益心复脉，宽胸化瘀。

处方：舒心复脉汤合宽胸化瘀汤加减。

药物：党参25g，黄芪50g，麦冬15g，半夏15g，

丹参25g，川芎15g，枳壳15g，降香10g，

赤芍20g。

7剂水煎服，每日1剂，分2次口服。

备用速效救心丸，疼痛加重时含服10粒。

二诊：2013年3月18日。患者自诉服药后，胸痛胸闷有所减轻，发作次数减少，心悸气短减轻。舌淡、舌胖大、舌苔薄白，脉沉迟，心率48次/分。治疗按一诊方加量黄芪为75g，党参为35g，炙甘草为25g，以增强益心复脉之功用，恢复心主血脉的功能，7剂水煎服。

三诊：2013年3月25日。患者感心悸气短明显减轻，胸闷疼痛亦明显减轻，舌质淡，舌胖大减轻，舌苔薄白，脉沉迟，心率52次/分，效不更方，原方继续服用。

该患者经3月余治疗，胸闷疼痛已基本消失，偶有心悸气短，体力已基本恢复正常，脉沉，心率62~65次/分之间，复查心电图已明显改善。后改服中成药益心复脉颗粒3月余。平素心率在62~68次/分，心悸气短，胸闷疼痛已基本消除，体力正常。已恢复正常工作。

＜验案二＞

患者李某，男性，62岁。2014年2月21日初诊。

病史：心悸气短疲乏无力，常于劳累后感胸闷疼痛半年余，近3个月来加重。须含速效救心丹或硝酸甘油片可缓解。饮食、二便、睡眠均正常。既往患原发性高血压3年余。

查体：精神不振，面色少泽，舌质淡苔薄白，脉沉细结代。

实验室检查：经心脏冠脉血管成像（CTA）检查示：左前降支（LAD），起始端见非钙化斑块，管壁增厚，管腔狭窄60%。右主干（RCA）中段弥漫性增厚，毛糙，管腔变细，狭窄＞75%。心电图示：心房纤颤，心肌供血不足。

中医诊断：胸痹，心悸。

西医诊断：冠心病——心绞痛，心房纤颤。

辨证：心气不足，心失所养，气滞不畅，血行瘀阻。

治法：宽胸理气，活血化瘀，益心复脉。

处方：舒心复脉汤合宽胸化瘀汤加减。

枳壳15g，陈皮15g，半夏15g，桑白皮15g，

丹参20g，川芎10g，赤芍15g，当归15g，

桃仁15g，红花15g，党参20g，炙甘草15g，

地龙20g，女贞子15g，桑椹15g。

10剂水煎服，每日1剂，分2次口服。

二诊：2014年3月3日。服药后，疲乏减轻，心悸气短稍轻，胸痛发作次数减少。时感头痛头晕少眠。查体：舌苔薄白，脉沉细涩。此乃肝阳上亢，清窍被扰所致。

在原方基础上增加平肝潜阳、养心宁神之药，方中地龙加量至

30g，加百合 25g、龙骨 25g、牡蛎 25g 以增强镇静安神之功，21 剂水煎服。

三诊：2014 年 3 月 24 日。患者心悸气短胸痛已基本消失，CAT 结果显示：冠脉明显狭窄等病变，患者提出希望能通过治疗恢复正常，避免日后做冠状动脉支架治疗。

在原方基础上增加活血化瘀药物剂量，以减轻或消除斑块。按原方加量至丹参为 30g，赤芍为 30g，当归为 30g，红花为 20g，7 剂水煎服。

后按此方连续服至 7 月 14 日，患者来诊时胸闷疼痛、心悸气短已全部消失，已 3 个月未再发作心房纤颤。复查冠脉（CAT）造影（在同一台机器的前提下），发现与上次检查结果相比较，病变有斑块狭窄的左前降支（LAD）及右主干（RCA）管壁光滑清晰，管径粗细均匀，管腔密度均匀、通畅。原来的血栓斑块已消失，冠脉管壁病变恢复正常，血运恢复正常。心电图检查为窦性心律，未见房颤及心肌缺血病变。疗效判定：临床痊愈。

以下是治疗前后冠脉造影结果（图 1）：

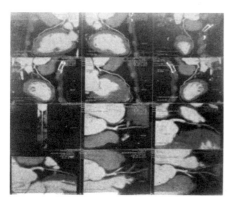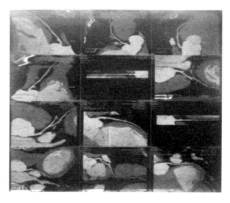

图 1　治疗前后冠脉造影影像

验案分析：本例以经冠脉CT检查有冠脉斑块求治，中医辨证为心气不足、血行瘀滞引起，以益气养心、宽胸化瘀法治之、以自拟舒心复脉汤和宽胸化瘀汤加减治疗，疗效显著。

本例治疗前后，以心脏冠脉血管成像（CTA）经血管造影剂注射，应用CT血管成像检查，原病变斑块消失，管壁光滑，恢复正常供血。经心电图检查心房纤颤已消失，恢复正常窦性心律。

由于本例临床治疗取得成功，将会部分替代目前广泛应用的心脏血管内介入支架治疗方法，减轻患者痛苦，提高生存质量，具有减轻家庭和社会负担，具有突破性意义。

（二） 舒心复脉汤治疗心房纤颤疗效观察及验案举例

1.一般资料

心房纤颤是临床常见的心律失常，我们收治13例，大都有冠心病、风心病等器质性基础疾病，病程为2个月至7年不等，临床表现多有心悸胸闷、气短不足以息、头晕乏力，面色苍白少泽，舌苔薄白，舌体胖大质淡嫩，边有齿痕，脉多沉细涩。心电图诊断：心房纤颤。据脉证合参，多属心气不足，气血双亏，血行瘀滞，脉来艰难，参差不调。用舒心复脉汤合宽胸化瘀汤加减治疗，临床上取得较好疗效。

2.心房纤颤症状疗效评定标准

（1）显效：临床主要症状基本消失，或减轻达2/3以上。

（2）有效：临床主要症状明显减轻在1/2之间。

（3）无效：治疗后主要症状未达以上标准者。

（4）恶化：经治疗临床症状加重。

心房纤颤症状疗效分析表

疗效\疾病	显效	有效	无效	小计
冠 心 病	6	1	0	7
心 肌 病	2	1	1	4
风 心 病	1	0	0	1
特发性房颤	0	1	0	1
总 计	9	3	1	13

3.心房纤颤心电图疗效评定标准

（1）除颤：服药后（未服西药除颤剂及其他除颤治疗）心律转为窦性者。

（2）显效：治疗后快速房颤心率转为80次/分以下，或服药心率下降20次/分，脉搏有力者。

（3）有效：治疗后心律有一定改变但未达显效标准。

（4）无效：治疗后未达以上标准。

（5）恶化：治疗后心律失常加重。

心房纤颤心电图疗效分析表

疗效\疾病	除颤	显效	有效	无效	小计
冠 心 病	1	4	1	1	7
心 肌 病	0	2	1	1	4
风 心 病	0	1	0	0	1
特发性房颤	0	0	0	1	1
总 计	1	7	2	3	13

4.验案举例

患者赵某，男性，67岁。2014年3月3日初诊。

病史：心悸气短，胸闷隐痛，疲乏无力已半年，近2个月加重，睡眠不好，常因胸闷气短憋醒。

查体：精神不振，面色少泽，舌质淡、舌体胖大、苔薄白，脉沉细结代，心脏听诊，心音强弱不等，心律绝对不齐，心率51次／分。

实验室检查：心电图提示心房纤颤，心率52次／分。

中医诊断：心悸，胸痹。

西医诊断：冠心病，心房纤颤。

辨证：心气亏损，血脉失养，症见心悸气短，气失统血，血行瘀滞而为胸闷疼痛阵阵发作。

治法：益心复脉，宽胸化瘀。

处方：舒心复脉汤合宽胸化瘀汤加减。

党参25g，黄芪25g，麦冬15g，炙甘草15g，

五味子5g，川芎15g，当归15g，丹参25g，

赤芍15g，陈皮15g，半夏15g，枳壳15g，

降香10g，桃仁15g，红花15g。

7剂水煎服，每日1剂，分2次口服。

二诊：2014年3月10日。患者自述胸闷减轻，心悸好转，夜间憋醒减轻。查脉沉细涩，舌苔薄白，心率56次／分，仍绝对不齐。

治疗按上方加量至党参35g，黄芪50g，继服7剂水煎服。

三诊：2014年3月17日。患者胸闷疼痛已明显减轻，心悸气短已显著减轻，体力增加。舌苔薄白，脉细涩，心率56次／分，目前患者病情好转。

治疗再拟上方增益气养心之药加党参加量为50克，炙甘草为25克，7剂水煎服。

四诊:2014年3月24日。患者胸闷疼痛只偶尔发作,疼痛较前亦已明显减轻,心悸气短已基本消失。舌苔薄白,脉沉细,已不见结代脉,心率63次/分,做心电图已恢复窦性心律,房颤消失,心肌供血不足较前亦明显好转。

治疗继续按三诊处方7剂水煎服。

以后连续4次均按此方治疗。于2014年4月28日来诊,患者已不感胸闷疼痛,心悸气短已消失。舌苔薄白,脉沉缓,心率65次/分。

为了巩固疗效,按三诊处方减量党参为35g,炙甘草为15g,继续服用至2014年5月19日来诊,患者无明显不适症状,舌苔薄白,脉沉缓。查心电图仍为窦性心律,心肌供血不足较前明显好转。

治疗嘱患者服益心复脉颗粒进行巩固疗效,每次1袋,每日2次,嘱服1个月后可停药。

于2014年10月17日来诊,患者无明显不适症状,舌苔薄白,脉沉缓,查心电图为窦性心律,68次/分,心肌供血不足已明显改善,已恢复正常活动。

(三) 舒心复脉汤治疗室性期前收缩疗效观察及验案举例

1.一般资料

临床上室性期前收缩是最为常见的心律失常,由于心室内异位兴奋灶兴奋性增高引起,在治疗上常以抑制性药物为主。在治疗时,既往多用重镇宁心、养血安神类中药治疗,其疗效一般,有的可有症状(如心悸少眠,头晕多梦)好转,但心律和速率及心电图上期前收缩不见明显好转。

周教授根据室性期前收缩后有脉呈结代之象,按"代则气衰"

之理，以益心复脉、宽胸理气、活血化瘀法，用舒心复脉汤结合宽胸化瘀汤治疗7例室性期前收缩患者取得较好疗效。

2.舒心复脉汤治疗室性期前收缩心电图疗效评定标准

（1）显效：治疗后心律失常由频发室性期前收缩转为偶发室性期前收缩转为正常者。

（2）有效：治疗后室性期前收缩减少，但未达以上标准。

（3）无效：治疗后室性期前收缩无明显改变。

（4）恶化：治疗后，室性期前收缩增加。

室性期前收缩心电图疗效分析表

心电图诊断 \ 疗效	显效	有效	无效	小计
单元偶发室早	2	1	0	3
单元频发室早	1	1	1	3
多元频发室早	1	0	0	1

3.验案举例

患者王某，女，43岁。2014年4月7日初诊。

病史：患者心悸胸闷、头晕倦怠、少眠多梦2年余，近1月余心悸胸闷气短，疲乏无力加重。经心电图检查为频发室性早搏。经服西药抗心律失常和镇静药治疗，服药时有所好转，停药后又发作，为求中医治疗来诊。

查体：精神不振，舌质淡，舌苔薄白，脉沉细结，心音纯，律不整，有期前收缩，心率58次／分。

实验室检查：心电图诊断为窦性心动过缓，单源频发室性期前收缩，有时呈二联律。

中医诊断：心悸。

西医诊断：心律失常——频发室早。

辨证：心气亏损，脉源不足，血行瘀滞。

治法：益心复脉，宽胸化瘀。

处方：舒心复脉汤合宽胸化瘀汤加减。

方药：党参 25g，黄芪 25g，炙甘草 15g，麦冬 15g，

五味子 5g，陈皮 15g，枳壳 15g，半夏 15g，

川芎 10g，当归 15g，丹参 15g，赤芍 15g，

降香 10g。

7 剂水煎服，每日 1 剂，分 2 次口服。

二诊：2014 年 4 月 14 日。患者心悸胸闷明显减轻，睡眠好转。舌质淡，舌苔薄白，脉沉细结，心率 62 次／分，结象明显减少。

治疗按上方加量至党参为 35g，黄芪为 35g，炙甘草为 20g，以增益心复脉之功，7 剂水煎服。

三诊：2014 年 4 月 21 日。患者自述胸闷心悸已明显减轻，舌质淡，舌苔薄白，脉沉细结，结象较前明显减少，心率 66 次／分。

治疗继以二诊方连续服用 4 周。

四诊：2014 年 5 月 20 日。患者自述心悸胸闷基本消失，只偶尔发作不舒。查体：舌苔薄白，脉沉细结，偶有结象已明显减少，复查心电图每分钟有 1~2 次单源偶发室性期前收缩，按原方适当增减服用。

五诊：2014 年 5 月 26 日。患者自述心悸胸闷基本消失；舌苔薄白，脉沉细已无结象；心率 68 次／分，心电图复查为窦性心率，已无期前收缩，临床治愈。

（四）舒心复脉汤治疗急性心梗后室性逸搏心律举例

患者郎某某，男，74岁。2015年6月28日初诊。

病史：患者于2015年4月27日患急性心肌梗死，经治疗后，虽心绞痛已不再发作，但仍有疲乏无力，心悸，胸闷气短，于是来诊。

查体：舌淡苔薄白，脉迟。

实验室检查：心电图示窦性P波消失，室性逸搏性心律，其R-R间距长达1.5秒，有出现心源性猝死的危险。

中医诊断：心悸。

辨证：心气亏损，脉源不足。

治法：益心复脉。

处方：益心复脉汤加减。

方药：党参25g，黄芪25g，炙甘草15g，麦冬15g，

五味子5g，陈皮15g，枳壳15g，半夏15g，

川芎10g，当归15g，丹参15g，赤芍15g，

降香10g。

21剂水煎服，每日1剂，分2次口服。

患者用药后心悸，胸闷气短，疲乏无力明显减轻，无不适感，于2015年7月18日和2015年8月8日复查心电图，原1.5秒间距已消失，最长R-R间距为1.04秒，此时心源性猝死的概率已明显降低。患者并于V1导联可见P波。

三、体会

临床上各类缓慢心律失常，大都由窦房结及传导系统病变引起，如病窦综合征，窦房结的病理改变可见原发性或继发性窦房结动脉

供血不足，尸检可见窦房结浮肿、出血、变性或脂肪浸润，还在病理上可见窦房结纤维化及心房传导纤维、交界部，甚至在左右束支上可见有弥漫性或斑块样纤维变性，由于起搏细胞纤维化，传导纤维的纤维变性，可导致兴奋性降低，临床上可出现频率减慢的窦性心动过缓。如兴奋性继续降低，而由低位的异位起搏点控制心脏搏动，可出现各类早搏等心气不足的脉象。

心房纤颤多见于冠心病、风心病、高心病、心肌病、心肌炎等心脏疾病。由于心房肌或窦房结的缺血，或心房的扩大肥厚引起。在心房纤颤患者中，虽有 5%~6% 患者属正常心脏，但大都有过量饮酒、吸烟、疲劳、情绪激动或过度体力活动等诱因，损伤正气所致，因此，周教授认为心房纤颤发生在体内病变基础上，即正气不足，心气已虚，使窦房结冲动形成发生障碍而房内异位兴奋点增高所致。当心房纤颤后，心输出量减少可达 20%~30% 以上，窦房结动脉供血也减少，进一步加重窦房结病变是引起头晕乏力气短、动劳后加重的心气虚证的病变基础。

在正常情况下，异位起搏点频率较慢，其周围无保护性阻滞，故持续受到窦房结冲动的抑制。但是，当窦性冲动缓慢或由于干扰或传导障碍使窦性冲动不能及时到达异位起搏点时，异位起搏点可主动在窦性激动到达前就发生冲动，如果起搏点在心室内则为室性早搏，过缓的心动有利于室性早搏的发生。可见心气不足、窦房结兴奋性降低是早搏的病变基础。心动过缓可使不同部位的心肌组织的不应期和动作电势时间长短的差别加大。

通过以上病例，可见心主血脉和心脏窦房结兴奋性及房间束、交界部，房室束及室内束支传导功能有关。当心气不足、心主血脉失常时，可引起心肌收缩力下降，窦房结功能减弱，传导系统功能低下或传导障碍，常可引起缓慢心律失常、心房纤颤、室性早搏。周教授以中医传统的治疗心气不足、气阴俱衰的生脉散为主药加黄芪、丹参、川芎、当归、赤芍等共同组成养心益气、气阴双补、活血通络的舒心复脉汤，方中人参、黄芪培补元气，调补气阴，恢复心主血脉功能。五味子养心敛阴，结合麦冬以达滋阴养液作用，丹参、川芎、当归、赤芍有养心舒心、活血通脉作用。结合当前研究本方内药物生脉散具有对心肌细胞膜——ATP 酶活性有抑制作用，可能改变心肌细胞对某些离子的主动运输，而达正性心肌作用。丹参延长凝血酶原时间、凝血酶时间、活化部分凝血酶时间和血浆纤维蛋白原含量从而抗血栓形成；增加微循环动、静脉血管管径、血管内红细胞流速，抑制白细胞黏附、抑制细静脉血管壁超氧化物的产生，显著降低10/s、60/s、200/s 的全血黏度和血浆黏度，降低红细胞压积，减轻红细胞聚集，降低红细胞刚性指数。抗心肌缺血，降低心肌细胞的合成速度及活性氧水平，增加 Apelin mRNA 和蛋白水平抗心肌肥大。黄芪强心对心肌有正性肌力作用，能增加血氧分压，从而增加心肌氧含量。扩血管延长血栓形成时间，抑制血小板聚集，提高 PGI2 和 NO 水平，降低 TXA2/ PGI2 的比例抗血栓形成。川芎降低血清 CK 活性、MDA 含量，增加 NO、NOS 及超氧 SOD 含量抗心肌缺血，对抗血小板凝结素 A2 作用，能减少血小板聚集和改善血黏度，对抗血小板凝结素 A2 的强烈血管收缩作用，改善微循环。本方的综合作用是增进心肌代谢，促进心肌细胞生理功能旺盛，从而达到正性肌力作用，同时也能提高窦房结的功能，提高窦性心律及加强交界区至房室束即交界部以上的传导，达到治疗缓慢心律失常、心房纤颤、室性早搏的作用。最后一例医案实质是这类心律失常中最严重的室性逸搏心律，是心气虚证的重症病变。通过养心益气、舒心复脉提高了心肌收缩力，恢复了传导系统功能。补益心气，恢复心主动脉，而使室性逸搏心律失常得以改善，防止出现室颤，从临床上治疗得到验证心主血脉和活血化瘀的本质。

周教授强调通过养心益气治疗后，提高了窦房结的兴奋性，或者减轻了干扰，加速了房室传导，可以及时发生冲动，从而抑制了异位起搏点的兴奋性，恢复心脏正常生理功能，即中医心主血脉功能的体现。

胆病证与肝胆特性和肝胆生理功能变化密切相关。肝主疏泄，主藏血，主筋，开窍于目。胆附于肝，内藏"精汁"。肝经属肝络胆，肝胆相为表里。肝胆的病理表现主要是气机的流畅、血液的贮藏调节和胆汁疏泄功能的异常。肝为刚脏，喜条达而恶抑郁。若气血壅结，肝体失和，腹内结块，形成积聚；如湿邪壅滞，肝胆失泄，胆汁泛滥，则发生黄疸；肝脾肾失调，气血水互结，酿生鼓胀。

黄疸的病理因素有湿邪、热邪、寒邪、疫毒、气滞、瘀血六种，但其中以湿邪为主，黄疸形成的关键是湿邪为患，如《金匮要略·黄疸病脉证并治》指出："黄家所得，从湿得之。"湿邪既可从外感受，亦可自内而生。如外感湿热疫毒，为湿从外受；饮食劳倦或病后瘀阻湿滞，属湿自内生。由于湿邪壅阻中焦，脾胃失健，肝气郁滞，疏泄不利，致胆汁输泄失常，胆液不循常道，外溢肌肤，下注膀胱，而发为目黄、肤黄、小便黄之病证。

臌胀系指肝病日久，肝脾肾功能失调，气滞、血瘀、水停于腹中所导致的腹部胀大如鼓的一类病证，临床以腹大胀满、绷急如鼓、皮色苍黄、脉络显露为特征，故名鼓胀。鼓胀虽致病之因诸多，但其基本病理变化总属肝、脾、肾受损，气滞、血瘀、水停腹中。病变脏器主要在于肝脾，久则及肾。因肝主疏泄，司藏血，肝病则疏泄不行，气滞血瘀，进而横逆乘脾，脾主运化，脾病则运化失健，水湿内聚，土壅则木郁，以致肝脾俱病。病延日久，累及于肾，肾关开阖不利，水湿不化，则胀满愈甚。病理因素不外乎气滞、血瘀、水湿，致使水液停蓄不去，腹部日益胀大成臌，病理性质总属本虚标实。

胁痛也归属为肝胆病证，胁痛的基本病机为肝络失和，其病机变化可归结为"不通则痛"和"不荣则痛"两类，其病性有虚实之分；其病理因素不外乎气滞、血瘀、湿热三者。因肝郁气滞、瘀血停滞、湿热蕴结所致的胁痛多属实证，是为"不通则痛"；因阴血不足，肝络失养所导致的痛则为虚证，属"不荣则痛"。一般说来，胁痛初病在气，由肝郁气滞、气机不畅而致；气为血帅，气行则血行，故气滞日久，血行不畅，其病变由气滞转为血瘀，或气滞血瘀并见；气滞日久，易于化火伤阴；因饮食所伤，肝胆湿热所致之胁痛，日久亦可耗伤阴津，皆可致肝阴耗伤、脉络失养而转为虚证或虚实夹杂证。

周教授认为对慢性乙型肝炎的辨证认识，是临床治疗取得疗效的关键。由于乙型肝炎是由血液传染乙型肝炎病毒引起，发病后常有黄疸的临床表现，因此中医临床辨证认为多由湿热毒邪侵犯人体深入血分、损伤肝脏为主，在治疗上应当以清解湿热毒邪为主。发病后由于肝脾损伤，出现虚实相兼的临床表现。实为湿热毒邪伤及人体，虚为肝胆脾损伤后肝功损伤、正气不足、气血亏损等病变。

回肝康汤抗乙肝病毒药效试验委托国内权威单位——中国医学科学院医学生物技术研究所。通过抗乙肝病毒药效试验可见回肝康对乙肝病毒有显著抑制作用，其抗 HBV-DNA 抑制率达 95%，和对照组相比药效显著。不仅具有抗 HBV-DNA 作用，而且为 HBsAg 转为阴性也有较好作用。经过动物试验取得抗乙肝病毒 HBV-DNA 后，用于临床治疗，多年来对乙肝患者治疗取得显著效果。

回肝康汤主要由具有益气养肝、化瘀解毒功能中药组成配方，经水煎制成合剂。主治慢性乙型肝炎、乙型肝炎肝硬化和乙型肝炎肝内占位性病变。该药用于临床 20 余年，于 2007 年 1 月至 2015 年 7 月间应用于临床，共治疗 80 余例。现将治疗前明确诊断、连续治疗时间达 6 个月以上、资料较完整的共 50 余例，经初步统计分析取得显著疗效，现将临床资料汇总如下。

一、对象与方法

（一）纳入对象：脾虚湿热内侵型肝病

1. 主证：饮食不振、口淡乏味、脘腹胀闷、胁肋胀痛，身疲力乏、大便不整，小便黄赤或清长；有乙型肝炎传染接触史。

2. 舌脉：舌苔白厚、白腻、黄腻，舌体胖大；脉沉细、沉弦。

3. 实验室检查：

（1）乙型肝炎收治标准：

① PCR 法检测血中 HBV–DNA（乙肝病毒 DNA）在 1.0E + 03 copics/mL 以上（即 >1.0E + 03 copics/mL）。

② 乙肝病毒为 HBsAg 阳性、HBeAg 阳性、HBcAb 阳性，或 HBsAg 阳性、HBeAb 阳性、HBcAb 阳性，即大三阳或小三阳两类。

③肝功 ALT（谷丙转氨酶）、AST（谷草转氨酶）升高，或伴有总胆红素、直接胆红素、间接胆红素升高。

④超声检查肝部有回声变化，或肿大及脾肿大等改变。

（2）慢性乙型肝炎病毒携带者收治标准：

① 临床经 PCR 法检测，血中 HBV–DNA（乙肝病毒 DNA）在 1.0E + 03 copics/mL 以上。

② 乙肝病毒为 HBsAg 阳性、HBeAg 阳性、HBcAb 阳性，或 HBsAg 阳性、HBeAb 阳性、HBcAb 阳性（即大小三阳不同）。

③ 肝功 ALT（谷丙转氨酶）、AST（谷草转氨酶）及总胆红素、直接胆红素、间接胆红素基本正常。

④ 超声检查肝、脾均在正常范围内。

（3）慢性乙型肝炎后肝硬化收治标准：

主要以影像学诊断为主，即超声见肝脏缩小，肝表面表现凸凹不平，锯齿状或波浪状，肝边缘变钝，肝实质回声不均、增强，呈结节状，门静脉和脾门静脉增宽，肝静脉变细、扭曲，粗细不均，腹腔内可见液性暗区。分为两种。

① 活动性肝硬化，慢性肝炎的临床表现依然存在，特别是 ALT 升高，黄疸、白蛋白水平下降，肝质地变硬，脾进行性增大，并伴有门静脉高压症。

② 静止性肝硬化：ALT 正常，无明显黄疸，肝质地硬，脾大，

伴门静脉高压症，血清白蛋白水平低。

对符合以上标准的收入治疗观察。

（二）治疗方法

1.治疗药物：周教授的回肝康汤基本药物组成包括清解湿热的虎杖、苦参、白花蛇舌草、栀子；疏肝益脾的黄芪、甘草、枸杞子、白术、柴胡、郁金；活血化瘀、养血养阴的丹参、当归、川芎、女贞子、赤芍。本组病例确诊后，进行临床治疗，均应用回肝康汤加减治疗，每剂药煎两遍，第一遍在沸腾状态下水煎煮90分钟，第二遍沸腾状态下水煎煮60分钟，合并两次煎煮药液，加热浓缩至300mL，灌装150mL，每日2次口服，每次150mL，连服3个月为一疗程。

2.检查：服药治疗期间，每1个月到医院复查一次，主要是临床症状、舌苔、脉象，肝功、乙肝病毒及DNA，半年以后3个月复查一次。

3.转阴者治疗：对HBV-DNA或有HBeAg转阴患者，不应在检测转阴后立即停药。因为血中虽HBV-DNA和HBeAg转阴，但肝内仍有HBV-DNA和HBeAg存在，因此应再继续服药1~2个疗程，即3~6个月后仍为阴性方可适当停药，必要时应继续服药1~2个疗程，根据临床情况决定。

4.临床安全性检测项目：3个月检测1次血常规、尿常规、便常规、肾功和心电图。必要时1个月检测1次。

二、疗效观察及验案举例

（一）回肝康汤治疗慢性乙型肝炎疗效观察及验案举例

1.一般资料

本组病例共52例，其中男性32例，女性20例，年龄最小16岁，最大67岁，平均36.7岁；发病时间最短6个月，最长20年。部分肝炎患者大多在体检中发现，具体发病时间不确定。

2.乙型肝炎临床症状疗效评定标准

（1）治愈：经治疗后，临床症状全部消失、体力及饮食均恢复正常。

（2）显效：经治疗后，体虚乏力、饮食不振、胁肋胀痛等减轻达2/3以上，基本恢复正常生活。

（3）有效：经治疗后，体虚乏力、饮食不振、胁肋胀痛等减轻达1/3以上，已部分恢复正常生活。

（4）无效：经治疗后，未达以上标准，仍需休息治疗。

慢性乙型肝炎治疗后临床症状疗效分析表

	总数	治愈	显效	有效	无效
例数	37	30	5	1	1
百分比（%）	100	81.08	13.51	2.70	2.70

注：总有效率为97.30%，52例中有15例为无临床症状。

3.肝功疗效评定标准

（1）恢复正常：经治疗后ALT、AST及胆红素恢复正常。

（2）显效：经治疗后ALT、AST及胆红素下降达2/3以上。

（3）有效：经治疗后ALT、AST及胆红素下降达1/3以上。

（4）无效：经治疗后未达以上标准。

慢性乙型肝炎治疗前后肝功变化分析表

	总数	恢复正常	显效	有效	无效
例数	36	22	6	6	2
百分比（%）	100	61.11	16.67	16.67	5.56

注：总有效率为94.44％，其中2例患者肝功正常。

4. 乙肝病毒HBV-DNA、HBeAg疗效评定标准：

（1）转阴：HBV-DNA经治疗后，转为小于1.0E+03 copies/mL，或HBeAg转为阴性。

（2）显效：HBV-DNA经治疗后，较原定量下降2次方以上者，或HBeAg转为（I）者，或定量检测HBeAg较治疗前下降达2/3以上者。

（3）有效：HBV-DNA经治疗后，较原定量下降1次方以上者，或定量检测HBeAg较治疗前下降达1/3以上者。

（4）无效：HBV-DNA、HBeAg经治疗后未达以上标准者。

乙肝病毒（HBV-DNA）治疗前后变化分析表

	总数	恢复正常	显效	有效	无效
例数	51	26	10	7	8
百分比（%）	100	50.98	19.61	13.73	15.69

注：总有效率为84.31％，其中转阴26例，占50.98％。

乙肝病毒（HBV-DNA）应答分析表

	总数	病毒学应答	部分应答	无应答	反弹
例数	51	36	7	8	0
百分比（%）	100	70.59	13.73	15.69	0

注：应答36例中转阴26例，占50.98％；≥2 log10有10例，占19.61％。

治疗后乙肝病毒（HBV-DNA）时间顺序应答分析表

	总数	早期应答	维持应答	持久应答	无应答	反弹
例数	49	36	7	8	3	0
百分比（%）	100	70.59	13.73	15.69	6.12	0

5. 总结：

（1）中医病证临床治愈率81.08%，总有效率97.30%。

（2）肝功恢复正常率61.11%，总有效率94.44%。

（3）乙肝病毒（DNA）应答36例，占70.59%，其中26例转阴，转阴率50.98%，总有效率84.31%。

（4）乙肝病毒HBeAg转阴（e抗原血清学置换）12例，转阴率33.33%。

6. 验案举例：

患者袁某，男，53岁。2008年8月1日初诊。

病史：患肝病近20年，经常犯病住院治疗。近3个月因身体疲乏、饮食不振、胁肋胀痛、小便赤黄，肝功转氨酶升高伴甲胎蛋白升高而住院治疗，不见好转，希望用中药治疗而来就诊。

查体：精神萎靡不振，面色晦暗无泽，巩膜明显黄染，舌苔白厚腻，脉沉细。

中医诊断：胁痛，黄疸。

西医诊断：慢性乙型肝炎。

辨证：肝脾失和，湿毒蕴遏。

治法：疏肝益脾，清解湿热毒邪。

处方：回肝康合剂加减。

虎杖 15g，苦参 15g，白花蛇舌草 25g，栀子 15g，

黄芪 25g，甘草 15g，枸杞子 15g，白术 20g，

柴胡 15g，郁金 15g，丹参 15g，当归 15g，

川芎 5g，女贞子 15g，赤芍 15g。

14 剂水煎服，每日 1 剂，分 2 次口服。

二诊：2008 年 8 月 15 日。患者仍有身体疲乏、饮食不振，胁肋胀痛较前好转，小便略黄，夜寐可，巩膜仍黄染。舌脉同前。治疗在原方基础上加量致白花蛇舌草 35g、黄芪 35g，28 剂水煎服。

三诊：2008 年 9 月 12 日。患者偶有身体疲乏、饮食不振，胁肋胀痛较前明显好转，偶有胃胀，无恶心呕吐，二便正常，夜寐可，巩膜轻度黄染，舌淡苔薄白，脉沉缓。治疗在上方基础上加海螵蛸 25g 以增强抑酸作用，28 剂水煎服。

患者连续口服中药汤剂 5 个月后已不感疲乏，胁肋疼痛消失，饮食正常。查体：精神恢复正常，面色红润，巩膜无黄染，舌淡苔薄白，脉沉细。

肝功检查结果

检测时间	ALT（u/L）	AST（u/L）	GGT（u/L）	TBIL（umol/L）	DBIL（umol/L）	IBIL（umol/L）
2008.07.28	283.6	186.56	77.79	32.89	15.80	17.09
2008.08.29	83.88	55.58	111.79	19.67	6.10	13.57
2008.09.23	91.58	46.20	/	16.61	5.14	11.47
2008.11.05	65.49	54.15	33.59	18.50	3.41	15.09
2008.12.09	89.91	70.08	26.71	13.71	4.53	9.21
2009.03.09	72.86	49.84	/	23.96	7.05	16.91
2009.05.12	42.84	17.29	/	16.99	3.71	13.28

注：2008年12月09日由于患者此前每天增加跳绳运动1~2小时，过度劳累引起转氨酶上升。

乙肝病毒 HBV-DNA 检测结果（单位：copies/mL）

检测时间	HBV-DNA 检测结果
2008.07.28	>1.0 E+07
2008.08.24	2.46 E+04
2008.09.24	2.086 E+03
2008.12.12	<1.0 E+03

乙肝病毒治疗前后均为 HBsAg（+）、HBeAb（+）、HBcAb（+），为小三阳。

B超检查：

2008年7月15日：超声所见：肝脏大小属正常范围，肺肝界位于右锁骨中线第六肋间，肝右叶最大斜径约10.9cm，肝表面光滑，肝实质回声普遍粗糙，肝静脉显示纤细，彩色血流充盈良好。肝内外胆管未见扩张，门静脉主干直径约1.2cm，胆囊大小约 7.2cm×3.1cm，壁厚约 0.2cm，囊内未见异常回声，脾肋间厚约 3.8cm，肋间长约 12.1cm，脾门静脉主干内径约 0.6cm，腹水（-）。超声提示：符合弥漫性肝损害改变。

2009 年 5 月 18 日：超声描述：测值：胆囊长径 7.1cm，横径 2.5cm，壁厚 0.2cm，胆总管内径 0.3cm，门脉主干内径 1.1cm，肝右斜径 9.79cm，脾肋间厚 3.0cm。肝实质回声均匀，肝静脉显示清晰，肝内外胆管未见扩张。胆囊大小尚可，壁不厚，囊内清晰。脾内部回声均匀。胰腺回声均匀，主胰管未见扩张。超声提示：肝胆胰脾未见占位（图 2）。

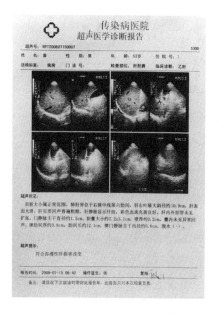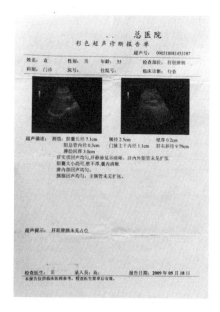

图 2　肝胆胰脾超声图像

疗效结论：症状基本治愈；肝功恢复正常；乙肝病毒 HBV－DNA 转

（二）回肝康合剂治疗乙型肝炎后肝硬化腹水疗效观察及验案举例

1.一般资料

由于感染乙型肝炎病毒后，病毒长期损伤肝脏，使肝内细胞变性坏死，纤维组织增生，形成肝硬化，在多种因素作用下导致门脉高压，产生腹水。本组治疗病例中共有 12 例，先后出现腹水，经用回肝康方加减治疗取得较好疗效。本组病例 12 人中男性 8 人，女性 4 人，年龄在 43 岁至 68 岁之间，病程 5~20 年不等。本组收治病例均应用彩色超声多普勒检查，腹腔内有游离液体后确诊收入观察治疗，腹水深度大约在 2cm~8cm 之间。

2.治疗方法

按慢性乙型肝炎应用回肝康合剂，在原方基础上加化湿利水药茯苓、泽泻、猪苓、车前子，并重用活血化瘀药丹参、川芎、当归、赤芍、桃仁、红花等。对于 HBV-DNA 阳性者加大白花蛇舌草、叶下珠、半枝莲等用量，对于肝硬化较重者，加鳖甲等。大多在 15~25g 之间。治疗腹水同时除了注意乙肝病毒 DNA 外，周教授还注意肝功的情况，对于肝功有严重损伤者，加重益气健脾疏肝之药，如黄芪、甘草、女贞子、柴胡、郁金、白术、当归等，其中黄芪可用至 50-75g，甘草可用至 30g，女贞子可用至 30g，这样有助于肝功好转，随着肝功的好转，病情缓解，有利于腹水的消失。

在治疗中，周教授还强调注意患者的饮食状态，由于饮食不振，会影响患者的白蛋白吸收，当白蛋白维持较高水平时，有助于腹水的吸收，为促进患者食欲在治疗中加用消食顺气类药，重用白术可加至 25g，同时配以麦芽、神曲、鸡内金、莱菔子及厚朴等，增强脾胃功能，提高患者饮食量，对腹水的吸收有显著作用，尤其后期巩固疗效中，饮食状态至关重要。

治疗时间一般3个月为一个疗程，在治疗初期如果没服用西药利尿，就以纯中药进行治疗，如果正在服用西药利尿剂，可在服用中药后，逐渐减少利尿剂用量，最后可停用利尿剂，继续口服回肝康合剂加减治疗，一般在腹水治愈后，周教授建议继续坚持服用1~3个月以巩固疗效。

3.乙型肝炎后肝硬化腹水临床症状疗效评定标准

（1）显效：治疗后腹胀全部消失，饮食恢复正常，小便正常。

（2）有效：治疗后腹胀减轻2/3以上，饮食恢复达正常的2/3以上，小便量增加达正常的2/3以上。

（3）无效：治疗后腹胀未减轻，饮食量未增加，小便量未增加。

（4）恶化：治疗后腹胀加重，饮食减少，小便量减少。

乙型肝炎后肝硬化腹水治疗后临床症状疗效分析表

	总数	显效	有效	无效	恶化
例数	12	8	3	1	0
百分比（％）	100	66.7	25	8.3	0

4.腹水疗效评定标准

（1）显效：治疗后腹水全部消失。

（2）有效：治疗后腹水减少2/3以上。

（3）无效：治疗后腹水未减少。

（4）恶化：治疗后腹水增加。

腹水治疗前后疗效分析表

	总数	显效	有效	无效	恶化
例数	12	7	4	1	0
百分比（%）	100	58.3	33.4	8.3	0

注：从表中可见总有效率症状为91.7%，腹水有效率也为91.7%，说明本药对腹水症的治疗较为满意。

5. 验案举例

患者张某，男性，59岁。2014年09月09日初诊。

病史：患乙肝后肝硬化10余年，近3年来常感腹胀，有腹水3年，经服药治疗，腹胀腹水始终未见明显好转而来诊，症见饮食减少，食后常感腹胀不舒，胁肋隐痛不休，体力下降，常有疲乏感，大便日一次正常，小便正常，须经常服用利尿药，服药后方感腹胀减轻，停药后又感腹胀明显。

查体：精神不振，面色晦暗，巩膜可见明显黄染。舌质淡，舌苔白厚，脉沉细无力。

检查：化验肝功总胆红素50.8μmol/L，直接胆红素26.4μmol/L，间接胆红素29.4μmol/L。乙肝病毒呈小三阳，乙肝病毒DNA2.7E+03copies/mL。彩超检查示：肝脏表面不光滑，实质回声粗糙。肝前腹水深约1.8cm，腹腔可见游离液性暗区，最大深度8.0cm。

中医诊断：臌胀，黄疸。

西医诊断：慢性乙型肝炎后肝硬化，腹水。

辨证：由于久病肝气郁结，横逆犯及脾胃，气滞血凝而为肝积，气化失司，水湿积聚而为黄疸臌胀二疾。

治法：疏肝化瘀，健脾利湿。

处方：回肝康汤加减。

白术 20g，陈皮 15g，法半夏 15g，柴胡 15g，

郁金 15g，鳖甲 15g，当归 15g，丹参 15g，

女贞子 15g，桑椹 15g，茯苓 15g，猪苓 15g，

茵陈 15g，甘草 15g。

14 剂水煎服，每日 1 剂，分 2 次口服。

二诊：2014 年 09 月 23 日。患者仍有进食后腹胀不舒，胁肋隐痛，疲乏无力，小便正常，夜寐欠佳。查体精神不振，面色晦暗，巩膜黄染。舌质淡，舌苔薄白，脉沉细无力。治疗在上方基础上加量至白术 25g、茯苓 20g、猪苓 20g，以增强健脾利水之功；加黄芪 20g 以益气，酸枣仁 15g 以养心安神。21 剂水煎服。

三诊：2014 年 10 月 14 日。患者进食后腹胀不舒较前好转，疲乏无力亦明显好转，偶有胁肋隐痛，二便正常，夜寐欠佳。查体面色仍晦暗，巩膜轻度黄染。舌质淡，苔薄白，脉沉细。2014 年 10 月 13 日，复查彩超，腹腔可见游离液性暗区，最大深度 6.2cm，较前有所好转。效不更方，原方继服。

患者在此方基础上加减服用致 2014 年 12 月 29 日，复查彩超，未见确切液性暗区，腹水已消失。

患者又坚持服用 1 月余，随访至 2015 年 4 月 26 日，复查彩超（图 3），腹腔内仍未见有游离液性暗区，腹水未见复发，疗效稳定。

2014-9-9	2014-11-17	2014-12-29
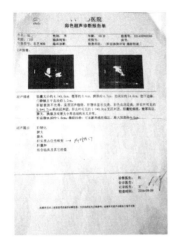	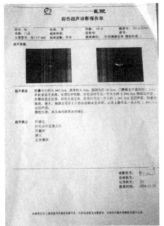	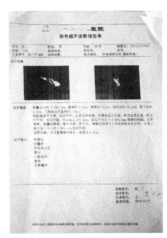

图 3　彩超图像

三、体会

　　黄疸的治疗大法，主要为化湿邪，利小便。化湿可以退黄，如属湿热，当清热化湿，必要时还应通利腑气，以使湿热下泄；如属寒湿，应予健脾温化。利小便，主要是通过淡渗利湿达到退黄的目的。正如《金匮要略》所说："诸病黄家，但利其小便。"阳黄证以清热利湿为主，通利二便是驱逐体内湿邪的主要途径，无论湿热之轻重，苦寒攻下法的应用均有利于黄疸的消退，但须中病即止，以防损伤脾阳。至于急黄热毒炽盛、邪入心营者，又当以清热解毒、凉营开窍为主。阴黄脾虚湿滞者，治以健脾养血，利湿退黄。黄疸中末期的治疗应重在健脾疏肝、活血化瘀，以防黄疸转生积聚、鼓胀，而先安未受邪之地。方中虎杖、苦参、白花蛇舌草、栀子清热解毒，柴胡、郁金疏肝理气，郁金还能化滞消石，使胆道通畅而黄退，黄芪、白术益气温中，当归养血活血，丹参、川芎活血化瘀，全方共奏疏肝益脾、清解湿热毒邪、活血化瘀之功。周教授还提出方中虎杖、苦参、白花蛇舌草、栀子具有抗乙肝病毒作用，丹参、当归、川芎、女贞子、赤芍等具有抗纤维化，防止病情发展作用，并在临床应用中收到较好的疗效。

腹水在临床上是肝硬化病中较为常见的并发症，由于患者状态不好，治疗不及时会逐渐加重，不仅影响患者生活质量，而且会影响寿命，因此应积极采取治疗措施，尽量争取腹水消失，恢复健康。由于腹水的形成有多种原因，周教授认为乙肝后肝硬化腹水，多由肝病日久，肝失于正常的疏泄功能，肝气郁滞，使脾胃运化功能受到影响，不仅临床出现运化失常，饮食不振，更主要的是由于脾虚，湿邪滋生，水湿在体内失于疏利排泄，滞积为腹水，中医诊为臌胀病。在治疗上应针对多种发病原因和病理机制进行治疗。回肝康汤方由疏肝理气、解毒化湿、益气化瘀等药组成，具有疏利肝胆功能，可恢复脾胃运化，使水湿得以疏利。从方剂配伍中，应用较为完善，因具有抗病毒、保肝、抗纤维化、恢复肝内血运功能、恢复内分泌、利尿等功能，从而促进消化等综合作用而使腹水消失，临床疗效显著。通过对本例患者的治疗，充分体现了中医急则治其标、缓则治其本的治疗原则，由于患者腹腔积液已达8.0cm，说明肝郁犯脾、脾失运化水湿功能所致，治疗时当以疏肝健脾化湿，以尽早使水湿气化，腹水消失，恢复正常脾运功能。而在水湿渐退之中，再拟清热解毒化湿之药共同配伍应用，既治水湿之标，同时又增加解毒化湿之药以治疗慢性乙型肝炎之湿毒，经半年余治疗，患者水湿完全消退，肝功已明显恢复，对于提高患者生存质量和延长寿命起重要作用。